JN133563

日本の高価値医療シリーズ⑤

総合内科初診外来のハイバリューケア

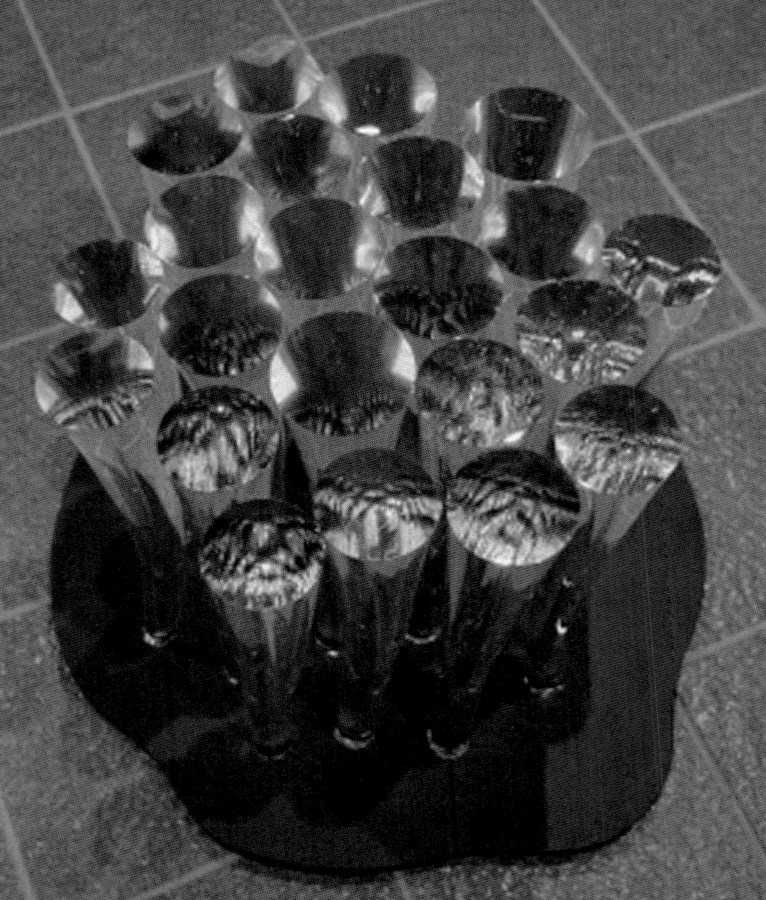

杉本 俊郎 編集

国立病院機構
東近江総合医療センター 総合内科

刊行のことば

カイ書林刊
「日本の高価値医療　High-value Care in Japan」
単行本シリーズ　刊行に当たって

医師の役割はひとりひとりの患者にとって価値の高い医療を患者と話し合いながら賢く選択 していくことです．米国の医療経済学者によると，米国の国民医療費の総額のうち約３分の１は「低価値医療 Low-value Care」と言われます．すべての国の医療には Low-value Care があります．米国に引き続き，カナダや英国，スイスなどでは，低価値なケアの内容をリストアップして，医師と患者の双方に対して，その適応を「再考」するように促す活動を開始しました．一方，わが国では，「ジェネラリスト教育コンソーシアム」が中心となって，Choosing Wisely Japan 活動が結成され，ムック版シリーズ（当日の face to face の議論と依頼論文で構成する本と雑誌の中間の体裁）でその内容が紹介され，大きな反響を得ました（カイ書林，2014 年）．またその第 9 回「ジェネラリスト教育コンソーシアム」では，日本であまり行われていない「高価値医療 High-value Care」と，日本でよく行われている「低価値医療 Low-value Care」を取り上げ，その低価値リストのなかで「避けるべき·止めるべき」優先順を決定し，ムック版を 2016 年 4 月に刊行しました（カイ書林，2015 年）．

このような活動の上に立ち，世界の医学界の趨勢を展望して，このたび私たちは，「日本の高価値医療　High-value Care in Japan」単行本シリーズを刊行します．

この単行本シリーズでは，

· 高価値なケア High-value Care をもっとやってみよう．
· 不十分なケア Low-value Care は改善しよう．

の２つを柱に，教育的な症例や事例を挙げて日常診療の指標を提供します．

高価値なケアには，「こうすれば患者ケアは成功し，患者の満足度も高まる」という最新のエビデンスを提供します．

低価値なケアには，「このような医療介入では，患者に起こる有害リスクが大きくなり，ケアにむだが生じ，患者満足度も上がらない」という注意点を提供します．そしてベストプラクティスのための科学的エビデンスと臨床基本技能のアドバイスを，指導医と研修医の対話形式で，平易に解説します．また論稿のポイントを世界に発信するために各論稿の末尾に英語で要旨を記載します．

本シリーズは，沖縄からスタートします．そして，全国の家庭医，病院総合医の多くのジェネラリストの諸先生，施設のご協力を得て，わが国にこれまでに見なかった新しい出版活動を展開していきたいと思います．

2016 年 7 月 7 日　那覇にて

群星沖縄臨床研修センター　徳田 安春
沖縄県立南部医療センター・こども医療センター　仲里 信彦
稲福内科医院　稲福 徹也
沖縄県立宮古病院　本永 英治
沖縄県立中部病院　本村 和久

刊行のことば

Books Series on High-value Care in Japan
Kai-Shorin Publishing Ltd.

The role of physicians is to wisely choose, high-value care for each patient by talking with them.
According to medical economists in the United States, one third of the total U.S. expenditures on health care can be recognized as low-value care. There is, indeed, such low-value care in all countries.
Following the lead of the United States, medical professionals in Canada, the U.K, and Switzerland have been compiling a list of such low-value care practices. Their aim is to start a campaign so that both physicians and patients can reconsider the significance of such low-value care.
On the other hand, in Japan, the Japanese consortium for General Medicine Teachers has started the Choosing Wisely Japan campaign. It published a book in 2014 in the hope that its message will call forth an echo which will resound throughout the medical community. Recently, in the 9th Japanese Consortium for General Medicine Teachers, we discussed high-value care, which we don't see enough of, and low-value care services which we see too much. Furthermore, we decided that the priority of low-value care should be avoided or stopped completely. The 9th Japanese Consortium published "High-value Care in Japan" in 2016.
With the results of these activities and perspectives of the global medical world, we are beginning to publish a series of books on "High-value care in Japan" .
This book series will provide clinical criteria of generalist practice by means of educational cases with two main contents ; one is "Let's increase high-value care!" . Another is "Let's improve low-value care!" . We will give the newest evidence of highvalue care that can promote success in patient care and raise patient satisfaction. We will also point out areas in low-value care where such medical intervention brings a harmful influence to the patients by increasing risks and often result in useless care so that the patient's satisfaction diminishes.
In these books readers can easily understand both scientific advice and basic clinical skills for best practice by reading tutorials done by mentors and residents. We also describe highlights in English at the end of all articles so that we can transfer high-value care in Japan to the rest of the world. Starting in Okinawa, we hope this book series will help us to bring about an innovation in publication with the cooperation of professional generalists of family medicine and hospitalist medicine in Japan.

Naha, Okinawa, July 7, 2016

Muribushi Okinawa Clinical Training Center　Yasuharu Tokuda, MD, MPH
Nanbu Medical Center / Nanbu Child Medical Center　Nobuhiko Nakazato, MD
Inafuku Medical Clinic　Tetsuya Inafuku, MD
Okinawa Miyako Hospital　Eiji Motonaga, MD
Okinawa Chubu Hospital　Kazuhisa Motomura, MD

編集者のことば

本書は，滋賀県東近江市にある東近江総合医療センター内科のスタッフにより執筆されたものです．我々の内科の特徴は，平成21年に策定された滋賀県地域医療再生計画の一つとして，東近江医療圏の医療を充実させるべく，滋賀医科大学に総合内科学講座が設立され，講座の所属医師は，平成21年10月より国立病院機構滋賀病院（当時，現東近江総合医療センター）へ順次出向し出来上がったことです．名前は総合内科学講座ですが，各々のスタッフは滋賀医科大学の各内科学講座出身の領域別臓器専門内科医で構成されています．

当院は滋賀県の田園地域の中核病院であり，内科の外来・入院患者は多数の疾患を有する総合内科的対応が必要な高齢者がほとんであり，総合内科学講座の８年間は，臓器専門的視点と総合内科的視点の統合（戦い？）であったように思います．

我々が東近江で苦労している間に，米国や英国において，「患者にとって有益な質の高い医療を行い，無駄な医療をさけよう」といった medical misuse/overuse, choosing wisely, POEMs（patient-oriented evidence that matters），high value care 等の概念が広がり，米国内科学会（ACP）の卒後教育の教科書 MKSAP17 に high value care が，米国家庭医学会（AFP）のサイトや学会誌に choosing wisely や POEMs が取り上げられるようになってきました．

今回カイ書林編集部より，我国においても，地域の中核病院において遭遇するようなコモンな疾患に関する high value care の概念の普及に役立つような書籍の執筆のお話を頂き，当院内科のスタッフ総出で執筆に取り掛かり，全員が high value care, low value care といった聞き慣れぬ概念に四苦八苦してできたのが本書です．読者の皆様が，本書を手に取り，我々の苦労から high value care の概念に興味を持っていただき，日々の診療に取り入れていただければ，編者として望外の喜びです．

最後に，筆者に本書を執筆する機会を与えてくださり企画・編集に多大なご尽力を賜りましたカイ書林の皆様に著者を代表して心からの感謝の意を表します．

平成３０年７月

滋賀医科大学総合内科学講座　准教授
東近江総合医療センター　総合内科部長

杉本俊郎

本書の執筆者一覧（五十音順）

一岡　慶紀	彦根市立病院 在宅診療科
伊藤　明彦	国立病院機構東近江総合医療センター 滋賀医科大学総合内科学講座　講師
大西　正人	国立病院機構東近江総合医療センター 滋賀医科大学総合内科学講座　准教授
岡山　千尋	国立病院機構東近江総合医療センター
小熊　哲也	おぐまファミリークリニック
神田　暁博	国立病院機構東近江総合医療センター 滋賀医科大学総合内科学講座　助教
五月女隆男	国立病院機構東近江総合医療センター 滋賀医科大学総合内科学講座　准教授
坂下　拓人	国立病院機構東近江総合医療センター
杉原　芳子	国立病院機構東近江総合医療センター
杉本　俊郎	国立病院機構東近江総合医療センター 滋賀医科大学総合内科学講座　准教授
田中　妥典	国立病院機構東近江総合医療センター
辻川　知之	国立病院機構東近江総合医療センター 滋賀医科大学総合内科学講座　教授
中泉　伸彦	滋賀医科大学糖尿病内分泌内科
陌間　大輔	公立甲賀病院救急医療部
前田　憲吾	国立病院機構東近江総合医療センター
前野　恭宏	国立病院機構東近江総合医療センター 滋賀医科大学総合内科学講座　講師
水田　寛郎	国立病院機構東近江総合医療センター
和田　　広	国立病院機構東近江総合医療センター 滋賀医科大学総合内科学講座　助教

読者の皆様へ

■ 本書は,

・高価値なケア High-value Care をもっとやってみよう

・不十分なケア Low-value Care は改善しよう

の２つを柱に，教育的な症例や事例を挙げて日常診療の指標を提供します.

■ ベストプラクティスのための臨床基本技能のアドバイスを，指導医と研修医の対話形式で，平易に解説します.

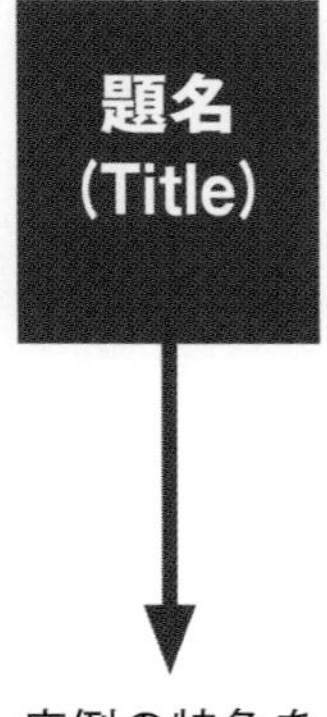

症例の特色を示すタイトルを示します.

臨床指標
(Clinical Indicator)
と基準
(Criteria)

タイトルの次に，臨床指標（医療の質を評価する目安）と基準（その指標を達成するための測定可能な要素）を箇条書きで示します．臨床指標と基準をチェックリストの形で掲載し，実際の診療の前後でこのチェック項目の□にチェックマークを記入するなどして，活用できるようにしています.

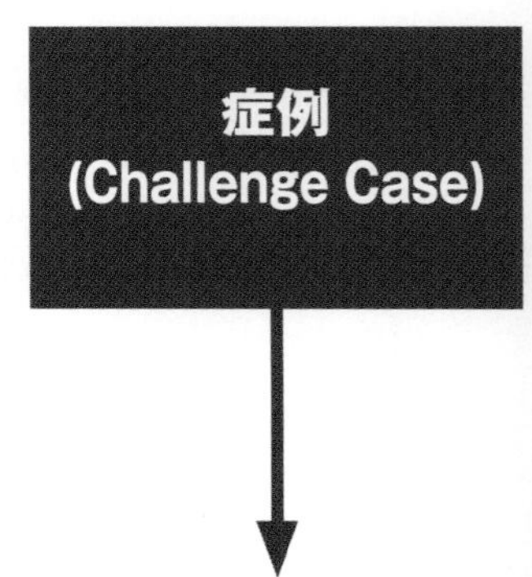

本文の初めに症例の概要（年齢，性，主訴，既往歴，現病歴），そして問題点を提示します.

個人指導
(Tutorial)

症例の概要のあと，面接，身体診察，臨床検査，画像診断，経過など実際の診療の進め方を，指導医（Mentor;M）と総合診療医（Generalist;G）の対話形式で示します．この対話に下記を含めます．

用語解説
(Glossary)

総合診療医が知っておくべき用語や診療のコツを示します．

高価値なケア（High-value Care）と不十分なケア（Low-value Care）

囲み記事として強調します．

例：高価値なケアには，「こうすれば医療の質は向上し，患者ケアは効果を挙げ，患者の満足度も高まる」というアドバイスを示します．
不十分なケアには，「こうすれば医療の質は高まらず，患者ケアにはむだが生じ，患者満足度も上がらない」という注意点を示します．

読者の皆様へ

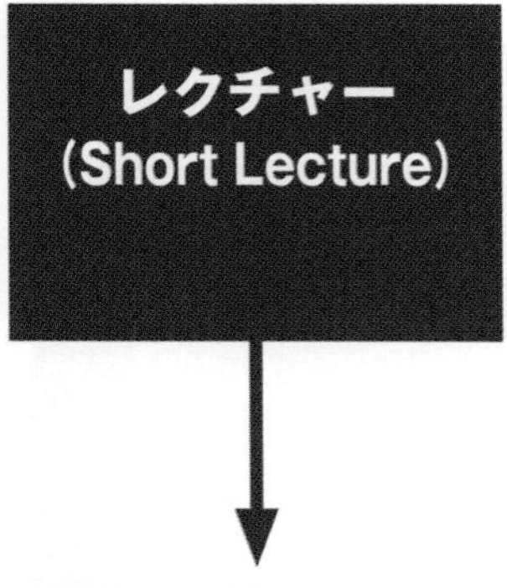

診断，治療に必要なトピックスやポイントを示します．

症例の解説のまとめとして，高価値なケアを行うための提言を掲げます．

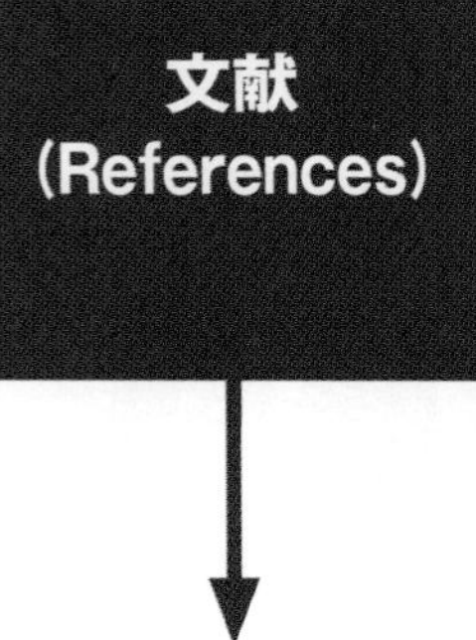

エビデンスとされる文献や参考文献を挙げます．

本稿のポイントを世界に発信するために末尾に英語で要旨を記載しています.

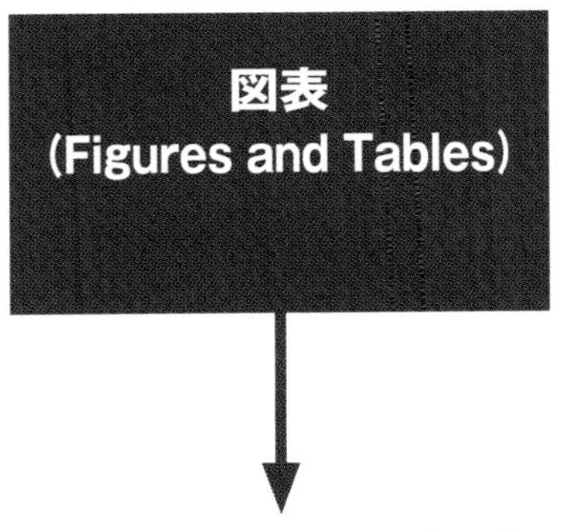

読者の理解を助ける写真, 図, 表を付しています.

contents

第１章　消化器内科分野

第２章　循環器分野

第３章　呼吸器分野

第４章　神経内科分野

contents

編集協力：大谷　真紀
Alex Gregg
表紙：大澤　悠介「内に秘めたる」

第 1 章
消化器内科分野

1　胃がん検診の二次検診のハイバリューケア

2　大腸がん検診の二次検診の
ハイバリューケア

3　ヘリコバクター・ピロリ除菌
についての相談

4　新規 C 型肝炎治療薬は費用に見合う
効果を有するのだろうか？

5　炎症性腸疾患（潰瘍性大腸炎）の
初診のハイバリューケア

6　機能性ディスペプシアの外来の
ハイバリューケア

7　食べられなくなってきた高齢者の
ハイバリューケア

1

胃がん検診の二次検診のハイバリューケア

□臨床指標 (Clinical Indicator) と■基準 (Criteria)

□ 胃がん検診の二次検診に来院した患者に適切なマネージメントができる
- ■ 問診や胃がんリスク検診の結果から胃がんのリスクを説明できる
- ■ 胃がん検診のそれぞれの方法について科学的根拠を理解している
- ■ 科学的根拠に基づいて今後のフォローについて指導できる
- ■ 胃がんの現状，胃がん検診の現状を説明できる

CHALLENGE CASE 1

患者：68歳　男性

在住する市の胃がん検診で胃X線検査を受け，精密検査を受けるよう通知が来たので来院した．

自覚症状なし．

既往歴・家族歴に特記事項なし

Tutorial

総合内科外来にて，指導医（M：消化器専門医）

初期研修医（R）

R：胃がん検診で精査を指示された60代の男性です．現在，自覚症状はありません．既往歴に特記すべき事項はありません．家族にがんの方はおられないようです．

　二次検診として上部消化管内視鏡検査を予約します．

M：今までの胃がん検診歴はどうでしょう．既往歴はないとのことですが，ヘリコバクターピロリ（*H. pylori*）菌についてはどうですか？

R：胃がん検診の受診歴はありませんでした．*H. pylori* 菌については調べたことがないとのことです．

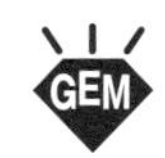

M：胃がん検診において，問診はとても重要です．現在の消化器症状と既往歴，家族歴の他に，今までの検診歴と *H. pylori* の除菌の有無は必ず聞くようにしましょう．精密検査の際の情報として有用なだけでなく，特に，来年以降のフォローをどうするか考える上で重要な情報になります．

R：胃がんの死亡率は減ってきているんでしょうか．

M：年齢調整死亡率は年々低下してきています[1]．若年世代のピロリ菌感染率の減少，X線検査や内視鏡検査の診断技術や根治を目指す手術が大きな進化を遂げたことなどが関係していると思われます．ただし，死亡数は1973年ごろからずっと年間5万人前後と横ばいです．特徴的なのは，65歳以上の高齢者が胃がん死亡の80%を占めていることです．今後は，余命が比較的長い65～74歳の前期高齢者をターゲットにした取り組みが重要といわれています．

R：まさにこの患者さんの世代ですね．胃がん検診の現状はどうですか．

M：日本対がん協会が2014年度に全国規模で行った胃がん検診の結果では，受診者数263万8310人のうち，精密検査が必要と判定された人（要精検者）は17万627人で要精検率7.2%，この中で精密検査を実際に受診した人（精検受診者）は13万3232人で精検受診率78.08%，実際がんが発見された人は3068人で0.13%でした[2]．胃がん検診を1万人が受けると720人が異常ありと判定され，562人が精密検査を受け，13人に胃がんが発見されたという割合になります．

R：20%を超える人が二次検診に進んでいないことになりますね．精検受診率は100%に近づけたいですね．

◆ 後日

上部消化管内視鏡検査が施行されたが，まったく異常は認められなかった．

R：精密検査の結果，異常はありませんでした．来年も胃がん検診を受けるように指導します．

M：ということは来年も胃X線検査での胃がん検診を勧めるということですか．

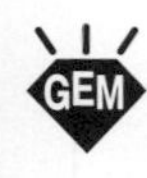

厚生労働省は市町村が実施する胃がん検診の指針を改定し，2016年4月から胃X線検査だけでなく，胃内視鏡検査も選択できるようになりました[3]．これは，胃内視鏡検査が「有効性評価に基づく胃がん検診ガイドライン2014」で一次検診の方法として初めて推奨されたことによるものです**(Box Ⅰ-1-1)**[4]．

R：それまでは推奨されていなかったんですか？

M：2005年のガイドラインでは科学的根拠は不十分と判断されました．9年ぶりの更新となった2014年度版で，日韓の症例対照研究により胃がん死亡率減少効果が確認され，胃内視鏡検診が対策型検診の新たな方法として推奨されたのです．

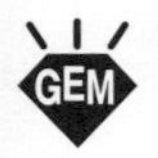

しかも，検診の間隔ですが，厚労省の指針では，科学的根拠，受診率への影響およびがん検診の利益と不利益のバランスを踏まえ，現在の逐年実施から隔年実施とすることが妥当，と記載されました．

R：2年に1回ですか．

M：この方の場合，2年後に胃X線検査または内視鏡検査で胃がん検診を受けてください，と指導するのが正しいということになります．

R：胃X線検査でも2年後でいいのですね．

M：実は，2007年にはそれまでの研究をもとに検診間隔を隔年にしても差し支えないという意見が出ていたのですが，検診間隔の延長による受診率低下が懸念され，逐年実施が推奨された，という経緯があります．

R：内視鏡検査に抵抗のある人も，2年に1回なら受けてくれるのではないでしょうか．

[Box Ⅰ-1-1]　有効性評価に基づく胃がん検診ガイドライン 2014 年度版

検診の方法	推奨グレード	証拠のレベル（死亡率減少効果）	推奨の内容	対策型検診	任意型検診
胃 X 線検査	B（利益が不利益を上回る）	2+（症例対照研究・コホート研究結果に一致性）	複数の観察研究で相応な証拠 結果に一貫性 対象は 50 歳以上が望ましい	○	○
胃内視鏡検査	B	2+	複数の観察研究で相応な証拠 対象は 50 歳以上が望ましい 間隔は 2 ～ 3 年が可能	○	○
ペプシノゲン法	I（証拠が不十分）	2－（症例対照研究・コホート研究結果不一致）	複数の観察研究で示唆 研究の質が低く判断できず	×	△
(H. pylori) 抗体検査	I	3（その他の研究）	研究なし	×	△
ABC 法（PG 法と Hp 抗体検査併用法）	I	3	研究なし	×	△

（文献 4 より改変）

M：胃内視鏡検査では，経鼻内視鏡も普及してきました．挿入時の嘔吐反射が軽く，新しい機種では画質や解像度で検診として経口内視鏡に劣りません．

R：胃がん検診の受診率を上げるためには，そういう知識も必要ですね．今後のフォローについては，科学的根拠に基づいて指導しておきます．

CHALLENGE CASE 2

患者：48 歳　女性

会社の検診のオプションで，胃がんリスク検診を受けて B 群と判定され，精密検査を勧められて来院した．最近食後の膨満感が気になっている．既往歴に特記事項なし．父親が胃がん，60 代で亡くなっている．今まで胃カメラが怖くて胃がんの検診歴はない．*H. pylori* 菌についても調べたことはないとのこと．

Tutorial

R：会社の胃がん検診でABC検診を受けて精密検査を勧められた方です．

B判定ですので，*H. pylori* 抗体陽性，ペプシノゲン法陰性ということですね．ピロリ菌に感染しているので，胃がんのリスクがあります．

二次検診として上部消化管内視鏡検査を予約します．

M：問診は的確にできています．

ただし，ABC検診は胃がん検診（X線または内視鏡）ではなく胃がんリスク検診（内視鏡すべき人の拾い上げ）です．ピロリ菌の感染状態 *(H. pylori)* と胃粘膜の萎縮（PG）の程度を血液検査で判断し，その組み合わせで胃がんのリスクの評価をA群からD群に分類するものです **(Box I -1-2)** [5]．胃がんかどうかの診断ではないので胃がん検診ではありません．

R：*H. pylori* 抗体検査，ペプシノゲン法は胃がん検診としては科学的根拠に乏しいのでしょうか．

M：前述の「有効性評価に基づく胃がん検診ガイドライン2014」において，ペプシノゲン検査は，複数の観察研究において死亡率減少効果が示唆されましたが，研究の質が低いため対策型検診としての実施は推奨されませんでした．また，*(H. pylori)* 抗体検査およびPG検査と *H. pylori* 抗体検査の併用法は，いずれも死亡率減少効果を検討した研究がなく，対策型検診として推奨されませんでした．

R：でもABC検診は最近注目されていますよね．

M：自治体で導入するところが増えています．横須賀市では，従来の胃X線検診で，数年間胃がんの発見がゼロとなっていましたが，このリスク検診に切り替えたところ，1年間で108名の胃がんが発見されたといわれています[6]．

R：B群ですが，ピロリ菌の除菌療法をするという対応ではダメですか．本人が内視鏡検査に非常に抵抗があるもので…．

[Box Ⅰ-1-2]　胃がんリスク検診（ABC 検診）

ABC 分類	A 群	B 群	C 群	D 群	E 群
ヘリコバクターピロリ（Hp）抗体	−	+	+	−	+/−
ペプシノゲン（PG）値	−	−	+	+	+/−
胃粘膜の状態	萎縮なし	萎縮は軽度	萎縮は中等度	萎縮は高度	萎縮あり
1 年間の胃がん発生頻度	ほぼゼロ	1000 人に 1 人	500 人に 1 人	80 人に 1 人	*
画像検査	不要	定期的な胃内視鏡検査，具体的には専門医と相談			
Hp 除菌	不要	必要	必要	他の検査で陽性なら必要	除菌成功後なら不要

*除菌後胃がん；48% が 3 年以内，34% が 5 年以内に発見

（文献 5 より一部改変）

M：その判断は間違いです．すでに胃がんがある可能性を考えなくてはなりません．また，ペプシノゲン法は陰性ですが，内視鏡検査によって実際の胃粘膜の萎縮の程度がわかって，今後の胃がん検診の間隔をどうするかの判断がしやすくなります．ABC 検診で B 群 C 群 D 群と判定されれば，基本的に胃内視鏡検査が必要です．

R：A 群と判定された場合は，胃内視鏡検査は必要ないですか．

M：胃がんの低リスクと判断される A 群ですが，以前にピロリ菌に感染していた人や免疫能が低下している場合など偽 A 群（つまり，Hp 抗体がすでに陰転化，または抗体を生産できない）が存在するといわれています．また，実際の胃がんの患者さんのリスク評価の結果で，10% 前後が A 群に分類されたとの報告もあります．日本消化器がん検診学会では，一度は画像検査を受けることを推奨しています[7]．

◆ 後日

上部消化管内視鏡検査が施行された．胃がんはなかったが，ヘリコバクターピロリ感染によると思われる慢性胃炎があり，胃粘膜は軽度から中等度の萎縮を

伴っていた．続いてピロリ菌の除菌治療が実施され，2か月後の判定で除菌は成功した．

R：無事にピロリ菌除菌は成功しました．今後のフォローはどのように考えればいいでしょうか．

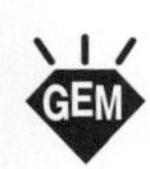

M：ピロリ菌の除菌治療が成功したので，胃がんの発生のリスクは低下しますがゼロにはなりません．除菌後にフォローを怠って進行胃がんで見つかる場合もあり，除菌後胃がんとして警鐘が鳴らされています．背景胃粘膜の状態にもよりますが，数年間は年1回の内視鏡によるフォローが必要でしょう．

高価値な医療と低価値な医療 High-value Care & Low-value Care

High-value Care：

- 的確な問診によって胃がんのリスクを正確に把握する
- 科学的根拠に基づいて次回の胃がん検診の方法と実施間隔を指導する
- ABC検診を胃がんのリスク検診と理解して適切に対応する

Low-value Care：

- 胃がん検診やABC検診の二次検診には内視鏡検査を実施すればよい
- 患者の背景によらず年1回の胃がん検診を勧める

Glossary

胃がんリスク検診（ABC検診）

胃がんリスク検診（ABC検診）は，血清PG値とHpIgG抗体価による，現在から将来の胃がんリスクを層別化する検診のことで，胃がんを診断する胃がん検診ではない．

HP（−）PG（−）をA群，HP（+）PG（−）をB群，HP（+）PG（+）をC群，HP（−）PG（+）をD群として，ピロリ菌の感染状態と胃粘膜の萎縮の程度で胃がんリスクを4群に層別化している．なお，ピロリ菌除菌後は検査値によらず胃がん有リスクのE群（eradication群）とする．

Short Lecture

有効性に基づく胃がん検診ガイドライン

2000年度から我が国独自に作成されてきたこのガイドラインは，死亡率減少効果と不利益のバランスを考慮し，我が国における対策型検診と任意型検診の実施についての推奨をまとめている．

2005年版では，主として国内で行われた症例対照研究の成果をもとに胃X線検診が推奨された．一方，内視鏡検診，*H. pylori* 抗体検査とPG法は死亡率減少効果を検討した研究がほとんど認められないことから，科学的根拠が不十分と判断された．

9年ぶりの更新となった2014年版では，日韓の症例対照研究により胃内視鏡検診の死亡率減少効果が確認され，X線検診と共に対策型検診・任意型検診の新たな方法として推奨された．また，その対象年齢は50歳以上が望ましく，間隔は2〜3年とすることが可能とされた．一方，*H. pylori* 抗体検査，PG法，およびその併用法は，死亡率減少効果を示す明確な証拠はなく，対策型検診としては推奨されていない．（https://canscreen.ncc.go.jp/guideline/igan.html）

Recommendations

胃がん検診の二次検診に来院した患者に対して，問診や胃がんリスク検診の結果から胃がんのリスクを的確に把握して，科学的根拠に基づいて二次検診を実施し，今後のフォローについて適正に指導する．

References

1）渡邉能行．胃がんの死亡統計からから考える胃がん対策，胃がんリスク検診（ABC検診）マニュアル・改訂2版，南山堂，2014，148-150

2）公益財団法人日本対がん協会，胃がん検診について，検診の意義と目的，胃がん検診の現状，http://www.jcancer.jp/about_cancer_and_checkup/

3）国立がん研究センターがん予防・検診研究センター．有効性評価に基づく胃がん検診ガイドライン2014年度版，2015

4）厚生労働省．がん検診のあり方に関する検討会中間報告書～乳がん及び胃がん検診の検診項目等について～，平成27年9月

5）胃がんリスク検診（ABC検診）マニュアル2014，胃がんリスク検診（ABC検診）マニュアル・改訂2版，南山堂，2014，1-3

6）松岡幹雄，水野靖大．神奈川県横須賀市，胃がんリスク検診（ABC検診）マニュアル・改訂2版，南山堂，2014，182-184

7）一般社団法人日本消化器がん検診学会．血液による胃がんリスク評価を受けられた方へのご注意，http://www.jsgcs.or.jp/citizens/citizens_news/stomach_cancer.html

（伊藤　明彦）

Case Presentation

Case I－1 Points to Consider for Secondary Screening of Gastric Cancer

A 68-year-old male patient, who had received instructions that he had better undergo a gastric X-ray examination for secondary screening of gastric cancer visited an outpatient clinic.
He had no subject symptoms and no indications in his medical history or family history.

Highlight

When seeing patients who visit for secondary screening of gastric cancer, it is necessary to first provide proper understanding of the risks of gastric cancer from the results of the history taking and risk screening to the patient. After that, it is important to perform secondary screening through evidence-based medicine and to follow up by giving proper instructions to the patient.

2

大腸がん検診の二次検診のハイバリューケア

□臨床指標 (Clinical Indicator) と■基準 (Criteria)
□ 総合内科外来における，便潜血陽性への的確な対応ができる．
■ 有用な一次検診を理解する．
■ 適切な二次検診を実施する．
■ 二次検診終了後の follow-up について理解する．

CHALLENGE CASE

患者：65 歳　男性

在住している市の大腸がん検診にて，便潜血陽性（1 回目陰性，2 回目陽性）を指摘されたため，当院総合内科外来を受診した．今までも毎年便潜血検査を受けていたが，今回初めて陽性となった．下部消化管内視鏡検査歴なし．既往歴なし．家族歴なし．喫煙なし．飲酒なし．腹部症状なし，排便は毎日 1 行あり，普通便，便の狭細化なし，肉眼的血便なし．

Tutorial

総合内科外来にて，指導医（M：消化器専門医）
初期研修医（R）

R：大腸がん検診で便潜血陽性と言われた症例です．自覚症状も乏しい方の場合，精密検査を行っても何もないことの方が多い印象ですが．

M：大腸がん検診の受診者は 2010 年の調査では 224 万 3113 人が受診しており，そのうち要精検率は 6.1% でした．このうち精密検査を実際に受けた人は

[Box Ⅰ-2-1]　大腸がん検診：モダリティ毎の推奨度

モダリティ	推奨度
便潜血検査免疫法	推奨度 A
S 状結腸検査	推奨度 C
S 状結腸検査と便潜血検査併用	推奨度 C
全大腸内視鏡検査	推奨度 C
注腸 X 線検査	推奨度 C
直腸指診	推奨せず D

（文献 1 から引用　著者改変）

68.7%，この検診を通してがんが発見された人は 3353 人であり，全受診者の 0.16% でした．大腸ポリープも含めると 1.57% という結果でした．確かに日々の診療で，便潜血陽性から大腸がんが見つかる頻度は高くないですが，実際便潜血検査（化学法）の大腸がん検診の死亡率減少効果は，3 件の無作為化比較対象試験で証明されています．現在，日本では検査前の食事制限や内服薬の制限のいらない免疫法（2 日法）が行われていますが，免疫法の感度は化学法と比べて，同等もしくはそれ以上と判断されており，対策型検診*（**Glossary** 参照）においては唯一ガイドラインで推奨度 A となっています．大腸がんスクリーニングの他の手段として，大腸内視鏡検査もありますが，前処置の煩雑さや合併症も 0.012% の確率で発生するため，現在のところ対策型検診では推奨されていません[1]．

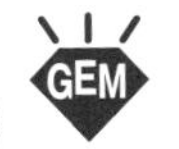

R：この方は 2 回のうち 1 回のみ陽性でした．その場合はさらに可能性が低そうなので，もう一度便潜血検査を再検してから精密検査でもよいでしょうか．

M：大腸がんからの出血は間欠的であるため，1 回でも陽性となったことが重要であり，便潜血検査を再度行う意義はありません[2]．

R：では，逆に検診も 2 日法ではなく，3 日法にした方がよいのではないですか？

M：そのような考え方もあり，実際に検診レベルにおいて 1 日法，2 日法，3 日法で検討した研究があります．その検査においては 1 日法，2 日法，3 日法の感度はそれぞれ 56%，83%，89% であり，特異度は 97%，96%，94% の結果でした．ただし，3日法では被検者の手間が増えること，また3日法の特異度は1・2日法に比べてかえって低下することから，2日法が望ましいとされています[3)]．

R：なるほど．対策型検診は見逃しとやりすぎのバランスが難しいですね．あと，この方は胃の検診も受けておられるようですが，便潜血陽性ということは，便に血が混じっているということなので，大腸以外の食道や胃からの出血かもしれません．胃透視でわかりにくい早期胃がんがあるかもしれないので，下部だけでなく上部消化管内視鏡検査もするべきではないですか？

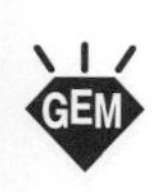

M：現在大腸がん検診で行われている免疫法では，上部消化管出血は胃酸や膵液などによりヘモグロビンが変性するため検出できないと言われています．そのため，便潜血陽性の精査という観点からは上部消化管内視鏡検査の必要性はありません．もちろん，定期的な胃の検診は引き続き行う必要はありますが．

R：わかりました．では，毎日排便もあるようなので，通常の前処置をかけて下部消化管内視鏡検査を行おうと思います．

（その後の経過）

Aさんは精密検査として，下部消化管内視鏡検査を施行したところ，内痔核とS状結腸に8mm大の腺腫性ポリープ1個を指摘され，内視鏡的粘膜切除術（EMR）を施行された．

R：Aさんは精密検査で大腸ポリープが指摘されて無事切除できたので，よかったですね．ポリープがあった人はまたできやすいですし，来年も大腸内視鏡検査を受けて頂いた方がよいですよね？

M：以前は1年後の再検査が勧められていましたが，現在は必ずしもそうとは言えません．米国 National Polyp Study をもとに2012年に出されたガイドラインでは10mm 未満のポリープが2個までであれば，切除後5～10年後の内視鏡検査でよいとされています．10mm 以上や個数が3個以上，絨毛腺腫などの場合は3年後の検査を推奨しています[4]．日本においても Japan Polyp Study が行われ，腺腫性ポリープ切除後に1年後と3年後の2回大腸検査を行う群と，3年後の1回のみの大腸検査群で比較検討されましたが，臨床的に問題となる病変については有意差を認めず，ポリープ切除後の経過観察は早くとも3年でよいことが示されました[5]．ただ，現在のガイドライン（2004年）では5mm 以下の腺腫の取り扱いが一定ではなく，切除すべきかどうかが決まっていません．そのため，サーベイランスの間隔も一定の見解が得られていないのが現状です．

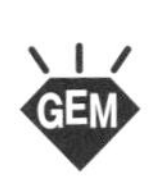

R：この方は便潜血検査をまた来年も受けたほうがよいですか？

M：この患者さんには必要ありません．対策型検診において，便潜血検査については毎年もしくは隔年での検査が推奨されています．ただ，痔核を有する例などでは偽陽性率が高くなってしまい，毎年下部消化管内視鏡検査を受けなければならなくなります．そのため，一度大腸内視鏡検査をしているAさんの場合は便潜血検査ではなく，2～3年後に下部消化管内視鏡検査を再度行うことでよいと思われます．

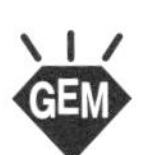

R：なるほど．わかりました．

GM：米国のガイドラインも参考にしつつ，検査技術や医療費の違いもあると思うので，日本特有の High Value なガイドラインを今後作成する必要がありますね．

高価値な医療と低価値な医療 High-value Care & Low-value Care

High-value Care：

- 便潜血検査の再検はせずに，下部消化管内視鏡検査を施行する．
- 大腸ポリープ切除後の follow-up 期間は 3 年ほどで行う（今後 Japan Polyp Study の結果に基づいたガイドライン変更の可能性あり）．

Low-value Care：

- 便潜血検査を繰り返し行う．
- 便潜血陽性例に対する精査に上部消化管内視鏡検査を施行する．
- 大腸ポリープ（腺腫）切除後も毎年内視鏡検査を施行する．

Recommendations

便潜血陽性例に対して的確な精査を行い，ポリープ切除後の follow-up 期間を明示する．

Short Lecture：化学法と免疫法

化学法は，赤血球中のヘムの持つペルオキシダーゼ様作用を検出する方法で，指示薬が異なるオルトトリジン法とグアヤック法がある．ペルオキシダーゼ様作用を持つ肉や魚料理などに含まれる血液や鉄剤，またミオグロビンや緑黄色野菜摂取による偽陽性が問題となる．試験紙の製造過程でホルマリンを除去できないため，日本では 2010 年より販売中止となった．

免疫法は，ヒトヘモグロビンに対する抗体を用いて潜血の有無を検出する方法で，その他の動物の血液には反応しないため，食事制限なく検査が可能である．しかし，胃酸や膵液によりヘモグロビンが変性するため，上部消化管出血は検出できず，下部消化管出血に対する検査となる．

Glossary

＊対策型検診

対策型検診とは，集団全体の死亡率減少を目的として実施するものであり，市町村などが公共的な予防対策として行う．いわゆる，胃がん，大腸がん，子宮がん，肺がん検診などが当てはまる．有効性が確立しており，不利益を最小限におさえられることが基本となっている．これに対して，任意型検診は個人が自分の死亡リスクを下げるために行うものである．対策型検診は特異度が重視されており，不利益を最小限にすることが重視されるため，感度が高い検査が選ばれるわけではない．

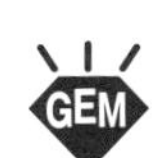

References

1）平成 16 年度厚生労働省がん研究助成金「がん検診の適切な方法とその評価法の確立に関する研究」班．有効性評価に基づく大腸がん検診ガイドライン　2005

2）Ahlquist DA, et al, Patterns of occult bleeding in asymptomatic colorectal cancer. Cancer. 1989; 63: 1826-1830.

3）日本消化器病学会編．大腸ポリープ診療ガイドライン　2014

4）Lieberman DA, et al, Guidelines for colonoscopy surveillance after screening and polypectomy: a consensus update by the US Multi-Society Task Force on Colorectal Cancer. Gastroenterology. 2012; 143: 844-857.

5）松田尚久, 他．内視鏡による大腸がんの予防と早期診断．日本消化器病学会雑誌. 2016; 113: 1176-1185

（神田　暁博）

Case Presentation

Case Ⅰ－2　Secondary Health Examination for Colorectal Cancer

A 65-year-old male patient visited an outpatient clinic of general internal medicine because he had checked positive for fecal occult blood (the first showed negative, and the second positive) at a colorectal cancer screening in the city he lived in. He had been undergoing fecal occult blood tests every year, and checked positive for the first time.
There were no indications in his medical or family history. He had no history of smoking or drinking. No symptoms in the abdomen. Evacuation: once a day, normal stool, no narrowing, no gross bloody stools. He had no history of a lower gastrointestinal endoscopy.

Highlight

Several randomized trials reported that fecal occult-blood testing reduces mortality from colorectal cancer. We should recommend total colonoscopy for patients who test positive for fecal occult-blood, and show the recommendations for post-polypectomy surveillance in Japan.

3

ヘリコバクター・ピロリ除菌についての相談

□臨床指標 (Clinical Indicator) と■基準 (Criteria)

□ ヘリコバクター・ピロリ（*H. pylori*）除菌について知識を得る

■ *H. pylori* 検査の種類を学ぶ

■ 除菌適応を学ぶ

■ 除菌治療の目的を学ぶ

CHALLENGE CASE

患者：60 代　夫婦

病歴：健診で *H. pylori* 陽性を指摘された夫が，心窩部痛のため他院で PPI を処方された妻と共に *H. pylori* の除菌治療について相談したいと受診した.

アレルギー歴：なし

上部内視鏡所見

夫：慢性萎縮性胃炎 O-2，前庭部小弯に 0- Ⅱ a 型の早期胃がんを認める，迅速ウレアーゼ試験（RUT）陽性

妻：慢性萎縮性胃炎 C-2，十二指腸潰瘍を認める，RUT 陰性

Tutorial

総合内科外来にて，指導医（M：消化器専門医）

初期研修医（R）

M：*H. pylori* の感染を判断する検査は何があるか知っていますか？

R：内視鏡を要するものとして，RUT，顕鏡法，培養法，要しないものとして尿素呼気試験，IgG 抗体，便中抗原の測定があります.

M：よく知っていますね．

R：妻は，*H. pylori* 陰性の消化性潰瘍だから，除菌はいらないですね．

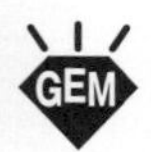

M：本当にそうでしょうか？ RUTや尿素呼気試験はPPIの内服で偽陰性となることがあります．萎縮性胃炎が指摘されているので，他の検査と組み合わせて調べるほうがよさそうですね．

R：忘れていました！内服中は注意がいりますね．
抗体を測定してみると，陽性でした．

M：調べてよかったですね．では，*H. pylori* 除菌治療の適応は知っていますか？

R：消化性潰瘍，胃MALTリンパ腫，特発性血小板減少性紫斑病，早期胃がんに対する内視鏡治療後に適応があります．あと，慢性胃炎も保険適応になったと聞きました．

M：そうです．大変よく知っていますね．

R：*H. pylori* の除菌をすると，胃がんの発症率が1/3になるという新聞記事も読みました．胃がんと潰瘍の治療が優先ですが，その後，ご夫婦ともに除菌治療を勧めてはどうでしょうか．

M：本当に先生はよく勉強していますね．でも，実際にご夫婦ともに胃がんの発症が1/3になるのでしょうか？

R：え…？たしかそう書いてあったのですが….

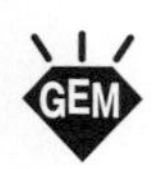

M：早期胃がん治療後の患者を対象としたRCTで，胃がんの再発が除菌群で3.3%，対照群で8.7%という研究報告があります．これは，早期胃がん内視鏡

治療後の二次予防の有用性を示していますね．ではそれは，胃がんを発症していない *H. pylori* 感染者に対して除菌をしたら胃がんが 1/3 になるということと同じでしょうか？

R：そうか！二次予防と一次予防の違いですね．僕が言っていたのは，夫にだけあてはまるのですね．

M：その通りです．ですので，お二人の除菌治療の適応と有用性というのは，少し違ってきますね．

R：妻は，*H. pylori* 除菌で十二指腸潰瘍の再発が約 8 割抑制されることが期待されるけれど，胃がんが防げるかどうかは今後の RCT の結果を待たないと一概には言えないということですね．

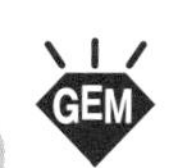

M：そうですね．ではこの方が，ご高齢のご両親に対しての除菌治療を検討すべきか相談されたら先生はどう考えますか．ご両親のお一人は，以前抗菌薬で発疹がみられ，ペニシリンアレルギーの可能性があるかもしれないとのことなのですが．

R：基礎疾患や併用薬，肝腎機能などの予備能力の低さなどは注意を要すると思いますが，高齢であることだけでは除菌の適応外にはならないと思います．もちろん適応疾患の有無を調べる必要があります．胃がんの予防効果があるかどうかは…．一般的には高齢者の方が萎縮は高度ではないかと予測されますので，腸上皮化生などが高度であれば，予防効果はあまりないのかなと思います．それを踏まえたうえで，本人のご希望にもよると考えます．ペニシリン系アレルギーがあるならリスクのほうが大きいかもしれません．

M：よく考えられましたね．

R：除菌治療も，個々に応じて考えるということが大事なのですね．

高価値な医療と低価値な医療 High-value Care & Low-value Care

High-value Care：

● 個々に応じて*H. pylori* 感染の有無を調べる検査が選択できる

● 疾患や各患者に応じた*H. pylori* 除菌治療の適応，期待する効果を考えられる

Low-value Care：

● 単一の検査のみで*H. pylori* 感染の有無を判断する

● *H. pylori* 陽性者に，個々の適応や目的を考えず一律に*H. pylori* 除菌治療を行う

Glossary

***H. pylori* 検査の偽陰性について：**

H. pylori 感染の診断法では，総合的にみると尿素呼気試験と便中抗原測定の信頼度が高いといわれている．また，新しいキットの開発により，抗体測定の感度特異度も高くなっている．この3つは，面の診断法と言われる．一方で，内視鏡検査時に行うRUT，顕鏡法，培養法は点の検査である．偶然*H. pylori* のいない部分から組織を採取すると偽陰性になることがあるため，検査の特性を理解する必要がある．また，除菌判定前にPPIを内服していると30～40%の症例が偽陰性になると言われており，偽陰性を減らすためにPPIの2週間以上の休薬が求められている．

Short Lecture：*H. pylori* の除菌適応疾患

現時点では*H. pylori* 感染胃炎，胃潰瘍・十二指腸潰瘍，早期胃がんに対する内視鏡的治療後胃，胃MALTリンパ腫，特発性血小板減少性紫斑病があげられ

ている．*H. pylori* 感染に関する検査は，薬剤（PPI，ビスマス製剤）による偽陰性が指摘されており，いずれの検査も一定の偽陰性・偽陽性の報告があるため，患者の内服歴の確認と，複数の検査を組み合わせて判断することが重要である．

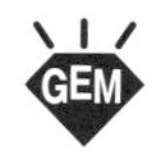

喫煙は除菌率の低下させる報告があり，飲酒はメトロニダゾール (MNZ) と併用することで腹痛，嘔吐，ほてりなどを認める可能性があるため，治療薬内服中の禁煙・喫煙指導が必要である．除菌治療薬の市販後調査の結果では，治療に伴う副作用の出現率は 4.4％であり，治療中止となる副作用は 1.3％であった．一定の頻度で有害事象（下痢，味覚障害，舌炎，アレルギーなど）が起こること，*H. pylori* の再活性化（0 ～ 2％ / 年）や除菌後胃がんの発症があり得るため除菌成功後も定期的に胃がん健診が勧められることを忘れずに説明されたい．

Recommendations

除菌治療の適応と目的は疾患により異なることを理解して，除菌治療の相談に応じたい．

References

1）H. pylori 感染の診断と治療の ガイドライン 2016 改訂版，先端医学社，2016.

2）Eradication therapy for peptic ulcer disease in Helicobacter pylori positive patients. CDSR 2009:CD003840

3）Uemura N, Okamoto S, Yamamoto S, et al. Helicobacter pylori infection and the development of gastric cancer. N Engl J Med. 2001;345:784.

4）Fukase K, Kato M, Kikuchi S, et al. Effect of eradication of Helicobacter pylori on incidence of metachronous gastric carcinoma after endoscopic resection of early gastric cancer: an open-label, randomised controlled trial. Lancet. 2008 Aug 2;372(9636):392-7.

5）Ford AC, Forman D, Hunt R, et al. Helicobacter pylori eradication for the prevention of gastric neoplasia. Cochrane Database Syst Re. v 2015:CD005583

（岡山　千尋）

Case Presentation

Case I − 3 When consulted concerning a preparation for a helicobacter pylori-eradicating agent effective for patients

A couple in their 60s visited an outpatient clinic of general internal medicine because they wanted to consult concerning a preparation for a helicobacter pylori-eradicating agent effective for them. The husband had tested positive for helicobacter pylori screening at a health examination, and his wife was prescribed a proton pump inhibitor (PPI) by another clinic for her epigastralgia. They had no history of allergies.
Upper gastrointestinal findings:
The husband: chronic atrophic gastritis open type O-Ⅱ. He had an early gastric cancer 0-Ⅱa at the antrum lesser curvature. He tested positive for the rapid urease test.
The wife: chronic atrophic gastritis closed type C-Ⅱ. She had a duodenal ulcer. She tested negative for the rapid urease test.

Highlight

In recent years, helicobacter pylori has been suggested to have connections with the occurrence not only of gastritis, peptic ulcer, and gastric cancer, but also with some diseases besides digestive diseases. Therefore it is necessary for generalists to consider properly the clinical application and the expected results so as to provide helicobacter pylori-eradicating agents according to the risks of each patient.

4

新規C型肝炎治療薬は費用に見合う効果を有するのだろうか？

□臨床指標 (Clinical Indicator) と■基準 (Criteria)
□ 総合内科外来において，HCV 抗体陽性患者に適切に対応できる
■ HCV 抗体陽性の意味と更なる精査を行える
■ DAA（direct-acting antiviral）治療の適応について理解する

CHALLENGE CASE

患者：70 歳　男性

個人商店を営んでいるが，今まで健康に自信があり健康診断を受けていなかった．70 歳を機に妻から強く勧められ健康診断を受けたところ，HCV 抗体陽性と軽度の肝機能障害，さらに高脂血症を指摘された．複数の検診結果異常として，まず総合内科初診外来を受診した．

アルコール歴：機会飲酒

Tutorial

総合内科外来にて，指導医（M：消化器専門医）

初期研修医（R）

M：70 歳男性で HCV 陽性かつ軽度の肝機能障害を呈する場合，どのような疾患が考えられますか？

R：HCV 抗体陽性のため，まず C 型慢性肝炎を疑います．また，患者さんは 70 歳で長年医療機関を受診していないため，すでに肝硬変，さらに肝がんも発生している可能性が否定できません．腹部エコーや腹部造影 CT で肝がんを

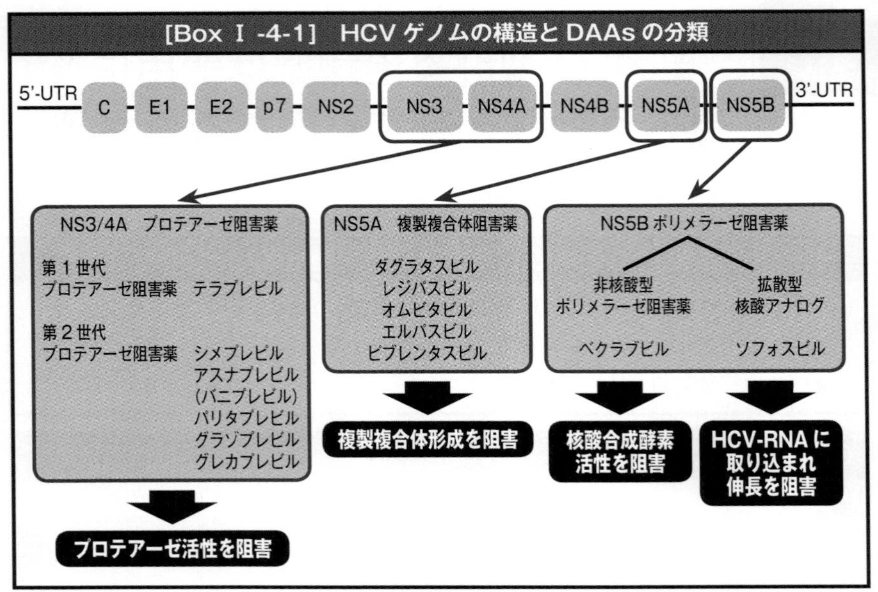

〔C型肝炎治療ガイドライン（第5.3版・簡易版）より改変〕

認めなければ，最近非常に治療成績が良いと報告されているDAA（direct-acting antiviral）によるインターフェロンフリー治療の良い適応ではないでしょうか．

M：日本全国でC型肝炎患者は約150万人いると言われていますが，本症例のように健康診断を受けない人も少なくないため，健診でのHCV陽性者を逃がさないことは重要です．ただし，HCV抗体陽性＝C型慢性肝炎＝DAA治療適応という図式はさすがに短絡的で注意しなければなりません．HCV抗体は単に感染の事実を現す抗体ですので，陽性の場合は2通りの可能性を考える必要があります．1つは現在ウイルスが血中に存在し治療適応となる抗体陽性者と，もう1つは過去に感染したが既に治っておりウイルスが存在しないため治療対象とはならない既往感染者の2パターンです．さて，両者を鑑別するにはどうすればいいでしょうか．

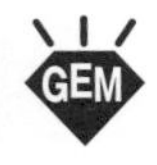

R：HCV抗体は中和抗体でなく，感染抗体であることを思い出しました．ウイルスが存在するか否かを調べれば良いので，HCV-RNA量をチェックします．HCV-RNAが検出されなければウイルスが存在せず抗ウイルス治療の

対象となりません．また，日本人は以前のインターフェロン（IFN）療法が効きにくい1型高ウイルス量の患者が多いことが特徴です．

M：その通りです．1989年にHCVが発見され，その後1992年に24週間のIFN単独療法が認可されています．当初は効果に大きな期待が寄せられたのですが，日本人の約7割を占める1型高ウイルス量の症例ではウイルス排除の目安とされるSVR（Sustained Virological Response）率はたった5%程度しかありませんでした．その後は1型高ウイルス量患者の治療成績をいかに上げるかとの戦いであったと言っても過言ではありません．2004年末にPeg-INFとリバビリン（RBV）併用療法が認められ，ようやく1型高ウイルス量でも50%程度のSVRが見込めるようになりました．ただし，IFNは発熱，倦怠感，脱毛など様々な副作用を有することから，高齢者や肝硬変症例では治療困難例も少なくありませんでした．

R：本症例は1型でHCV-RNAが6.5 log IU/mLの高ウイルス量が判明しました．70歳ですが特に治療の禁忌となる合併症はないようですので，抗ウイルス治療目的で消化器内科へ紹介したいと思います．新しいインターフェロンフリー治療として副作用の少ないDAAは，今まで治療困難であった高齢者や肝硬変患者でも治療可能であるために究極の治療といってもいいですよね．

M：DAAによって今まで治療困難であった患者さんへの対象が広がりました[1]が，新たな疑問や問題も生じています．一つ目の疑問はDAA治療が本当にHCC発生を抑えるかどうかです．抗ウイルス治療を行う最大の目的は，炎症を抑えることでなく，発がんを減らすことです．IFN治療はすでに発がん抑制作用があることが明らかとなっていますが，DAAは歴史が浅いためほとんどエビデンスがありませんでした．2016年になり，IFNであろうがDAAであろうがSVRを得ることがHCC発生を抑制するというデータ[2]が出始めましたので，今後エビデンスレベルの高い研究成果に期待しましょう．なお，発がんに関して知って欲しいのは，SVR達成後もHCC発生がゼロになるわけではなく，発がんリスクとして肝線維化[3]以外にも，高齢，男性，アルコール摂取，肝脂肪化，糖尿病などがあることです．さて，二つ目の問題は，DAAでも効きにくい症例があることです．詳しくは成書にゆずりますが，ウイルスのNS5A領域にP32欠損が存在する症例では，いまだ有効な治療法が存在しない

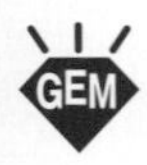

ことから，多剤耐性ウイルスを出現させないことが重要です．三つ目で最大の問題は，何歳までDAAにて治療すべきか，ということです．この議論はヘリコバクターピロリ（Hp）の除菌による胃がん予防を何歳まで行うかの議論に似ているところもありますが，Hp除菌治療との大きな違いは，かかる費用です．ピロリ菌除菌治療は自費でも約6～8千円ですが，DAA治療は非常に高額です．2017年4月より薬価が引き下げられたとはいえ，代表的なレジパスビル／ソホスブビル配合錠（ハーボニー）は1錠が5万4796.90円で12週間（84日）治療のため投与すると単純計算で460万円ほどかかります．ただし，日本では補助金制度で本人負担は月額1から2万円であり，残りはすべて税金で賄われています．数年後に肝がん以外で寿命を全うされる可能性が高い超高齢の患者さんに対して，高額なDAA治療を行うか否かについては，本来なら国民全体で議論する必要があると思います．

R：DAAによる抗ウイルス治療は100%に近い効果か期待できる反面，一人当たり400万円以上の税金が投入されるため，医療経済的には問題があることがよくわかりました．より安価な治療が開発され，治療費の問題が無くなればいいですね．

高価値な医療と低価値な医療 High-value Care & Low-value Care

High-value Care：

- HCV抗体陽性者からHCV-RNA量と測定し，治療対象をスクリーニングできる
- 患者の生命予後を予測した上で，より適切な治療を選択できる．

Low-value Care：

- HCV抗体陽性者すべてを肝臓専門医へ紹介する．
- 生命予後が望めない超高齢者に対しでも抗ウイルス治療としてDAAを勧める．

Recommendations

HCV抗体陽性であっても，HCV-RNA量，セロタイプ（ジェノタイプ），変異ウイルスの有無，患者の余命，などすべてを考慮した上で治療法が選択されることを認識しよう．

Glossary

DAAs（direct-acting antivirals）：

ウイルス蛋白を直接標的とした抗ウイルス薬の総称．**Box Ⅰ-4-1**に示すようにNS3/4Aプロテアーゼ阻害薬，NS5A複製複合体阻害薬，NS5Bポリメラーゼ阻害薬があり，これらを2～3種類組み合わせてインターフェロンフリー治療を行う．

SVR（Sustained Virological Response）：

直訳すると「持続的ウイルス学的応答」となるが，具体的には抗ウイルス治療終了後24週時点におけるHCV-RNAの陰性化と定義されている．以前のIFN＋リバビリン併用療法によるSVR例では，その後5.6年の平均観察期間において，ウイルス陰性化率99%以上であった[4]．したがって，いったんSVRが達成されればHCVが排除されたと考えてよい．ただしDAAによるSVR後のデータは少ない．

References

1）C型肝炎治療ガイドライン（第6.1版）2018年3月　日本肝臓学会　肝炎診療ガイドライン作成委員会編

2）Kobayashi M, Suzuki F, Fujiyama S, et al. Sustained virologic response by direct antiviral agents reduces the incidence of hepatocellular carcinoma in patients with HCV infection. J Med Virol. 2017; 89(3): 476-483.

3) Makiyama A, Itoh Y, Kasahara A, et al. Characteristics of patients with chronic hepatitis C who develop hepatocellular carcinoma after a sustained response to interferon therapy. Cancer. 2004; 101(7): 1616-22.

4) George SL, Bacon BR, Brunt EM, et al. Clinical, virologic, histologic, and biochemical outcomes after successful HCV therapy: a 5-year follow-up of 150 patients. Hepatology. 2009; 49(3): 729-38.

（辻川　知之）

Case Presentation

Case I－4　Is HCV（Hepatitis C Virus）treatment with DAA (direct-acting antivirals) cost-effective?

A patient, a 70-year-old male and a private store owner, had not undergone a health check because he believed himself to be healthy. He underwent a health check when he became 70-years-old after being strongly recommended to by his wife. His check revealed that he was HCV antibody-positive, and had mild liver dysfunction and dyslipidemia. He visited an outpatient clinic of general internal medicine as a result of having abnormalities in his health check.
Alcohol history: he drinks socially.

Highlight

For patients who are HCV antibody positive, two patterns must be considered. The first pattern is chronic hepatitis or liver cirrhosis where the virus is still present. The second pattern is where there was a previous infection but the virus is no longer present. Therefore, whether HCV elimination treatment is necessary or not must be checked for the presence of HCV-RNA. HCV treatment with DAA (direct-acting antivirals) is considered to be best therapy because of being adapted even for elderly people. Interferon treatment was deemed inappropriate for elderly people due to strong side effects. However, the treatment cost of DAA is very expensive. A family physician having an HCV positive patient needs to consider not only indication for treatment of HCV but also the patient's prognosis to determine if the use of DAA that is appropriate considering the exorbitant cost.

5

炎症性腸疾患（潰瘍性大腸炎）の初診のハイバリューケア

□臨床指標 (Clinical Indicator) と■基準 (Criteria)
□ 下痢・血便を主訴に来院した患者の鑑別診断
■ 下痢・血便を呈する疾患を挙げられる
■ 除外すべき疾患のため，適切な検査法を挙げられる
□ 確定診断のための適切な検査が行える
■ 消化器専門医へ紹介するタイミングを理解する

CHALLENGE CASE

患者：32 歳　男性

2 月初旬の 10 日前より 1 日 3-4 行の下痢が出現し，徐々に血液や粘液の混入を認めるようになってきた．体温は 37.0℃と高くないがが，排便前に腹痛がみられるという．症状持続のため総合内科外来を受診した．

Tutorial

総合内科外来にて，指導医（M：消化器専門医）

初期研修医（R）

M：普段健康であった 30 歳代男性が下痢と血便を呈する場合，どのような疾患が考えられますか？

R：頻度的には感染性腸炎が多く，中でもカンピロバクター腸炎や O-157 による腸管出血性大腸炎は血便を来すこともあると思います．しかし，冬場であることや，発症後 10 日間も症状が持続していることから感染性腸炎は考えにくいですよね．慢性腸炎のため潰瘍性大腸炎ではないかと思います．

[Box Ⅰ-5-1] 潰瘍性大腸炎の診断基準

次のa）のほか，b）のうちの1項目，およびc）を満たし，下記の疾患が除外できれば，確診となる．

a) 臨床症状：持続性または反復性の粘血・血便，あるいはその既往がある．

b) ①内視鏡検査：

ⅰ）粘膜はびまん性におかされ，血管透見像は消失し，粗ぞうまたは細顆粒状を呈する．さらに，もろくて易出血性（接触出血）を伴い，粘血膿性の分泌物が付着しているか，

ⅱ）多発性のびらん，潰瘍あるいは偽ポリポーシスを認める．

②注腸X線検査：

ⅰ）粗ぞうまたは細顆粒状の粘膜表面のびまん性変化，

ⅱ）多発性のびらん，潰瘍，

ⅲ）偽ポリポーシスを認める．その他，ハウストラの消失（鉛管像）や腸管の狭小・短縮が認められる．

c) 生検組織学的検査：

活動期では粘膜全層にびまん性炎症性細胞浸潤，陰窩膿瘍，高度な杯細胞減少が認められる．いずれも非特異的所見であるので，総合的に判断する．寛解期では腺の配列異常（蛇行・分岐），萎縮が残存する．上記変化は通常直腸から連続性に口側にみられる．

b）c）の検査が不十分，あるいは施行できなくとも切除手術または剖検により，肉眼的および組織学的に本症に特徴的な所見を認める場合は，下記の疾患が除外できれば，確診とする．

除外すべき疾患は，細菌性赤痢，アメーバ性大腸炎，サルモネラ腸炎，キャンピロバクタ腸炎，大腸結核，クラミジア腸炎などの感染性腸炎が主体で，その他にクローン病，放射線照射性大腸炎，薬剤性大腸炎，リンパ濾胞増殖症，虚血性大腸炎，腸型ベーチェットなどがある．

注1）まれに血便に気付いていない場合や，血便に気付いてすぐに来院する（病悩期間が短い）場合もあるので注意を要する．

注2）所見が軽度で診断が確実でないものは「疑診」として取り扱い，後日再燃時などに明確な所見が得られた時に本症と「確診」する．

注3）Indeterminate colitis

クローン病と潰瘍性大腸炎の両疾患の臨床的，病理学的特徴を合わせ持つ，鑑別困難例．経過観察により，いずれかの疾患のより特徴的な所見が出現する場合がある．

（難治性炎症性腸管障害に関する調査研究班（渡辺班）平成21年度総括・分担研究報告書）

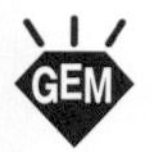

M：血便を来す腸炎について，感染性などの急性腸炎と潰瘍性大腸炎など慢性腸炎に分けて考えること（**Box Ⅰ-5-1**）は大事なことで，よく勉強していますね．ただし，10日間は微妙な期間で急性腸炎ではないと言い切れません．例えば，細菌性腸炎の中で最も多いカンピロバクター腸炎は冬でも発症し，多くの患者では主症状である下痢や腹痛は1週間以内に自然軽快するものの，中には数週間以上持続することもあると報告されています[1]．さらに，汚染された鶏などの食品を摂取してから発症までの潜伏期は通常1～3日ですが，8～10日と長いこともあるようです．

R：2週間で軽快しない下痢や血便であっても感染性腸炎のことがあるのですね．また，感染性腸炎を疑った場合は生ものなどの摂取歴は必ず聞いていますが，食事歴で感染が疑われなくても否定できないことがわかりました．また，腸炎症状ではまず便培養を行うようにします．

M：感染性腸炎に関して追加しておきます．通常は食中毒菌として加熱が不十分な肉類や魚介類というイメージがありますが，海外ではアイスクリームなど冷凍食品での感染例があります．生ものを食べていないからといって感染性腸炎は否定できません．

R：今まで感染性腸炎が疑われた症例でも，外来では便が出ないという理由で採取できず，一応容器を持って帰ってもらっても結局検査できなかったことがありました．仕方がないでしょうか．

M：便培養の重要性は理解できても，実際はなかなか検査できないという重要なポイントを指摘していただきました．私も以前は同様のジレンマがありました．最近はすべて外来ベッドで直腸診の体位をとってもらい，綿棒によるスワブで培養に出していますので，便培養提出率はほぼ100%です．

さて，便培養以外にどのような検査を行うべきでしょうか？

R：何らかの腸炎ですので，炎症反応をみるために白血球数，CRPなど含めた採血を行います．

M：便培養の結果が判明してから次の検査へ進めるのが理想ですが，患者さんはすでに10日間血便と腹痛が持続していますので，比較的速やかに診断してあげる必要があると思います．まず，CBCなど末梢血検査で貧血の程度を調べます．この患者さんでは10日間の激しくない血便ですが，少し貧血がみられるかもしれません．潰瘍性大腸炎を想定した場合は，貧血の程度が重症度を判断する一つの指標（**Box Ⅰ-5-2**）となっていること[2)]を覚えておいてください．また，炎症反応として白血球数とCRP，さらに赤沈も測定します．重症度判定はCRPではなく，赤沈値を用いるため注意しましょう．

R：潰瘍性大腸炎の診断には内視鏡所見が重要ですので，この患者さんも初診の段階で大腸内視鏡を予約してもいいですよね．

M：そうですねと言いたいところですが，いくつかの注意点があります．重症の潰瘍性大腸炎では中毒性巨大結腸症という合併症があります．大腸が異常に拡張し，大腸壁が紙のように薄くなって穿孔のリスクが高い状態です．定義では

[Box Ⅰ-5-2] 潰瘍性大腸炎の臨床的重症度

	重症 severe	中等症 moderate	軽症 mild
1）排便回数	6 回以上	重症と軽症との中間	4 回以下
2）顕血便	(+++)		(+)？(−)
3）発熱	37.5 ℃ 以上		(−)
4）頻脈	90/ 分以上		(−)
5）貧血	Hb10g/dl 以下		(−)
6）赤沈	30mm/h 以上		正常

注 1）軽症の 3)，4)，5）の（−）とは 37.5℃以上の発熱がない，90/ 分以上の頻脈がない，Hb10g/dℓ以下の貧血がない，ことを示す．
注 2）重症とは 1）および 2）の他に全身症状である 3）または 4）のいずれかを満たし，かつ 6 項目のうち 4 項目以上を満たすものとする．軽症は 6 項目すべて満たすものとする．
注 3）上記の重症と軽症との中間にあたるものを中等症とする．
注 4）重症の中でも特に症状が激しく重篤なものを劇症とし，発症の経過により，急性劇症型と再燃劇症型に分ける．劇症の診断基準は以下の 5 項目をすべて満たすものとする．
①重症基準を満たしている． ② 15 回 / 日以上の血性下痢が続いている．
③ 38℃以上の持続する高熱がある． ④ 10,000/㎣以上の白血球増多がある．
⑤強い腹痛がある．

（難治性炎症性腸管障害に関する調査研究班（渡辺班）平成 21 年度総括・分担研究報告書）

横行結腸の幅が 6cm 以上となっています．この患者さんは重症ではありませんが，内視鏡前処置の下剤などが誘因になることもあります．潰瘍性大腸炎を疑っている場合は，まず初めに腹部単純 X 線（臥位）を撮っておきましょう．上部消化管内視鏡検査（いわゆる胃カメラ）は絶食のみでできる検査であり，ほぼ禁忌はありませんので総合内科医から直接検査を依頼しても良いのですが，下部消化管内視鏡検査は上記のような禁忌疾患，さらに下剤服用時や検査中のトラブルも多いため，消化器医だけがオーダーできるシステムとしている病院がほとんどだと思います．

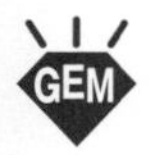

R：わかりました．この患者さんでは便培養，血液検査，腹部単純 X 線を行って，潰瘍性大腸炎も疑われるのであれば消化器内科へコンサルトしようと思います．

高価値な医療と低価値な医療 High-value Care ＆ Low-value Care

High-value Care：

● 慢性の腸炎が疑われても必ず便培養を行う．

● 潰瘍性大腸炎による中毒性巨大結腸症が疑われた場合はまず腹部単純Ｘ線を撮る．

Low Value Care：

● 慢性腸炎では便培養を行わない．

● 潰瘍性大腸炎が疑われた場合は，直ちに大腸内視鏡検査を行う．

Recommendations

典型的な炎症性腸疾患症例であっても，まず感染性腸炎を否定することから始めよう．

Glossary

炎症性腸疾患：

腸の炎症性疾患として，潰瘍性大腸炎とクローン病以外に，細菌・寄生虫・ウイルス・真菌の感染による感染性腸炎，薬剤・化学物質などに起因する薬剤性腸炎，放射線による放射線照射性腸炎，虚血性腸炎，閉塞性腸炎など多くの疾患があり，これら全てを含むものが広義の炎症性腸疾患（Inflammatory Bowel Disease：IBD）であるが，狭義には潰瘍性大腸炎(Ulcerative Colitis：UC）とクローン病（Crohn's Disease：CD）の両疾患を指し，今日，IBDの用語は狭義の意味で用いられている．

糞便移植（Fecal Microbiota Transplantation: FMT）：

炎症性腸疾患患者の腸内細菌叢は，健常人と比べて変化していることが報告されている．また健康な人（ドナー）の便を，難治性 Clostridium difficile 腸炎患者の大腸内に注入する（FMT）ことで，腸炎が改善することが明らかとなり，難治性潰瘍性大腸炎の治療にも応用されている．これまでの検討では，FMT の方法や回数なども異なるためか，必ずしも一定の効果は示されていないが[3)]，今後も IBD と腸内細菌の研究は発展すると考えられる．

References

1）Blaser MJ, TaylorDN, Feldman RA. Epidemiology of Campylobacter jejuni infections. Epidemiologic Reviews. 1983; 5: 157-176.

2）潰瘍性大腸炎・クローン病　診断基準・治療指針　厚生労働科学研究費補助金 難治性疾患等政策研究事業「難治性炎症性腸管障害に関する調査研究」（鈴木班）平成 27 年度分担研究報告書 別冊

3）Moayyedi P. Fecal transplantation: any real hope for inflammatory bowel disease? Curr Opin Gastroenterol. 2016 ;32 : 282-286.

（辻川　知之）

Case Presentation

Case I − 5 The First Examination for Patients with Inflammatory Bowel Diseases

A patient, a 32-year-old male, was suffering from diarrhea three or four times every day for ten days in the beginning of February. Also he had gradually noticed blood and mucus in the stool. His body temperature was not high as it was only about 37.0 degrees, though he said that abdominal pain appeared before defecation. He visited an outpatient clinic of general internal medicine because the symptoms had continued.

Highlight

Inflammatory Bowel Disease consists of ulcerative colitis (UC) and Crohn's disease (CD), which is a chronic, relapsing and idiopathic inflammatory disorder of the gastrointestinal tract. UC usually affects only the colon. UC patients complain of abdominal pain and bloody diarrhea similar to patients with infectious enterocolitis. Campylobacter enterocolitis and Salmonella enterocolitis, which have a relatively long disease duration, often mimic the clinical course of UC. Therefore, it is definitely necessary to check fecal culture before treating UC with drugs such as mesalazine and rule out infectious colitis. Endoscopic examination is also important to make a differential diagnosis, family physicians should know that performing a colonoscopy is contraindication for patients with toxic megacolon which is one of the complications of severe UC.

6

機能性ディスペプシアの外来のハイバリューケア

□臨床指標 (Clinical Indicator) と■基準 (Criteria)

□ 外来で遭遇することの多いディスペプシア症状を有する患者にどのように対応するか

■ 診療ガイドラインに準拠して行う

機能性ディスペプシア（functional dyspepsia；FD）は，慢性的な消化器症状がありながら，症状の原因となる器質的病変を認めない，機能性消化管疾患である．

FDの概念は比較的新しく，定義についてこれまで変遷があり定まったものはなかった．しかしながら2014年4月に日本消化器病学会から診療ガイドラインが上梓され，消化器内科医だけでなく，一般診療医にとってもわかりやすいものとなった．

本項では，主に上記のガイドラインに準拠して，機能性ディスペプシアの診断や治療，注意すべきポイントなどについて述べる．

CHALLENGE CASE 1

患者：48歳　女性．

3か月前から続く心窩部不快感を主訴に受診した．

Tutorial

総合内科外来にて，指導医（M：消化器専門医）

初期研修医（R）

M：外来でよく遭遇する症例だと思いますが，どのようなことを確認しますか？

R：随伴症状や便通異常の有無，既往歴や内服歴を確認して，身体所見をとって，場合によっては採血なども確認したいです．

M：そうですね．内科外来診療，特に初診患者においては，基本的なことをきちんと確認しておくことは非常に大切なことだと思います．そもそもこの方は，ディスペプシア症状を主訴に来院されていますね．ディスペプシアとは何ですか？

R：診療ガイドラインによりますと「上部消化管（食道，胃，十二指腸）に由来すると思われる上腹部や胸骨背部の痛み，不快感，胸やけ，嘔気，嘔吐などの症状」と定義されているようです

M：そうですね，ディスペプシアとは時代とともに変遷しているのではっきり定義づけるのは難しいですが，「心窩部痛や胃もたれなどの心窩部を中心とした腹部症状」と考えていいと思います．ポイントは今回の診療ガイドラインでは食道の症状と考えられる逆流症状などはディスペプシアに含まれていないということですね．そういったディスペプシア症状を訴えられて来院された方に対してどのようにアプローチしましょうか？

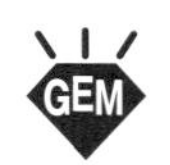

R：やはり胃潰瘍や胃がんなどの器質的疾患を否定するためにも内視鏡検査を勧めたいです．

M：検査ができない施設ではどうしますか？

R：うーん，紹介を考えます．

M：まあ，そうですね．その間のチェックポイントとして，診療ガイドラインでは「警告兆候」の確認が明記されています．具体的には，①原因が特定できない体重減少，②再発性の嘔吐，③出血兆候，④嚥下困難，⑤高齢者に該当すれば，内視鏡検査を行うということとなっています．

R：問診で体重の変化や，随伴症状の確認や，黒色便の有無の確認が必要なんですね．

M：それらに加えて，内視鏡検査歴の確認も大切です．数か月以内に内視鏡がされているかどうかはきちんと確認しておくべきですね．

R：内視鏡検査がすぐできない場合はどうしたらいいでしょうか？

M：警告兆候がなく，その他問診，身体所見，採血で問題がなければ，まずは機能性ディスペプシア疑いとして初期治療を開始することも許容されています．もちろん，その場合は4週間を目処として，症状改善がなければ速やかに内視鏡検査のできる施設に紹介などが必要となるでしょうね．

R：内視鏡検査をしないのであれば，経過をきちんとフォローするということですね．

M：消化器専門医であれば，内視鏡検査を勧めるということになると思いますが，プライマリケアではやはり対応が異なってくると思います．診療ガイドラインでも消化器専門医とプライマリケアとに分けてフローチャートが作られていますので，また見ておいてくださいね．

R：初期治療というのは具体的には…？

M：FDに対する治療としては，薬物療法以外にも生活習慣指導や食事療法もあります．また薬物療法としても，漢方薬や抗うつ薬，抗不安薬なども有効とされていますが，初期治療としてはやはり，酸分泌抑制薬としてのPPIや運動機能改善薬ということになります．

R：H 2ブロッカーでは有効性はないのでしょうか？

M：効果に有意差はなかったとするランダム比較試験もあり，診療ガイドラインではどちらの治療も有効とされています．

R：運動機能改善薬というのは？

M：消化管の運動機能改善を中心に内蔵知覚過敏の改善効果を示す薬剤の

総称で，具体的にはトリメブチン，メトクロプラミド，ドンペリドン，モサプリド，アコチアミドなんかですね．

R：たくさんありますね

M：注意としてはPPIも運動機能改善薬もそのほとんどは保険適応がなく，FDに対して保険適応となっているのは，現在のところアコチアミドだけということになります．

R：FDの外来患者さんはやはり多いですか？

M：日本人のFDの有病率は，検診受診者の11%から17%と言われていて，上腹部症状を訴えて病院を受診した患者の45%から53%はFDと言われています．

R：それだけ多く遭遇するということは，対応についてきちんと理解しておくことというのはやはり大切ですね．

CHALLENGE CASE 2

患者：39歳女性．
主訴：胃もたれ感．
2か月前から，何となく胃もたれが続く．胃がんが心配で来院した．食欲低下などはなく，便通も異常なし．体重減少なし．嘔吐や嚥下困難もない．胸焼けはない．
身体所見では明らかな異常は認めず，血液検査上も特記すべき事項はない．

Tutorial

M：ではこの患者さんはいかがでしょうか？

R：はい，ディスペプシア症状で来院された方で，検査上は特に異常を認めていません．また警告兆候もありません．まずは直近の上部消化管内視鏡検査歴を知りたいです．

M：内視鏡検査歴はないそうです．

R：だとすれば，当院のような消化器専門医が常勤している環境であれば，直接内視鏡検査をオーダーしたいと思います．

M：内視鏡検査では，軽度の萎縮性胃炎を認め，迅速ウレアーゼ試験が陽性でした．潰瘍性病変や腫瘍性病変は認めなかったそうです．

R：ということは，ディスペプシア症状の原因は，ヘリコバクター・ピロリ（*H.pylori*）感染胃炎なのでしょうか？

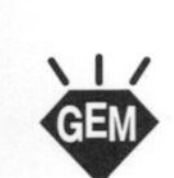

M：その可能性はありますね．実は約10%のFD患者において*H.pylori*除菌でディスペプシア症状の改善が得られたというメタアナリシスがあります．診療ガイドラインでも，*H.pylori*除菌を行った後，6～12か月経過して症状が消失または改善している場合は，*H.pylori*関連ディスペプシアと定義するとなっていて，FDとは区別して考える立場をとっています．

R：ということはこの患者さんではまず除菌療法が第一選択となるんでしょうか．

M：その通りですね．まずは除菌を行なったうえで，もし症状の改善がなければFDと診断するという手順になるかと思います．

R：ふと疑問に思ったんですが，FDの患者さんは若い女性に多いのでしょうか？

M：なるほど2人とも女性ですね．欧米の報告では女性のほうが多いという報告がありますし，日本の検診者を対象とした報告でもそのような傾向があるようですが，まだはっきり結論づけるようなエビデンスはないということかと思いますね．年齢についても若年者に多いとする報告が多いですがこちらもまだ結論は出ていないようです．

CHALLENGE CASE 3

患者：75 歳　男性．

主訴：1 か月前から続く心窩部不快感．少し食欲は落ちているが体重減少はない．嘔気や嚥下困難などはなく，便通も良好．既往歴，内服歴に特記すべき事項はない．

Tutorial

R：慢性的なディスペプシア症状を訴える初診患者で，警告兆候としては「高齢者」という項目が該当すると思います．なので,内視鏡歴を追加で聴取して，身体所見をとって，採血もしてみたいと思います．

M：内視鏡は 5 日前に当院で行っていて異常所見はなかったようです．身体所見や採血も異常はなかったようです．

R：とするとまずは機能性ディスペプシア疑いとして，初期治療として酸分泌抑制薬や運動機能改善薬を始めたいと思います．

M：プライマリケアでの対応としては，診療ガイドライン通りですね．次回はどれぐらいにフォローしましょうか？

R：確か 4 週間後ですか．

M：そうですね，もちろんケースバイケースですが，診療ガイドラインでは 4 週を目処とするとなっています．4 週間後の診察では，症状は改善していないそうです．

R：そうなんですか．うーん，薬が合わないのかな．とすれば二次治療として抗不安薬や抗うつ薬，漢方薬などを試してみてもいいと思います．

M：そうですね．診療ガイドラインでは，抗不安薬や抗うつ薬や漢方薬の一部は有効であり「使用することを提案する」ということになっていますので，しっかり問診したうえで，使用を考えてみてもいいかもしれません．
それだけでいいですか？

R：うーん，診断が本当にFDで合っているのかという確証がもう一つ得られていないように思うのですが….

M：そうですね．FDは除外診断であるため，隠れている器質的疾患がないかどうかは常に念頭においておく必要がありますね．

R：腹部エコーやCTなどの画像検査も考慮すべきと思います．

M：この方は，外来の腹部エコー検査で主膵管の拡張を認めたため消化器内科に対診となりました．造影CTで膵体部に30mmの腫瘍性病変を認め，超音波内視鏡下穿刺吸引細胞診（EUS-FNA）でadenocarcinomaを認め，膵体部がんの診断となりました．肝臓に遠隔転移もあったため，化学療法の方針となっています．

R：そうなんですか．

M：消化管がんの場合は進行するまで症状や血液検査では異常なく，画像検査をしないとわからないケースもよく経験することですから，そういう意味でもそういった器質的疾患を常に念頭においておくことは大切ですね．

R：なるほど．腹部エコーなどは比較的行いやすい検査なので，ぜひ積極的にしていきたいと思います．

高価値な医療と低価値な医療 High-value Care & Low-value Care

High-value Care：

● 問診の際に「警告兆候」を確認する

● 常に器質的疾患の可能性を念頭におきつつ，FD の診療を行う

● 症状の改善がなければ，画像検査や必要に応じて消化器科へのコンサルトを行う

Low-value Care：

● FD と決めつけた診療を行う

References

1）機能性消化管疾患ガイドライン 2014 －機能性ディスペプシア（FD），南江堂，2014

2）津田啓介．Non-Ulcer Dyspepsia（NUD）に対する臨床的疫学的研究．日本消化器病学会雑誌 1992; 89:1973-1981

3）山脇博士，他．FD に隠された炎症？　病気の本体はどこにある？診断と治療．2015；103（8）

（水田　寛郎）

Case Presentation

Case I－6　Outpatient Clinic for Functional Dyspepsia；FD

Case 1 A patient, a 48 year-old female, visited an outpatient clinic with the chief complaint being epigastric discomfort for three months.

Case 2 A patient, 39 year-old female, felt a vague heaviness in her stomach for two months. She visited an outpatient clinic with a worry that it may be gastric cancer. She had no abnormalities with her appetite, bowel movements, or weight. Also she had no nausea, no difficulty swallowing, or heartburn. There were no obvious abnormalities with her physical findings or any noteworthy matters in her blood tests.

Case 3 A patient, a 75 year-old male, visited an outpatient clinic with the chief complaint of being epigastric discomfort for a month. He felt a little loss of appetite, however no weight loss. He had no nausea or difficulty swallowing. He had good bowel movement. There were no noteworthy matters in his past medical or medication history.

Highlight

Functional Dyspepsia；FD is a common disease, not only specialists for gastroenterology, but also primary care physicians often times see patients with FD in daily practice. The Clinical Practice Guideline published in 2014 makes it easy to understand the approaches to FD for both of specialists for gastroenterology, and primary care physicians.

However, diagnosing FD by history taking alone and prescribing drugs carelessly, will increase the risks. When suspecting FD, it is necessary to always pay attention to whether or not the patient has an organic disease. In order to rule out organic diseases, it is important to perform not only upper gastrointestinal endoscopy, but also other imaging procedures as needed.

7

食べられなくなってきた高齢者のハイバリューケア

□臨床指標 (Clinical Indicator) と■基準 (Criteria)

□ 食べられなくなってきた高齢者を診た時に的確に対応できる
- ■ 原因を特定できる，鑑別を挙げることができる
- ■ 栄養評価ができる，栄養治療が開始できる
- ■ エネルギー充足率を把握して最適な栄養投与ルートを選択できる
- ■ 医学的観点と倫理的観点の両面から最終的な方針が決定できる

CHALLENGE CASE

患者：74 歳　男性

主訴：食事摂取量低下

1 か月前に肺炎で他院に入院．10 日前に退院．退院後，食事摂取量が以前の半分程度で，徐々に活気がなくなってきていた．2 日前からは食事がほとんど入らず，ムセるようになったため車椅子で来院．

既往歴：特記事項なし

身体所見：体温 36.4℃，血圧 110/60mmHg，脈拍 100/ 分，Sat.O_2 98%，意識清明

胸部；湿性ラ音なし，心雑音なし

腹部；圧痛なし，腫瘤触知せず

下肢浮腫なし

皮膚；乾燥，ツルゴール低下

神経学的所見なし

採　血；WBC 7400 /μL，Hb 12.6 g/dL，Alb 3.3 g/dL，BUN 38 mg/dL，Cre 0.74 mg/dL，CRP 0.9 mg/dL

胸部X線検査；浸潤影なし

Tutorial

総合内科外来にて，指導医（M：消化器専門医）
初期研修医（R）

R：肺炎後で食事が入らなくなってきた高齢者です．肺炎の再燃はなさそうですが，食事摂取量低下から脱水がありそうです．補液を500ml したうえで，水分摂取を促して帰宅を指示していいですか．

M：確かに，身体所見，検査・画像所見から肺炎の再燃はなさそうですね．ただ，この患者さんは帰宅して水分を摂れるんでしょうか．補液500ml によって，脱水が改善してムセがなくなるとは考えにくいですよね．

R：でも，肺炎後で体力が低下している以外にムセる原因がわかりません．脳血管障害や神経難病など，嚥下障害を引き起こす疾患の既往や兆候もなさそうですし…

M：体重はわかりますか？総合内科外来において，初診の患者さんの情報として身長・体重は必須です．栄養評価もしてみましょう．

R：体重 54 kg，身長 172 cm，BMI 18.3 でした．重度のやせです．血清アルブミン値は 3.3 mg/dL ですが，脱水を考慮すると慢性の栄養障害があると思います．

M：そうですね．血清アルブミン値は大切な栄養指標ですが，炎症や肝疾患などに影響をうけます[1]．また，いわゆるマラスムス型の栄養障害の場合，アルブミン値が正常範囲のことも多く注意が必要ですね．

ところで，高齢者の簡単な栄養評価法に MNA®-SF があります **(Box I -7-1)**．65 歳以上の高齢者の低栄養を早期に発見するために開発された問診が主となる簡便なスクリーニング法で，予後予測や手術の合併症との相関が報告され，信頼性が高いと報告されています[2]．

[Box Ⅰ-7-1]　MNA®-SF（Mini Nutritional Assessment-Short Form，簡易栄養状態評価表）

簡易栄養状態評価表
Mini Nutritional Assessment-Short Form
MNA®

Nestlé NutritionInstitute

氏名：

性別：　年齢：　体重：　kg　身長：　cm　調査日：

下の□欄に適切な数値を記入し、それらを加算してスクリーニング値を算出する。

スクリーニング

A　過去3ヶ月間で食欲不振、消化器系の問題、そしゃく・嚥下困難などで食事量が減少しましたか？
0 = 著しい食事量の減少
1 = 中等度の食事量の減少
2 = 食事量の減少なし
□

B　過去3ヶ月間で体重の減少がありましたか？
0 = 3 kg 以上の減少
1 = わからない
2 = 1～3 kg の減少
3 = 体重減少なし
□

C　自力で歩けますか？
0 = 寝たきりまたは車椅子を常時使用
1 = ベッドや車椅子を離れられるが、歩いて外出はできない
2 = 自由に歩いて外出できる
□

D　過去3ヶ月間で精神的ストレスや急性疾患を経験しましたか？
0 = はい　　2 = いいえ
□

E　神経・精神的問題の有無
0 = 強度認知症またはうつ状態
1 = 中程度の認知症
2 = 精神的問題なし
□

F1 BMI (kg/m^2)：体重(kg)÷身長(m)^2
0 = BMI が19 未満
1 = BMI が19 以上、21 未満
2 = BMI が21 以上、23 未満
3 = BMI が 23 以上
□

BMI が測定できない方は、F1 の代わりに F2 に回答してください。
BMI が測定できる方は、F1 のみに回答し、F2 には記入しないでください。

F2 ふくらはぎの周囲長(cm)：CC
0 = 31cm未満
3 = 31cm以上
□

スクリーニング値
(最大：14ポイント)
□□

12-14 ポイント：　栄養状態良好
8-11 ポイント：　低栄養のおそれあり (At risk)
0-7 ポイント：　低栄養

R：追加の問診で，3か月前にも肺炎で入院歴があり，その時の体重は58 kgだったようです．MNA®-SFで評価すると3～4点となり，やはり低栄養の判定となりました．

M：さて，嚥下障害の原因ですが，“サルコペニア”という概念は知っていますか．サルコペニアとは，筋肉量が低下し，かつ筋力低下または身体能力低下がある状態と定義されています．その原因は，加齢や廃用，慢性の消耗性疾患，がんなどとともに低栄養が挙げられます．その中で，最近注目されているのが“サルコペニアの嚥下障害”です[3]．

この患者さんの場合，慢性の栄養障害からサルコペニアが進行し，嚥下に関連する筋力が低下して障害を起こしている状態と思われます．嚥下障害から誤嚥性肺炎を発症すると，絶食によりさらに栄養状態が悪化し，入院安静が加わり廃用も進んで，サルコペニアがさらに進行するという悪循環に陥りやすいといわれています．

R：なるほど．1か月前の入院も，市中肺炎というより誤嚥性肺炎だった可能性が高いですね．

M：ここで，他に食事摂取量低下の原因がないか鑑別をしておきましょう．

高齢者の場合，加齢による変化と考えがちですが，総合内科外来では，疾患の鑑別は重要です．消化器疾患，悪性腫瘍だけではなく，甲状腺機能低下症や副腎不全といった内分泌疾患，心不全や呼吸不全，膠原病などの慢性消耗性疾患も鑑別に挙がります．特に高齢者の場合，原因が一つとは限らないので注意が必要です．

R：では，入院のうえ，食事摂取量低下の鑑別と，脱水の補正と栄養管理から治療を開始します．まずは絶食にして中心静脈栄養でしょうか．

M：前述したように，廃用の予防という観点から，絶食はできるだけ避けたいところです．すぐに言語聴覚士さんに連絡をして嚥下評価をしてもらいましょう．

R：嚥下評価では，少量の嚥下調整食は安全に摂取可能とのことでした．経口摂取と末梢静脈栄養で水分及び栄養管理を開始します．まずは，脱水の補正も必要ですので，糖質入りの細胞外液を中心にメニューを組み，その後，アミノ酸・糖加電解質輸液製剤を加えていきます．

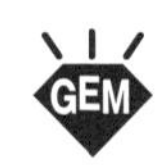

M：ここで重要なのが**ビタミンB1**です．しばらく経口摂取ができていなかったようですし，今後もしばらく十分な経口摂取は期待できないと思われます．糖加輸液の際の乳酸アシドーシスに注意が必要です．

もう一点，脂肪の投与を検討すべきでしょう．必須脂肪酸欠乏の予防という面からも重要ですが，1 g当たり9 kcalのカロリー補給になる脂質は非常に有効です．ただ，投与スピードには注意してください．投与した脂肪がエネルギーとして利用されるためには**0.1 g/kg/hr以下での投与**が必要です．

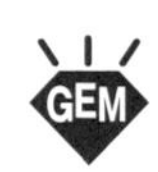

◆入院10日目

R：脱水の補正とともに全身状態も良くなり食事摂取量が8割を超えました．点滴を中止して退院を許可していいでしょうか．退院後も嚥下調整食を継続してもらう手配はお願いしています．

M：退院後の食事について検討してもらっているのは非常にいいことですね．ただ，8割摂取とのことですが，実際の食事の提供量は何カロリーですか？エネルギーは足りていますか？エネルギー充足率は100%でしょうか？

R：いいえ，確認すると現在の嚥下調整食の提供量は900 kcalでした．この患者さんのエネルギー必要量は，体重当たり30 kcalで計算すると1620 kcalになります．末梢静脈栄養との併用で1320 kcal，エネルギー充足率81%ですが，経口摂取のみでは充足率は44%です．

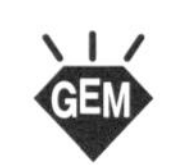

M：カルテの食事摂取量の記載をチェックすることは重要ですが，実際の提供量を把握して**エネルギー充足率で栄養管理の再評価**をすることはさらに重要です．早期退院を目指す中でのピットフォールですね．

R：エネルギー充足率が低いとサルコペニア対策にはならないですね．食事の提供量を増やせないか，すぐに言語聴覚士さんに相談します．

M：全身状態が改善してきているので，嚥下調整食を再検討しましょう．栄養サポートチーム（NST：Nutrition Support Team）の介入も有効でしょう．病態に合わせたエネルギー必要量の設定や，少量でカロリーが稼げる工夫もお願いしましょう．

R：言語聴覚士さんに相談しました．「嚥下調整食での経口摂取は可能だが，易疲労性があるため，現時点ではこれ以上の経口摂取量は望めないのではないか」とのことでした．時間をかけて嚥下リハビリを継続する必要がありそうです．自宅への退院は時期尚早でした．

末梢静脈栄養との併用で，回復期リハ病棟のある病院への転院をすすめようと思います．ただ，本人は家に帰りたい気持ちが強いんですよね…

M：胃ろう（PEG）はどうですか？経口摂取だけではエネルギー必要量を充足できない場合の栄養投与経路の選択のフローチャートを示します**（Box Ⅰ-7-2）**[4]．

R：この患者さんの場合，経口摂取だけでエネルギーが充足できるようになるのには時間がかかりそうです．フローチャートからは腸が使えるので胃瘻という選択になりますが，経口摂取が継続できなくなりませんか？

[Box Ⅰ-7-2]　栄養投与経路の選択

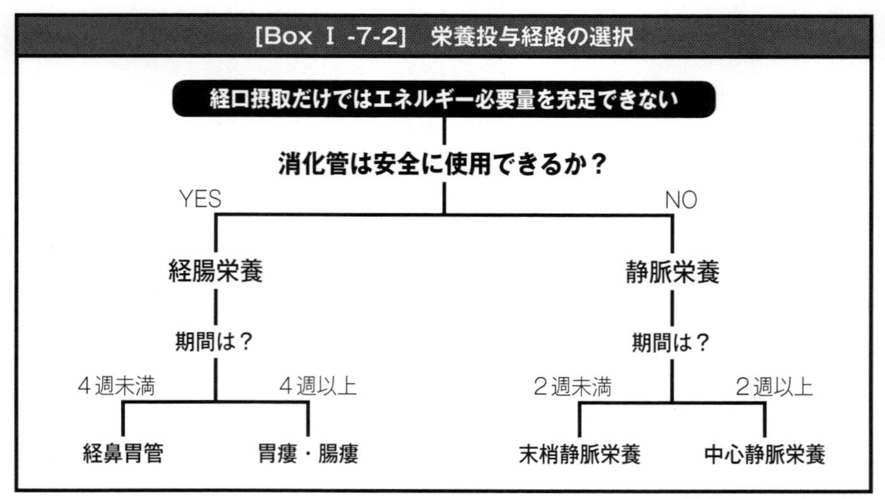

（文献5より一部改変）

M：胃瘻にすると経口摂取ができなくなるというのは大きな誤解です．経口摂取を中心にして不足分を胃瘻からの経腸栄養で，という併用での栄養管理は十分可能です．胃瘻があることで，経腸栄養に頼ってしまい経口摂取をやめてしまうことが問題なのです．

R：ただ最近，胃瘻で寝たきり高齢者が増える，終末期においては延命になるのではないか，とずいぶん問題になっていますよね．

M：2012年に日本老年医学会が「高齢者ケアの意思決定プロセスに関するガイドライン― 人工的水分・栄養補給（Artificial hydration and nutrition；AHN）の導入を中心として」を発表しました[5]．AHNとは，経口による自然な摂取以外の方法で，水分や栄養を補給する方法の総称です．超高齢社会の臨床現場において，倫理的妥当性を確保するために関係者が適切な意思決定プロセスをたどれるようにフローチャートが示されています．

R：水分や栄養補給の倫理的妥当性ですか．

M：そうです．食事をすること自体を全く認識できなかったり意思疎通が全くない末期の認知症患者や，加齢に伴って誤嚥性肺炎を繰り返す超高齢者などで問題となるでしょう[6]．しかし，我々医師は，その前にまず医学的観点からAHNの適応について検討しなければなりません．水分と栄養がどれだけ不足しているのかを把握し，不足分を補う場合はどの投与経路が最も適しているのか選択肢を提示したうえで，本人および家族を含む関係者で倫理的妥当性を十分に話し合って最適な方針を決定していく姿勢が必要だと思います[7]．

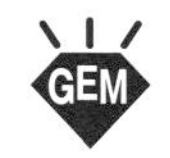

R：医学的観点と倫理的観点を分けて考えるということですね．よくわかりました．

その後

改めて，本人および家族との話し合いがもたれた．元フレンチレストランのシェフで，食べることが唯一の楽しみという本人は，迷わず胃瘻を選択された．経口摂取と胃瘻による経腸栄養の併用によって，在宅でエネルギーの充足状態を維持し，体幹と嚥下リハビリを積極的に進めることができた．その結果，易疲労性がなくなり嚥下機能が改善して，十分量の経口摂取と水分の摂取も可能になり，PEG は不要となった．

高価値な医療と低価値な医療 High-value Care & Low-value Care

High-value Care：

- 高齢者に対し MNA-SF® を使って栄養評価をする
- 嚥下障害がある場合にはできるだけ早く言語聴覚士に嚥下評価をしてもらう
- 末梢静脈栄養でも脂肪乳剤の投与を検討する
- 食事の提供量を把握して，エネルギー充足率で栄養管理の再評価をする
- 栄養療法の適応は，医学的観点と倫理的観点の両面から検討する

Low-value Care：

- 食べられなくなってきた高齢者に対し，脱水の補正のため 500ml の輸液だけをして帰宅を指示する
- 嚥下障害がある場合に絶食・中心静脈栄養を選択する
- カルテの食事摂取量の記載が 8 割を超えていれば，カロリーは比較的投与できていると考える
- 超高齢社会における栄養管理は，倫理的観点から抑制的でなければならない

Glossary

AHN；Artificial hydration and nutrition（人工的水分・栄養補給法）

AHN とは，経口による自然な摂取以外の方法で，水分や栄養を補給する方法の総称で，2012 年に日本老年医学会より発表された「高齢者ケアの意思決定プロセスに関するガイドライン―人工的水分・栄養補給の導入を中心として」で使用され，急速に広まった[6]．経腸栄養法として胃瘻，経鼻経管栄養，

間欠的口腔食道経管栄養が，非経腸栄養法として中心静脈栄養，末梢静脈栄養，持続皮下注射があるとされている．

Short Lecture：栄養管理法の選択

経口摂取のみで必要な栄養素が摂取できない場合，大原則は「腸が機能している場合は腸を使う」である[8]．静脈栄養施行中に消化管を使用しなければ腸粘膜が委縮し，bacterial translocation の要因となるのに対して，経腸栄養では腸粘膜の恒常性が保たれることが確認されている[9]．

静脈栄養法には，末梢静脈栄養（PPN）と中心静脈栄養（TPN）があり，米国静脈経腸栄養学会（ASPEN）のガイドラインでは2週間以上静脈栄養が施行される場合は TPN の適応とされている[10]．

一方，経腸栄養法には，経鼻アクセスと消化管瘻アクセスがあり，短期間の場合は経鼻アクセスを，4週間以上の長期になる場合や長期になることが予想される場合は消化管瘻アクセスが選択され，その中でも PEG が第一選択といわれている．

PEG に比べて経鼻胃管の利点は，留置・交換が容易であることであるが，欠点は，自己抜去されやすく身体拘束につながること，鼻腔や食道の損傷，副鼻腔炎，口腔内の汚染，下部食道括約筋圧の低下からの胃食道逆流，チューブが長期に留置されていることによる知覚鈍麻やチューブの咽頭交差による嚥下機能低下など多岐にわたる．

Recommendations

・食べられなくなってきた高齢者を診たら，疾患によるものか加齢に伴うものかを鑑別し，回復可能かを検討するとともに，多職種で栄養評価や嚥下評価をして最適な栄養療法を開始する．

・最終的な方針は，医学的観点から，エネルギー充足率を把握して最適な栄養投与経路を提示すると同時に，その倫理的妥当性を十分に話し合って決定する．

References

1）中屋豊．栄養障害患者の評価　主観的包括的栄養評価，内分泌･糖尿病･代謝内科．2016；43（3）：180-184.

2）Vellas B, et al. The mini nutritional assessment(MNA) and its use in grading the nutritional state of elderly patients. Nutrition. 1999；15: 116-122.

3）Maeda K, et al: Decreased skeletal muscle mass and risk factors of sarcopenic dysphagia: A prospective observational cohort study. J Gerontol A Biol Sci. 2017; 72: 1290-1294.

4）ASPEN Board of Directors: Guidelines for the use of parenteral and enteral nutrition in adult and pediatric patients. JPEN. 1993; 17(suppl) : 1SA-52SA.

5）社団法人日本老年医学会：高齢者ケアの意思決定プロセスに関するガイドライン―人工的水分・栄養補給の導入を中心として―2012版，医学と看護社，2012

6）伊藤明彦．超高齢時代の内科診療，人工的水分・栄養補給とPEG．Medicina. 2016；53（10）：1582-1585.

7）伊藤明彦．栄養障害患者の治療，栄養障害の評価と人工的水分・栄養補給ルートの選択．内分泌・糖尿病・代謝内科．2016；43（6）：464-469.

8）馬場忠雄，佐々木雅也．Bacterial translocationの基礎と臨床．日本消化器病学会雑誌．2003；100：957-964.

9）Hosoda N : Structural and functional alterations in the gut of parenterally or enterally fed rats. J Surg Res. 1987; 47：129-133.

10）ASPEN Board of Directors and The Clinical Guidelines Task Force: Guidelines for the use of parenteral and enteral nutrition in adult and pediatric patients. JPEN. 2002; 26(suppl) : 1SA-138SA.

（伊藤　明彦）

Case Presentation

Case Ⅰ－7 When Seeing Elderly Persons who are Experiencing Eating Difficulties

A patient, a 74-year-old male, was having trouble eating. He was admitted to a hospital with pneumonia a month before, and was discharged ten days before visiting an outpatient clinic. After getting out of the hospital, he could not eat even half of what he normally ate and had a decrease of energy. From two days before the visiting day, he could not eat anything and began to experience choking. He visited an outpatient clinic of general internal medicine in a wheelchair.
There were no noteworthy matters in his medical history.
His physical findings were as follows.
Body temperature 36.4 degrees.
Blood pressure 110/60 mmHg, pulse rate 100/minute.
Oxygen saturation: 98%
Consciousness: clear
Chest: no crackles, no heart murmur
Abdomen: no tenderness, no palpable tumors
No lower limb edema
Skin: dry, Turgor decreases
No neurological findings
Blood tests were as follows:
WBC 7400 /μL, Hb 12.6 g/dL, Alb 3.3 g/dL, BUN 38 mg/dL, Cre 0.74 mg/dL, CRP 0.9 mg/dL
Chest X-ray examination: no infiltrative shadow

Highlight

When seeing elderly patients who are having trouble eating , it is necessary to determine if the problem is being caused by a disease or simply accompanied by natural aging. Also it is important to consider the likelihood of recovery. Following a multidisciplinary discussion of diet and a swallowing evaluation, the most ideal diet therapy should be started.
At the final decision making stage, from the medical standpoint, the optimal nutrition administration routes should be presented by considering the energy sufficiency rate. Also the decision must be based on sufficient discussion concerning the ethical validity.

第２章
循環器分野

1　高齢者の血圧管理のハイバリューケア

2　狭心症の内科的治療のハイバリューケア

3　虚血性心疾患を疑う胸痛の
ハイバリューケア

4　心房細動の初診のハイバリューケア

5　高齢者の心不全のハイバリューケア

6　体位性起立性頻拍症候群（POTS）を
含む起立性調節障害 (OD: orthostatic
dysregulation) について

1

高齢者の血圧管理のハイバリューケア

□臨床指標 (Clinical Indicator) と■基準 (Criteria)

□ 総合内科外来において，高齢者の血圧など循環動態を把握する．
- ■ 診察室血圧だけでなく家庭血圧を重視する．
- ■ 高血圧による臓器障害を検索する．

□ 総合内科外来において，高齢者の高血圧治療ができる．
- ■ 年齢に応じた降圧目標を理解する．
- ■ 合併症に応じた薬剤を使い分ける．
- ■ アドヒアランスを考え処方を工夫する．
- ■ 薬物治療だけでなく生活習慣の改善が指導できる

CHALLENGE CASE 1

患者：82 歳　男性

生来健康，毎日畑に出かけ，医者嫌いのため健診も受けず．先日，鼻出血が止まらず近医（耳鼻科）を受診した際，血圧 180/110mmHg，脈拍 88bpm，尿蛋白 2 +で，高血圧と蛋白尿を指摘されたため，当院総合内科を渋々受診した．既往歴，家族歴に特記すべきものなし．身長 165cm，体重 75kg，喫煙は 1 日 10 本を 60 年間，アルコールは日本酒を毎日 2 合．外来の自動血圧計測定にて血圧 190/105 mmHg だった．

CHALLENGE CASE 2

患者：69 歳　女性

近医（婦人科，内科標榜）で，すでに CCB（カルシウム拮抗薬），ARB（アンジオテンシンⅡ受容体拮抗薬），β 遮断薬が処方されているが，なかなか下がらない難治性高血圧症が精査加療のため紹介されてきた．子宮筋腫の手術歴あり．身長 152cm，体重 50kg，喫煙なし，アルコールなし．紹介状には血液尿検査や心電図が添付されていたが，特に異常はなかった．

Tutorial

総合内科外来にて，指導医（M：循環器専門医）
初期研修医（R）

Case 1

M：まず Case 1 から．無治療の高血圧の高齢男性です．臓器障害もありそうですね？

R：はい，蛋白尿がありますので，腎障害はありそうです．

M：尿検査以外に，どんな検査をしましょうか？

R：血液検査で電解質や内分泌，その他の合併症の異常がないかどうか，スモーカーですし胸部 X 線や心電図，あと足関節上腕血圧比（ABI：Ankle Brachial pressure Index）や心臓足首血管指数（CAVI：Cardio Ankle Vascular Index）で動脈硬化の評価もしたいです．

M：糖尿病，腎障害，虚血性心疾患の合併があれば，降圧の目標はより厳しくなりますからね **(Box Ⅱ -1-1)** [1]．

[Box Ⅱ -1-1]　高血圧ガイドライン 2014(JSH2014) の降圧目標 [1]

	診察室血圧	家庭血圧
若年，中年，前期高齢者患者	140/90mmHg 未満	135/85mmHg 未満
後期高齢者患者	150/90mmHg 未満 （忍容性があえれば 140/90mmHg 未満）	145/85mmHg 未満（目安） （忍容性があえれば 135/85mmHg 未満）
糖尿病患者	130/80mmHg 未満	125/75mmHg 未満
CKD 患者（蛋白尿陽性）	130/80mmHg 未満	125/75mmHg 未満（目安）
脳血管障害患者 冠動脈疾患患者	140/90mmHg 未満	135/85mmHg 未満（目安）

注　目安で示す診察室血圧と家庭血圧の目標値の差は，診察室血圧 140/90mmHg，家庭血圧 135/85mmHg が，高血圧の診断基準であることから，この二者の差をあてはめたものである

R：合併症が多いほど血圧が高いと，脳卒中や心筋梗塞を起こすリスクが高くなるのは知っています．でも，本当に下げれば下げるほど良いのでしょうか？高齢者では，めまいやふらつきなど，起こしやすいですよね？

M：その点は注意が必要です．特に高齢者では，合併症がある場合のより低い降圧目標をいきなり目指すのではなく，まず年齢による降圧目標を達成させ，もし忍容性があれば合併症ありの低いほうの値を目指します **(Box Ⅱ -1-1)** [1]．

さて，血液尿検査の結果が出ました．HbA1c 5.8%，BUN 34mg/dL，CRE 1.5mg/dL，尿蛋白（2＋），尿潜血（－），U-Na 127 mEq/L, U-CRE 28 mg/dL.

R：計算するとCCr（クレアチニンクリアランス）は40mL/minで，糖尿病がなくても蛋白尿（＋）となれば，CKD合併の降圧目標は可能なら130/80未満ってことですね．随時尿からの推定食塩摂取量も16g/日と，かなり多いです [2]．

M：塩分以外にタバコ，お酒も含め，生活習慣の指導も必要ですが，いきなり今までの嗜好を何もかも「だめじゃないですか！」って否定して，薬もしっかり飲ませて，200近かったのを130未満に下げるべきでしょうか？

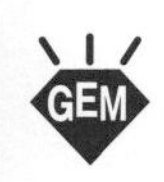

R：最近発表された“SPRINT試験”（後述の **Short lecture** 参照）[3] でも，厳格に下げた方が良かったという結果だったんで，疑問に思っていました．

M：たしかにSPRINT試験では，主に心不全発症と心血管死を減らして生命予後を改善しましたが，失神や急性腎障害などの有害事象の発生も多かったことは見逃せません．一律に判断するのではなく，患者の特性を考慮して判断するようにしましょう．若い人と同じように下げても，後期高齢者では心血管死亡リスクの低下はあまり大きくなく **(Box Ⅱ -1-2)** [4]，逆に言えば，若い世代ほど，経済的・社会的損失がより大きいですから，早い時期から，しっかりと，血圧を下げるべきなのです．血圧と心血管病死亡ハザード比には正の相関があり，若いほど集団寄与危険割合（PAF）* は大きくなります．

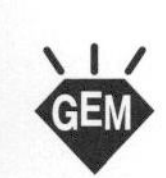

R：この方は，毎日畑に行くくらいお元気で，フレイル（虚弱）な感じはないので，ほんとうは厳格に降圧すべきではないでしょうか？

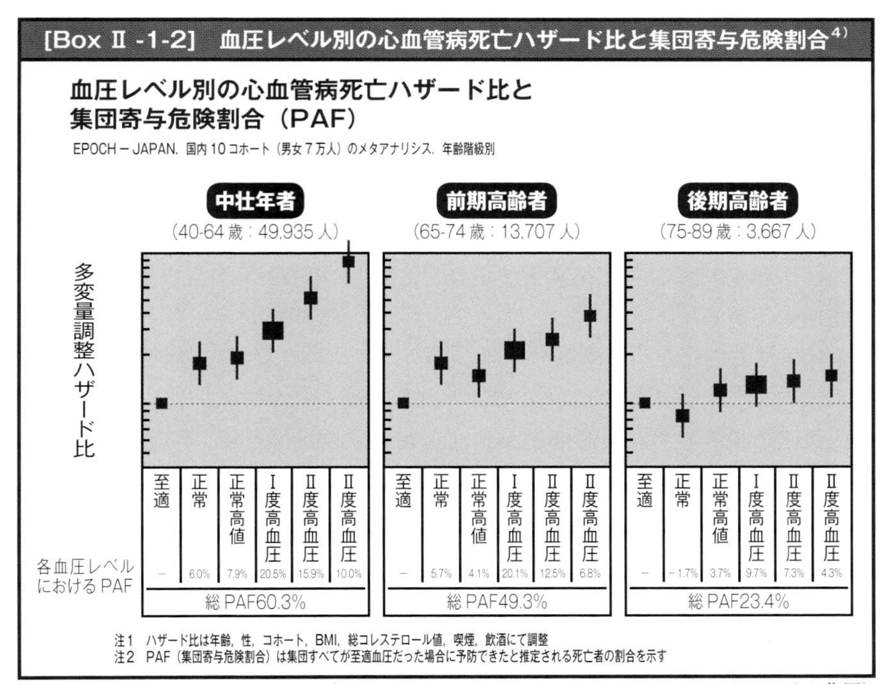

（Fujiyoshi A, et al : Hypertens Res 2012 ; 35 : 947-953 より作図）

M：その通りです，元気な年寄りは下げるほうが良い（笑），失礼しました．それを示す論文があるので紹介します[5)]．歩行速度は高齢者におけるフレイル（虚弱）の状態を表す一つの指標ですが，65歳以上の2340人で，6メートル（20フィート）を7.5秒未満（秒速0.8メートル以上）で歩ける，7.5秒以上かかる，歩けない，の3つに分けて，高血圧（140mmHg以上）の有無で生命予後を比べた米国の研究です．7.5秒未満で歩ける人は，高血圧のある人のほうが高血圧でない人に比べての生命予後が不良だったが，7.5秒以上かかる人では高血圧の有無で差はなく，6メートルを歩けない人では，むしろ高血圧のほうが生命予後は良かった．高齢者でも元気な人は厳格に下げ，フレイルな人にはむしろ逆効果，という結果です．

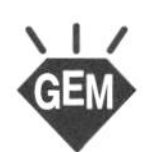

R：わかりました．で，たばこ，お酒もそうですが，食塩の摂り過ぎが気になります．

M：そうですね，塩分の摂り過ぎにも注意が必要で，診療ガイドラインでは高齢者でも食塩摂取量は1日6グラム（g）未満が目標です．でも，薄味に拘りすぎるあまり，食欲がなくなって食事量が減り低栄養になる恐れがあるので，高齢者には無理に減塩をすすめるより，まずはしっかり食べてもらい，その中で食塩感受性の高い患者さんには，塩分を尿に出す降圧利尿薬を使うのが良いでしょう．

R：心不全の治療にも通じることですね．先生，この方，耳鼻科や当院で測ると収縮期血圧が180以上ありますが，でもずっと一日中高いんでしょうか？白衣高血圧ってことはないですか？

M：血圧の上昇しやすい時間帯が朝だったり，夜だったり，特に高齢者では個人差が大きく，白衣高血圧の除外のために，夜間，睡眠中も測れる24時間自由行動下血圧モニター（ABPM：Allergic Bronchopulmonary Mycosis）が推奨されますが，初診時や数か月後の降圧効果判定に実施する程度で，繰り返し頻繁に出来る検査ではありません．そこで，個人の状態を知るために重視されるのが，家庭血圧です．血圧ノートをお渡ししておいて，次の外来日に持ってきてもらいます．

R：血圧はいつ，どのように測ってもらえばよいのでしょうか？

GM：朝と寝る前，リラックスして座ってから，肘（上腕）に巻く器械がお薦めです．この数値に基づいて，薬の量や飲むタイミングを調整します．家庭血圧は，診察室血圧よりも5mmHgほど低いと言われ，学会の目標値も5だけ低く設定されていますが，実際のところ，診察室血圧は先ほどお話したSPRINT試験[3)]のように5分も安静にしてから測れてないので，15くらいは高い方が多い印象です．だから，診察室血圧が高くても，家庭血圧が安定して低い場合は，薬をやめて様子をみることもあります．JSH2014ガイドラインでも「家庭血圧重視」と謳われているのは，そんな実臨床を反映しているのでしょう．

R：よくわかりました．でも，この方は今日の初診の時点で心血管の危険因子（高齢，喫煙，肥満），臓器障害（蛋白尿）があり，高リスク群になるので，直ちに降圧薬治療を始めます．

M：はい．でも，治療のための降圧薬は，血圧が急に下がり過ぎないように，高齢者の場合，通常の半分の量から開始します．気温にも影響を受けるので[5)]，例えば夏に比べて冬は血圧が上がりやすいので，季節に応じて薬を調節します．配合錠を上手に使うのもよいでしょう．

R：わかりました．では，アムロジピン2.5mgから処方します．

M：今後，薬の数が増えた時は，一包化したり配合錠を使うなど，服薬アドヒアランスが低下しないように心がけてください．

Case 2

R：次にCase 2はどうすればいいですか？すでに3種類もの薬が入っています．さらに，もう一剤追加したほうがよいですか？

M：難治性高血圧症の場合，二次性高血圧症の除外が必要です．紹介元の医院で内分泌系の検査はされていませんね．

R：原発性アルドステロン症，褐色細胞腫，腎血管性高血圧などの鑑別のために，いったんすべて降圧薬を中止して血液検査をしてもよろしいでしょうか？

GM：すべて中止するのは危険かもしれませんよ．入院してもらえれば安心ですが，そうもいかないでしょう．まず，ARBとBBは中止し，2週間以上休薬してから採血しますが，家庭血圧の変化をみながら，高くなる場合はCCBを継続，増量します．あと，今日のうちにできることは何かありますか？

R：甲状腺機能亢進症や低下症，副甲状腺機能亢進症を除外するために，血液検査で甲状腺ホルモン，カルシウムを測り，腎臓や副腎の異常を検索するために腹部エコーか腹部CTを行いたいと思います．

M：お金もかかるので，なんでもかんでも調べておこうという態度はいただけませんね．血液検査や画像診断に走らず，まずはきっちりと診察すること．眼球突出，甲状腺腫，発汗，振戦，腹部血管雑音の有無など，視診・触診・聴診はとても大切です．

R：二次性高血圧の鑑別診断が理解できました．以上の方針で検査を進めていきます．

翌日から降圧薬を休薬し３週間後に採血，その１週間後に再診，総合内科外来にて；

M：血液検査の結果が返ってきました．

Na 141mEq/L，K 3.4mEq/L，Cl 106mEq/L，CRE 0.8mg/dL，BUN 16mg/dL，血漿レニン活性（PRA）0.5 ng/mL/hr，血漿アルドステロン濃度（PAC）265 pg/mL.

R：PAC が 120 以上，ARR（=PAC/PRA）が 200 以上ですので，原発性アルドステロン症と診断します．

GM：うーん，これだけでは診断は確定できませんよ，あくまでスクリーニングです．次にどうしましょう？

R：そうでした，副腎からのアルドステロンの自律性分泌を証明するため，機能確認試験を行います．まずは外来で実施可能なカプトプリル負荷試験を予定します．

M：機能確認試験には他にフロセミド立位試験，生理食塩水負荷試験，経口食塩負荷試験がありますが，どれも負担が少なくなく入院して実施するほうが安全ですね．では，患者さんには明日朝にもう一度お越しいただきましょう．

翌日の朝，外来にてカプトプリル負荷試験を実施，その１週間後，再来．総合内科外来にて；

M：カプトプリル負荷試験の結果が返ってきました．

	負荷前	負荷 60 分後	負荷 90 分後
レニン活性 (PRA)[ng/mL/hr]	0.5	0.6	0.7
アルドステロン濃度 (PAC)[pg/mL]	287	269	252
ARR（=PAC/PRA）	574	448	360

R：ARR が 60 分値，90 分値ともに 200 以上ですので，これで診断確定ですね．しかし，当院に紹介されてから診断確定まで2か月近くかかりました．降圧薬を内服してなかった初診の患者さんだったとしても，2週間かかったことになります．

M：そうなんです，診療ガイドラインのフローチャート（**Box Ⅱ -1-3**）には，スクリーニングで ARR が 200 以上とわかったら，専門医（日本高血圧学会，日本内分泌学会専門医）に紹介せよ，とあるので，めんどうな機能確認試験なんて，そちらにお任せしたいというのが本音です（笑）．

R：先生そうおっしゃらずに，最後まで付き合ってくださいよ（笑）．

M：はいはい．機能確認検査で陽性となれば，次は局在診断です．ここで初めて，君が初診時に言っていた CT の登場です．副腎 CT（1-3mmスライス，造影）を撮影し腫瘍の有無を確認します．

R：もう言わないでくださいよ（笑）．造影有りとなりますと，食事抜きで撮影するので，予約して後日施行になりますね．同意書をもらってきます．

数日後，CT 検査の後，総合内科外来にて；

M：左副腎に小結節がありますね．患者さんが手術を希望されれば，正確に左右の局在を調べるために副腎静脈サンプリングが必要で，循環器内科または放射線科にお願いして検査入院を予定します．手術を望まなければ，抗アルドステロン拮抗薬も含め降圧薬の内服を始めます．

R：では，患者さんのご希望を尋ねてみます．(5 分後) 先生，筋腫の手術を受けていて，もう手術は嫌だ，っておっしゃっています．抗アルドステロン拮抗薬のスピロノラクトン 25mg を処方してもよろしいですか？

M：まずはスピロノラクトンでよいでしょう．男性の場合，女性化乳房の副作用に注意します．エプレレノンはスピロノラクトンよりも副作用は極めて少ないですが，蛋白尿（＋）の糖尿病合併した高血圧では禁忌なので，注意してください．

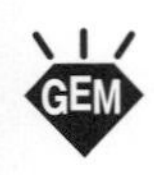

R：わかりました．2 週間後に血圧ノートを持って再来してもらいます．

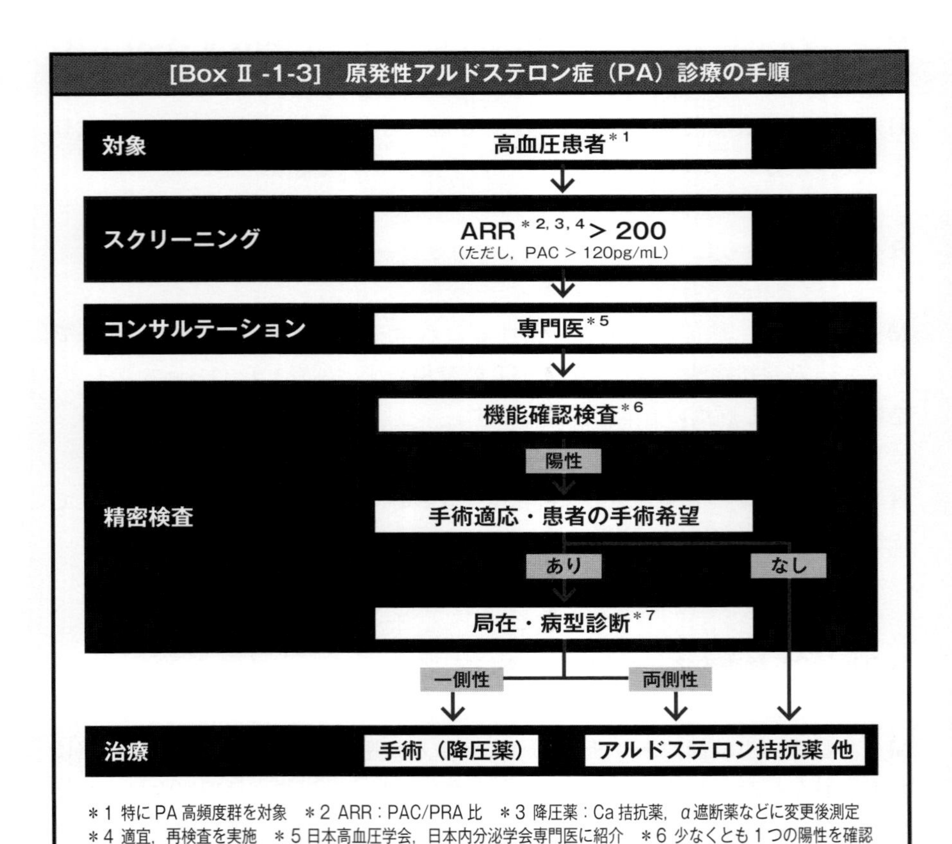

高価値な医療と低価値な医療 High-value Care & Low-value Care

High-value Care：

- 家庭血圧を重視し，個別に降圧目標を設定し治療をすすめる．
- 高齢者でも，二次性高血圧症の鑑別を念頭において診療する．

Low-value Care：

- 診察室血圧に基づき降圧薬を増減する．
- 高齢者の高血圧は，本態性高血圧と思い込み，十分な鑑別診断をしない

Recommendations

高齢者の病態生理，合併症を理解し，家庭血圧を重視し，高齢者の QOL を損ねない管理をする．

Glossary

家庭血圧：

診察室以外での血圧を測定することにより，白衣高血圧，仮面高血圧の診断や，治療抵抗高血圧の診断と治療方針の決定のみならず，患者の治療継続率を改善するとともに，降圧薬治療による過剰な降圧，あるいは不十分な降圧を評価するのに役立つ．長期にわたり多数回の測定が可能で，季節変動のような長期の血圧変動性の評価にも有用である．家庭血圧は診察室血圧よりも生命予後の優れた予知因子である．

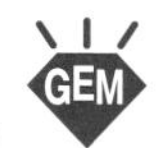

PAF（集団寄与危険割合）：

疫学における指標の１つ，人口寄与危険割合とも呼ばれ，集団全体と非暴露群における疾病の頻度の差である集団寄与危険度が，集団全体における疾病の

頻度に占める割合，Population Attributable Fraction の略．「集団全体の発生率から非暴露群の発生率を引いたもの」が集団寄与危険度となり，それを「集団全体の発生率」で除したもの． 集団寄与危険度が集団全体の発生率に占める割合を示す．**Box Ⅱ-1-2** は EPOCH-JAPAN の国内7万人のメタアナリシスをグラフ化したもので，集団すべてが至適血圧だった場合に予防できたと推定される死亡者の割合を表す．血圧水準と心血管病死亡リスクとの関連は，ほぼ対数直線的で，傾きは年齢が若いほど強く，至適血圧のリスクが最も低い．

食塩摂取量の推定：

高血圧専門施設ではない一般医療機関では，24 時間蓄尿による食塩摂取量の評価は煩雑なので，随時尿あるいは起床後第2尿を用いた推定式による評価が推奨されている[1)]．計算に必要なパラメータは，年齢 (age)，体重 (weight)，身長 (height)，随時尿ナトリウム濃度 (SUNa)，随時尿クレアチニン濃度 (SUCr) の５つ．推定式は以下のように複雑だが，専用の計算機やスマートフォンのアプリで簡単に計算できる．

Estimated 24HUNaV = 21.98 x ((SUNa/(SUCr x 10)) x PRCr)$^{0.392}$

PRCr (mg/day) = -2.04 x age + 14.89 x weight (kg) + 16.14 x height (cm) -2244.45

Short Lecture：SPRINT study [3), 6)]

糖尿病や脳卒中の既往のない 50 歳以上の高血圧患者 9,361 人を，目標の収縮期血圧が 120mmHg 未満と 140mmHg 未満の２つのグループに分け，その後の経過を追跡した．すると３年あまり後には，120 未満を目指して治療したグループのほうが，心血管病（心筋梗塞，急性冠症候群，脳卒中，心不全，心血管死）の発症率が 25%，全死亡率は 27%低かった．75 歳以上だけのサブ解析でも同じ傾向で，120 未満を目指したグループの実際に到達した血圧は 123.4/62.0mmHg だった[6)]．しかし，120 mmHg 未満目標群で低血圧，失神，電解質異常，急性腎障害，急性腎不全などの重篤な有害事象が有意に多かったことから，より厳格に降圧する際には，脳・心・腎への有害事象（低血圧，失神，電解質異常，急性腎障害など）について十分に注意する必要がある．

あと，この研究の血圧測定法が特殊なので，そのままの数字を日本の一般臨床に当てはめるわけにはいかない．医師や看護師などの居ない場所で，5分間安静にして，自動血圧計で測定した3回の平均値を用いており，「白衣高血圧」が除外しやすいと考えられます．日本高血圧学会のガイドライン2014（JSH2014）[1]では，診察室血圧の降圧目標は140mmHg未満，75歳以上は150未満で，忍容性があれば140未満を目指すとされているが，このガイドラインは最新の知見に基づいて5年ごとに改訂されるので，このSPRINT研究の結果が次の2019年版に反映されるかもしれない．

References

1）日本高血圧学会高血圧治療ガイドライン作成委員会：高血圧治療ガイドライン2014．ライフサイエンス　出版．

2）Tanaka T, Okamura T, Miura K, et al. A simple method to estimate populational 24-h urinary sodium and potassium excretion using a casual urine specimen. J Hum Hypertens. 2002 Feb;16(2):97-103.

3）Wright JT Jr, Williamson JD, Whelton PK, et al; SPRINT Research Group. A randomized trial of intensive versus standard blood-pressure control. N Engl J Med. 2015 Nov 26;373(22): 2103-16. Epub 2015 Nov 9.

4）Fujiyoshi A, Ohkubo T, Miura K, et al; Observational Cohorts in Japan (EPOCH-JAPAN) Research Group. Blood pressure categories and long-term risk of cardiovascular disease according to age group in Japanese men and women. Hypertens Res. 2012 Sep;35(9):947-53. Epub 2012 Jun 28.

5）Odden MC, Peralta CA, Haan MN, et al. Rethinking the association of high blood pressure with mortality in elderly adults: the impact of frailty. Arch Intern Med. 2012 Aug 13;172(15):1162-8.

6）Williamson JD, Supiano MA, Applegate WB, et al; SPRINT Research Group. Intensive vs standard blood pressure control and cardiovascular disease outcomes in adults aged ≥75 years: a randomized clinical trial. JAMA. 2016 Jun 28;315(24):2673-82. Epub 2016 May 10.

（大西　正人）

Case Presentation

Case Ⅱ − 1　Two Cases of Hypertension in the Elderly

Case 1

An 82-year-old male who was previously healthy, and went to work in the fields every day visited an outpatient clinic. He hadn't undergone any recent health checks because he disliked doctors. He visited a clinic of otolaryngology near his home because he experienced a nose bleed which would not stop. After the clinic examination he was found to have hypertension and proteinuria with the examination results; blood pressure 180/110mmHg, pulse rate 88bpm and 2 plus of urine protein. Therefore he reluctantly visited an outpatient clinic of general internal medicine. There were no noteworthy matters in his medical or family history.

His physical findings were as follows; height 165cm , body weight 75kg, ten cigarettes a day for 60 years, two Goes Sake every day. His blood pressure was 190/105 mmHg by an automatic blood pressure monitor measurement in the outpatient clinic.

Case 2

A patient, a 69-year-old female, had refractory hypertension, and was prescribed calcium channel blockers, angiotensin II receptor blockers and β- blockers for hypertension at a clinic of gynecology (services: internal medicine) . She was consulted for secondary treatment. She had an operation history of myoma uteri. Her height was 152cm, body weight was 50kg , and she had no smoking or alcohol history. Neither in her letter of reference, nor in her attached results of blood, urine tests or electrocardiogram were found any noteworthy matters

Highlight

We have to understand the pathophysiology in the elderly and how to deal with and treat hypertension in outpatient clinics. When there is a discrepancy of diagnosis between clinic blood pressure and home blood pressure, a home blood pressure-based diagnosis should have priority. Therapeutic strategies should be individually selected on the basis of the patient's background and concomitant conditions, all the while considering the patient's quality of life.

2

狭心症の内科的治療のハイバリューケア

□臨床指標 (Clinical Indicator) と■基準 (Criteria)
□ 狭心症の治療は急性期と慢性期を区別して考える必要がある.
■ 急性期は症状の管理と血行再建の必要性の評価と実行が中心である.
■ 慢性期は再発の2次予防と長期予後の改善が診療目標である.

総合内科指導医1（GM 1）：口癖はなぜか京都滋賀系関西弁
初期研修医1（R1）：時に率直すぎる意見を発する研修医

R1：「狭心症の内科的治療」というなかなか大きなお題をいただいた訳ですが，これは循環器内科でのカテーテル検査治療なども含めているのでしょうか？

GM1：そうですねえ．その辺を含めて話をすると話が大きくなりますから，今回は総合内科的なアプローチで薬物治療に絞って話をしましょうか？

R1：というか，そもそも狭心症に薬物治療ってあるんですか？心臓血管外科が冠動脈大動脈バイパス手術（CABG）するか循環器内科が冠動脈インターベンション治療（PCI）して stent 留置したらそれで OK ではないのですか？

GM1：また怖いこと言わはりますねえ（笑）．その辺も含めて症例を pick up してみましたので，一緒に検討してみましょう．

CHALLENGE CASE

患者：50代　男性.

潰瘍性大腸炎（UC）にて当院消化器内科，糖尿病にて糖尿病内科通院中．受診3日前の仕事中の胸部絞扼感を自覚．1時間程度で改善したが，軽度の胸痛が残存するため近医受診．ECGでV2-V6誘導のST上昇を認め，当院に緊急紹介受診となった．緊急冠動脈造影(CAG)にて左冠動脈前下行枝#8の99%造影遅延と高位側壁枝（HL）の90%狭窄を認め，同日は#8に対して冠動脈インターベンション(PCI)を実施．バルーンによる血管拡張術(POBA)にて良好な結果を得て終了．後日HL病変についてもPCI(POBA)を施行した．その後循環器内科にてfollowされていたが1年後の確認冠動脈造影の結果再狭窄を認めず通院の都合で，消化器内科と総合内科で外来フォローしていくこととなった．

身体所見：身長　167.3cm 体重　73.6kg　BMI26.3　BSA 1.83
血圧：134/82 mmHg, 脈拍 69 分　整脈,
聴診所見：特記すべき異常所見なし

最新の血液・尿検査結果

GLU　149mg/dl　CRE　0.98mg/dl　eGFR 63.1ml/min
TG　173mg/dl　HDL-C 53mg/dl　LDL-C 70mg/dl　HbA1C 6.8%　BNP 12.6pg/ml
尿蛋白定性（-）CRE補正（随時尿）0.04g/g・Cr

循環器内科の最終診察時点での処方の薬剤

循環器内科
ビソプロロールフマル酸塩　0.625mg　1錠，アトルバスタチン　10mg　1錠，プラスグレル塩酸塩　3.75mg　1錠，イコサペント酸エチルカプセル　900mg　2包
糖尿病内科
メトホルミン塩酸塩 250mg　2錠，シタグリプチンリン酸塩水和物　50mg　1錠
消化器内科
アザチオプリン　50mg　2錠，ファモチジン　20mg　2錠，酪酸菌製剤　20mg　4錠，メサラジン注腸　1g　1回1個，メサラジン　400mg　9錠
メサラジン坐剤 1g　1日1個

Tutorial

総合内科指導医（GM1）：さてこのような症例ですが，どのような方針で，診察・検査を行っていきますか？

初期研修医（R1）：基本は慢性期の虚血性心疾患で症状も安定しているので，現状維持を基本に診療していきます．目標は2次予防として再発がないように管理することだと思います．今回は消化器内科以外の部分を総合内科で対応することになると思います．

GM1：基本はその通りでよいのではないでしょうか．もう少し具体的に薬剤などはどのような処方を考えていますか？

R1：これまでの循環器内科の処方の継続ではいけませんか（笑）？

GM1：理由しだいでは許してあげましょう．治療の根幹にかかわる部分なのできちんとした理論的裏付けがあって，他人に説明するに十分な根拠が欲しいですねえ（笑）．

R1：(口調が某刑事ドラマの主人公みたいで怖い)・・・すいません．血糖とコレステロールは下げたほうがいいと思いますが十分な根拠はないです．

GM1：虚血性心疾患における薬物治療は古くからたくさんの大規模試験などがあって（**Box Ⅱ-2-1**）[1]，やはり十分な薬物治療を実施したほうが良いようです．至適薬物療法（OMT, Glossary参照)）という概念があっていくつかの大規模試験ごとに微妙に定義が異なっていますが，いわゆる冠危険因子を十分に管理するという理解でよいと思います．BARI-2D[1]やFAME2[2]といった試験では充分なOMTができているかどうかがPCIやCABGの成績に明らかに影響しています．

GEM

R1：スタチンはOMTの一環としてでしょうし，心筋梗塞後の予後改善としてのベータ遮断薬（ビソプロロール）はわかりますが，抗血小板薬については継続が必要かどうか判断に迷うところです．

GM1：そうですね．今回はPOBAで終わっている症例でステント留置はありませんので抗血小板剤の継続は必須ではありませんが，若年発症の心筋梗塞症例で，糖尿病と炎症性腸疾患の合併もある症例ですので今後の長期予後を考えると，可能であれば抗血小板剤1剤ぐらいは使用してもよいのでは？と考えます．薬価を考えるとアスピリンでもいいかもしれませんが，アスピリン腸潰瘍のリスクなど考えたり，腸溶錠でないほうが好ましいと考えて選択しているのかもしれません．このあたりはまだ充分なEBMがないので主治医の判断によると思われます．

R1：では，イコサペント酸エチルカプセル(EPA)についてはどうでしょう？

GM1：これはJELIS[3]の結果に基づいての処方と考えます．残存リスクの軽減（RRR）という考え方でスタチンに追加した場合に2次予防としては有効であるとの結果が日本発信の大規模試験で過去に出ています．ただしその後のALPHA OMEGA[4]などではEPAの容量の問題等あってか有効性は証明されていません．必須の薬剤ではないと思いますので多剤使用でもあり，他の疾患治療と併せて総合的に判断しましょう．

R1：検査に関しては冠危険因子の管理の目的で糖尿病に関する血液尿検査は定期的に実施しますが，ECGなどは毎回の診察で実施する必要はないと思います．画像followとしての冠動脈造影や心臓CTなども必要時でよいと考えています．

GM1：そうですね．半年に1回心臓CTとか言い出したらどうしようと思っていました（笑）．症状及び冠危険因子の管理状況で生理検査や画像診断の実施を判断すべきであろうと思います．この症例は心尖部の心筋梗塞にて同領域の壁運動低下があるので心エコーは年1回程度見ておいたほうがよいでしょう．

必要な方に必要な検査治療を確実に実施するのはよいですが，そうでない人にまで全部実施したらとてもHigh Value Careとは言えませんね．

今回は安定期の狭心症の内科治療のみになってしまったのでもう少し急性期症状の狭心症患者の内科的治療に関しては short lecture で説明することにします．

高価値な医療と低価値な医療 High-value Care & Low-value Care

High Value Care：

- シチュエーションの違いに応じた狭心症・虚血性心疾患の診療を行う．
- 至適薬物療法（OMT）を目指して冠危険因子の管理を実施する．

Low Value Care：

- 全ての陳旧性心筋梗塞・狭心症患者に定期検査として心臓 CT や冠動脈造影を実施する．
- 急性期に必要と判断した薬剤を慢性期にも目的意識なく継続使用する

Glossary

至適薬物療法（OMT：optimal medical therapy）

薬物療法に関してよく使われる言葉ですが，それぞれの大規模試験の時期などで少し内容が異なります．

例えば BARI-2D においては

目標値達成例：HbA1c ＜ 7.0%, LDL-C ＜ 100mg/dL, HbA1c, LDL-C, 血圧のすべてがガイドラインの目標値に達しているものを OMT と定義しています．

（この場合は当該時点の ACC/AHA ガイドラインのようである）

人種や時代背景などあるが現時点での当該ガイドラインをそれぞれクリアした形で冠危険因子の管理ができていることを OMT と理解していいと考えます．

Short Lecture：総合内科における急性期の狭心症治療

これは別項とも重なるかもしれませんが，総合内科における急性期の狭心症の場合は循環器内科に速やかにConsultされるのがよりhigh value careではないかと考えます．

冠危険因子の有無はある程度問診で選択できるでしょうから，少なくとも当てはまる患者の胸痛が初診で登場する，あるいは普段他科で通院している危険因子ありの患者の胸痛の場合はまず心電図検査を最優先してその時点で狭心症が明らかであればそのまま循環器内科紹介受診，診察時に明らかな症状がないが，可能性が高いと判断した場合には，心エコー検査と運動負荷心電図の手配の上，後日循環器内科紹介とするのが良いかと思われます．

その際投与する薬剤に関しては悩むところではありますが，出血等のリスクが問題なければアスピリン及び冠血管拡張薬は使用していただいて結構です．

そこまでのリスクを認めない場合には舌下剤の屯用も症状の変化など観察する目的で処方していただくのも有効であると思われます．

疾患の特性上急性期には外来診療以外の別の対応が必要になることも多いので，早めの循環器内科への紹介，困難な場合はdiagnostic errorを防ぐ意味での頻回の診察などがhigh value careである方策と考えてください．

References

1) BARI 2D study group: A randomized trial of therapies for type 2 diabetes and coronary artery disease. N Engl J Med. 2009; 360: 2503-15. J Am Coll Cardiol 2016; 68: 985–95.

2) De Bruyne B et al for the the FAME 2 trial investigators: Fractional flow reserve-guided PCI for stable coronary artery disease. N Engl J Med. 2014; 371: 1208-17.
De Bruyne B et al for the FAME 2 trial investigators: Fractional flow reserve-guided PCI versus medical therapy in stable coronary disease. N Engl J Med. 2012; 367: 991-1001.

3) Yokoyama M et al for the Japan EPA lipid intervention study (JELIS) investigators: Effects of eicosapentaenoic acid on major coronary events in hypercholesterolaemic patients (JELIS): a randomised open-label, blinded endpoint analysis. Lancet. 2007; 369: 1090-8.

4) Kromhout D et al for the Alpha Omega trial group: n-3 fatty acids and cardiovascular events after myocardial infarction. N Engl J Med. 2010; 363: 2015-26.

(田中　妥典)

Case Presentation

Case Ⅱ－2 Management of ischemic heart disease in outpatient primary clinic

A patient, a 50-year-old male, was visiting our outpatient clinic of gastroenterology for ulcerative colitis and a separate one for diabetes. He experienced a chest squeezing three days before the visiting day. The symptom improved after an hour, however he visited a clinic near his home because he felt mild chest pain is continued for three days. An electrocardiogram revealed ST elevation on V2- V6 induction, so he was referred to our hospital urgently. An emergency coronary angiography (CAG) revealed 99% contrast delay at the anterior interventricular branch of the left coronary artery; anterior descending branch(LAD) #8 and 90 % stenosis at the high lateral branch(HL). Immediately after CAG, a percutaneous coronary intervention (PCI) for LAD #8 was underwent, got a good result by percutaneous old balloon angioplasty (POBA) (no stent was deployed). Second PCI for HL was underwent ten days after, by POBA. After that time, he had a follow up at an outpatient clinic of cardiology. One year later, a CAG was carried out to check which did not reveal any stenosis. He was advised to have a follow-up by an outpatient clinic of gastroenterology and general internal medicine.

Case Presentation

His physical findings were as follows:
Height ; 167.3cm, body weight ; 73.6kg, BMI 26.3, BSA 1.83
Blood pressure 134/82 mmHg, pulse rate 69/minute, regular
Auscultation; there were not any noteworthy matters.
The newest results of blood and urine tests were as follows;
GLU 149mg/dl　CRE 0.98mg/dl　eGFR 63.1ml/min
TG 173mg/dl　HDL-C 53mg/dl　LDL-C 70mg/dl　HbA1C 6.8%
BNP 12.6pg/ml
Examination for urinary protein (−),
creatinine correction（urine protein）0.04g/g・Cr
Drug prescriptions;
Cardiology: 4 drugs, Diabetes: 2 drugs, gastroenterology 6 drugs

Highlight

Management of ischemic heart disease is necessary to distinguish acute phase from chronic phase. Acute coronary syndrome (ACS) should be revealed as soon as possible, because ACS requires immediate diagnosis and treatment. On the other hand, the physicians should evaluated patient characteristics and risk factors in order to provide optimal medical therapy to prevent a second occurrence of ischemic heart disease in the chronic phase.

3

虚血性心疾患を疑う胸痛のハイバリューケア

□臨床指標 (Clinical Indicator) と■基準 (Criteria)
□ 心電図は有効な診断ツールではあるが万能ではない
■ 回旋枝領域を中心に心電図では評価できないこともあることを理解する
■ 脚ブロック症例では ST-T 変化の診断が困難なことも多い
■ 最近の心電図には virtual 18 誘導や ACS 解析ツールなどの診断精度向上の工夫もあり理解しておくことが重要
□ バイオマーカーを過剰に信頼しない
■ 発症からの時間・感度特異度などでバイアスがかかることを理解する
■ 虚血性心疾患以外でも上昇することはある.
□ 危険因子の有無やコントロールの状態が診断のカギに
■ 困ったときには問診に立ち返る

Tutorial

総合内科指導医（GM）：口癖はなぜか京都滋賀系関西弁
初期研修医（R）：時に率直すぎる意見を発する研修医

R：「虚血性心疾患を疑う胸痛」ということですが「総合内科外来における」と状況を理解すればよいでしょうか？

GM：そうですねえ.「総合内科」の一部ですし,「外来で遭遇する」状況としましょう. ただし「総合内科」のみでなく他科の外来や病棟で胸痛の患者に遭遇した場合にも応用できるような内容にしたいと考えます.

まず, 胸痛の性状で考えてみましょう. どのような胸痛であれば虚血性心疾患を疑いますか？

R：チクチクする痛み　指１本で指し示せるような痛みは否定的であると考えます．典型的な痛みとしては圧迫される・締め付けられる・息が詰まるといったものですかね．部位は前胸部　胸骨後部です．

GM：なかなか頑張りましたねえ（笑）．下壁の虚血であれば心窩部発症の可能性があることが追加事項ですかね．他に虚血性心疾患を疑うべき特徴的所見は？

R：労作性狭心症であれば労作時に，血管攣縮性狭心症であれば安静時に発作が多いです．放散痛が顎，首，肩などにみられることも特徴です．呼吸や咳嗽，体位変換で症状に影響が出ないことは呼吸器疾患との鑑別に有用であると思います．

GM：ほかには？大事なことを忘れていますが？思い出せませんか？

R：すいません．ヒントください．

GM：相変わらず率直な方ですねえ（笑）．まあいいでしょう．

症状の特徴でもあり鑑別にも有用なこととしてはニトログリセリンが有効であるかどうかは大きな参考情報になります．数分で効くときには狭心症を考えるべきでしょうし，効いてこない場合は心筋梗塞を発症しているか，あるいは心臓以外の原因の胸痛を鑑別することが必要になると考えるべきです．

R：なるほど，これはうかつでした．治療効果を診断の参考にするということですね．

GM：また，鑑別疾患としては発熱等の炎症所見があれば心膜炎・心筋炎，肺炎や胸膜炎を考慮すべきでしょうし，背部痛・腹痛の合併があれば動脈解離を除外するように診断を進めていくべきです．しかし，症状には個人差もあり状況によっては変化するので，一概にこの通りではありません．たとえば急性冠症候群であれば労作性狭心症からの増悪であったとしても安静時にも胸痛を認めます．逆にほとんど胸痛がない場合もあります．

症状のみでは完全には鑑別できないと考えておきましょう．

さらに，呼吸困難，めまい，意識消失 冷汗などがあれば重症化していると判断するべきですのでより慎重かつ的確な対応が必要です．

では問診ではどのようなことに気をつけるべきでしょうか？

R：これは既往歴や家族歴，冠危険因子などの有無が重要であると考えます．過去の虚血性心疾患の既往と症状が類似している場合などは極めて高確率に虚血性心疾患を考えるべきでしょうし，複数の冠危険因子があれば積極的に疑ったほうがいいと思います．

GM：優秀な回答ですね．問診についてはそれでよいでしょう．次は検査ですがどうでしょう？

R：やはり基本は心電図検査（ECG）ですよね．まずECGが虚血性変化を示すかどうかは一番基本になると思います．特に受診時に胸痛を訴えていれば，その場でのECGを確認するべきです．コストもそれほど高価でなく，患者さんの満足度も上がると考えます．

GM：確かに心電図は重要です．特に虚血性心疾患に関しては，先生の言う通り診察時に胸痛を訴えていれば急性冠症候群（ACS）を除外する必要がありますから，ECGを確認するのは重要です．ただし心電図の原理的な問題にもかかわることですが，回旋枝領域においては心電図変化がわかりにくいものがあることを，銘記しておいてください．

ただし，最近の心電図にはvirtual 18誘導やACS解析ツールなどの診断精度向上の工夫もあり，うまく使いこなすことが重要です．また脚ブロック波形ではST-T変化が診断困難であることも多いです．

では心電図で診断が困難な場合はどうしますか？

R：あとは血液検査で心筋逸脱酵素やバイオマーカーの変動があれば診断精度は上がります．

GM：基本はそれでいいでしょう．診察時に一番大事なことはACSを見逃さないことですから，ECGに変化があればACSを見落とす可能性は極めて少なくなるでしょう．

したがって心電図変化のわかりにくい非 ST 上昇型急性冠症候群がこの場合問題になることと考えます．**Box Ⅱ -3-1** は日本循環器学会の非 ST 上昇型急性冠症候群の診療に関するガイドラインに収載されているものですが，わかりやすいのでこれを中心に理解するのが良いと考えます．しかし，糖尿病患者や高齢者などでは明確な胸痛を認めない急性冠症候群もあるのでそのことは念頭に置いて診療する必要があります．

以上の点を念頭において症例を検討してみましょう．

CHALLENGE CASE　その 1

Case1

受診当日朝 09：00 発症の左前胸部絞扼感を主訴に総合内科初診外来を受診した 80 歳男性．市販の配置薬を使用して嘔気嘔吐あり，その後症状やや軽快するも継続するため総合内科を同日 13：00 頃に walk-in で受診．肺がんで手術の既往あるも高血圧，糖尿病などの生活習慣病については特に治療歴なし．当初，消化器疾患なども考えられて諸検査を実施したところ心電図検査で V1—3 誘導で QSpattern 及び ST の上昇 II III aVF 誘導でも R 波は減高していないものの ST の軽度上昇あり．
血液検査では WBC4580/μL と上昇ないが CPK 3822IU/L，トロポニン I 513447pg/ml（当院基準値≦ 26.2）と上昇を認めた．

Case2

高血圧，糖尿病，高脂血症にて他院通院中の 70 代男性．喫煙歴は無し．飲酒は少量．来院 2 時間前に突然発症した前胸部絞扼感，冷汗もあり．少し様子を見るも改善しないため自家用車で時間外受診．このような症状は今回が初めてとのこと．
心電図にて II III aVF 及び V5V6 誘導での ST の軽度低下あり．症状は発症直後に比べると受診時には軽減傾向も継続していた．血液検査では WBC6150/μL，CPK 189IU/L，CK-MB　6IU/L，H-FABP 陽性，トロポニン I 0.048ng/ml（当院の同時点での検査キットが case1 と異なるためごく軽度基準値を超えていると考えて下さい）

CHALLENGE CASE その1

Case3

受診日前日に交通事故（自身の運転する軽トラックでの単独自損事故）にて胸部打撲，同日他院の救急外来受診し，明らかな骨折などの外傷はないが，心拡大と胸部の打撲後の軽い痛みが遷延して継続するため後日内科を受診するように勧められて翌日に受診した80歳代男性．胸骨中央部の圧迫痛がごく軽度であるが遷延．冷汗・悪心・嘔吐・下痢・咳嗽・呼吸苦は伴っていない．身体をひねったりすると痛みが増強する．過去に同様の症状は認めず．喫煙はなし．検診等で高血圧・高脂血症・糖尿病の指摘なし．血縁者に脳心血管疾患を認めず．前医の救急外来での心電図，CT検査の結果など持参．当院での心電図再検では，ややT波が増高傾向に思われたが明確なST変化はなし．血液検査はCPK　850IU/L
前日の前医の採血でのトロポニンIもごく軽度であるが上昇傾向（他院検査にて基準値が不明なため数字は提示しません）あり．

GM：というような3症例でそれぞれ考えてみてください

R：また，これは怒涛の3連続攻撃ですね（汗）．

まずCase1についてはこれはST上昇型急性冠症候群（STEACS）ですし，循環器内科で緊急カテーテルの適応ですので，すぐに循環器内科callでいいのではないかと考えます．発症から診断確定までにいささか時間がかかっているので，総合内科の初診外来としては，この時間を極力短くして，循環器内科に引き渡すことが課題ですね．

Case2は非ST上昇型急性冠症候群（NSTEACS）と考えて症状が遷延しているので高リスク群にあたります．これも循環器内科に即callしたほうが良いのではないでしょうか．

Case3は，ちょっと判断に悩みます．外傷後なのでその影響を除外するのは血液検査では難しいですし，心電図に明確な変化がなければ慎重に経過観察するというのではどうでしょうか？

GM：Case1，2 については先生の判断を支持したいと考えます．よく評価しましたね．Case3 については確かに判断が難しいので，その点も支持します．

ただしこの症例はちょっとオチがついています．詳しくは下記を参照してください．

CHALLENGE CASE　その２　その後の経過

Case1

直ちに循環器内科に紹介，緊急カテーテルが実施され左冠動脈前下行枝 6 番領域（#6）に haziness をともなうびまん性の 90% 狭窄を認め冠動脈ステント留置術（PCI）が実施された．

Case2

症状が継続していることから循環器内科に call あり緊急 CAG 施行右冠動脈 #2 75% 狭窄と #3　90% 狭窄，左冠動脈前下行枝 #7 に　90% 狭窄をそれぞれ認め，同日は引き続いて今回の責任病変であると考えられた右冠動脈 #2　#3 に対する冠動脈ステント留置術（PCI）を施行した．

Case3

持参した CT を良く見直すと確かに「肋骨骨折などはありません」との紹介の通り肋骨骨折はなかったが，明らかに胸骨骨折があり，同部に合致した胸部の内出血と胸骨背面のおそらく血腫と思われる液体貯留を認めた．この症例には従来から抗血栓療法なども実施されておらず，胸痛も徐々に改善していることから保存的に経過観察を選択，数日後に CT 再検で背面の血腫の縮小と ECG での変化がないこと，症状が消失したことなどを確認した．

GM：ということで Case3 については虚血性心疾患ではなかった症例でした．少なくとも内科医である私がみてもはっきりわかる胸骨骨折でした．R 先生も検査を実施した際にはしっかりと所見を確認してから紹介してくださいね（笑）．

R：注意します．（やりそうな気がする・・・汗）

GM：話をもどすと，やはり判断に迷うのはNSTEACSなので改めて短期リスク評価（**Box Ⅱ -3-1**）を実施したうえで高リスクであれば直ちに循環器内科にcallするべきでしょう．中等度リスクであれば入院させておいて同日中には循環器内科に紹介をするのがいいと思います．（例えば自身が当直で深夜に来院した場合，入院させてその朝一番で紹介するぐらいの時間はあると考えます．）低リスクの場合は可及的速やかに循環器内科受診をさせるように手配するのが良いと考えます．しかしこれはあくまで一般論であって，個々の症例での判断は症状も変化するため担当した医師が状況に応じて判断すべきです．いずれにしても，総合内科医としては冠動脈インターベンション治療（PCI）や冠動脈大動脈バイパス手術（CABG）につながる可能性の高い重症例の虚血性心疾患を見落とすことなく，専門医へスムースに引き渡すことができるように考えて対応することが重要だと思われます．

[Box Ⅱ -3-1] 急性冠症候群における短期リスク評価

評価項目	高リスク（少なくとも下記項目のうち1つが存在する場合）	中等度リスク（高リスク所見なしかつ下記項目が一つ以上存在する場合）	低リスク（高リスク・中等度リスクがなく下記のどれかがある場合）
病歴	先行48時間以内に急速に進行	心筋梗塞疾患，末梢血管疾患，脳血管障害，冠動脈バイパス手術既往，抗血小板製剤服用歴	
胸痛の特徴	●遷延性安静時胸痛持続中（>20分）	●遷延性安静時胸痛（>20分）があったが現在消退 ●夜間の狭心症状 ●安静時胸痛（<20分または安静やニトログリセリン舌下で寛解） ●安静時胸痛はないが過去2週間にCCSクラスⅢまたはⅣの狭心症の新規発症	●持続時間，頻度，強度が増悪している狭心症 ●より低い閾値で発症する狭心症 ●過去2週間から2か月以内の新規発症の狭心症

[Box Ⅱ -3-1] 急性冠症候群における短期リスク評価

評価項目	高リスク（少なくとも下記項目のうち1つが存在する場合）	中等度リスク（高リスク所見なしかつ下記項目が一つ以上存在する場合）	低リスク（高リスク・中等度リスクがなく下記のどれかがある場合）
臨床所見	●虚血と関連する肺水腫 ●新規 or 増悪僧帽弁逆流 ●Ⅲ音または新規 or 増悪ラ音 ●低血圧，徐脈，頻脈 ●年齢 >75 歳	●年齢 >70 歳	
心電図	●一過性 ST 変化を伴う安静時狭心症 ●新規脚ブロック ●持続性心室頻拍	●T 波の変化 ●異常 Q 波 ●多誘導での ST 低下	●正常または変化なし
心筋マーカー	心筋トロポニン T，I の上昇（>0.1ng/ml）または CK-MB の上昇	心筋トロポニン T,I の軽度上昇（<0.1ng/ml）CK-MB 上昇	正常

（日本循環器学会の非 ST 上昇型急性冠症候群の診療に関するガイドラインから一部改変）

[Box Ⅱ -3-2] CCS 分類 Canadian Cardiovascular Society functional classification

Ⅰ	日常の身体活動では胸痛は起きない．激しいあるいは急激なあるいは長時間の労作で狭心症状が生ずる
Ⅱ	日常の身体活動が軽く制限される． 普通の速度・状態での平地の 2 ブロック以上の歩行，または階段を 1 回以上上がることが可能
Ⅲ	日常の身体活動が相当に制限される 普通の速度での平地の 1-2 ブロック歩行，または階段を 1 回上がることが可能
Ⅳ	どのような身体活動でも狭心症状が起きる．安静時胸痛も認められることがある．

（一部改変）

高価値な医療と低価値な医療 High-value Care & Low-value Care

High Value Care：

- 冠危険因子など背景を十分に理解して診療するようにする．
- 致死的になりうる心血管疾患による胸痛を見逃さない．
- 疑わしいときは時間経過を考えて心電図などを再検することも必要．

Low Value Care：

- 全ての胸痛患者に心筋バイオマーカー（トロポニンⅠ等）を測定する．
- 適切なリスク評価を行わずに診療する

Glossary

非ST上昇型急性冠症候群（NSTEACS：non ST elevated type acute coronary syndrome)

非ST上昇型急性心筋梗塞（NSTEMI）と不安定狭心症を含む概念で実臨床では両者の鑑別が困難である場合も多いので併せて表現される．ST上昇型急性心筋梗塞（STEMI）と対比する形で用いられている．

Short Lecture：トロポニンⅠ,Tについて

トロポニンは筋肉を構成する蛋白質の一つで，トロポニンT，トロポニンⅠ，トロポニンCで複合体を形成し，ミオシン等とともに心筋や骨格筋の収縮調節を担っています．トロポニンCは心筋と骨格筋のアイソフォーム（立体構造）が同じであるのに対し，トロポニンTとトロポニンⅠは異なるため，心筋特異性が高く，心筋の壊死を伴う心筋障害を反映するとされています．従来の測定法では胸痛発症後3時間以内ではミオグロビンやH-FABPには劣り，CKの上昇と

ほぼ同時期の発症早期3～4時間後から異常値を呈していましたが，最近では高感度定量測定が可能となり，発症3時間以内の超急性期においても高い診断精度が示され，急性心筋梗塞患者の早期診断や急性冠症候群患者のリスク評価に有用な検査として重要視されています．トロポニンTとトロポニンIの心筋梗塞発症後の血中濃度の経時変化はおよそ近似し，両者ともに異常値を示す期間は遷延します(7～10日)．しかし，トロポニンTの変化の方がより遅延するため，発症1週間ほどの心筋梗塞ではトロポニンTの方が高感度といわれています．逆に，超急性期ではトロポニンIの方が高感度という報告があります．また，トロポニンTは溶血の影響を受けますが，トロポニンIは影響を受けにくいという違いがあります．トロポニンは腎で排泄されることから，トロポニンT，トロポニンIともに腎不全患者では高値となる（偽陽性）が，筋肉注射や運動後では通常は上昇しないようです．ただし大きな外傷などでは上昇例も見られます．

Recommendations

・虚血性心疾患を疑う胸痛に対して過去の虚血性心疾患その他の血管疾患の有無，生活習慣病の罹患，冠危険因子の有無などが明確になるような病歴聴取，身体所見を取り，適切な検査を行おう．そして，適切なリスク評価を行うことで，より個々の症例の病状に即した対応ができるように診療しよう．

References

1）循環器病の診断と治療に関するガイドライン．非ST上昇型急性冠症候群の診療に関するガイドライン（2012年改訂版）．http:// www.j-circ.or.jp/guideline/pdf/JCS2012_kimura_h.pdf（2013年11月閲覧）

2）循環器病の診断と治療に関するガイドライン．急性心筋梗塞（ST上昇型）の診療に関するガイドライン．http://www.j-circ.or.jp/guideline/pdf/JCS2008_takano_h.pdf（2013年11月閲覧）

3）Yasue H, Kugiyama K. Coronary spasm: clinical features and pathogenesis. Intern Med. 1997; 36: 760-765.

4）Kosuge M, Kimura K, Ishikawa T, et al. Clinical implications of persistent ST-segment depression after admission in patients with non-ST-segment elevation acute coronary syndrome. Heart. 2005; 91: 95-96.

5）Shlipak MG, Go AS, Frederick PD, et al. Treatment and outcomes of left bundle-branch block patients with myocardial infarction who present without chest pain. National Registry of Myocardial Infarction 2 Investigators. J Am Coll Cardiol. 2000; 36: 706-712.

（田中 妥典）

Case Presentation

Case Ⅱ－3 Ischemic heart disease (IHD)

A patient, an 80-year-old male, visited an outpatient clinic of general internal medicine with the chief complaint being a chest binding feeling on the left front side at 9:00 of the visiting day. He felt nausea and vomited after using over the counter drugs. Though the symptoms improved, they did not disappear completely so he visited as a walk-in of to the outpatient clinic of general internal medicine at 13:00 of the same day. He had a medical history of an operation of for the lung cancer, however he didn't have any medical history of lifestyle-related diseases such as diabetes or hypertension. At the beginning, he was suspected to have a gastroenterological disease, he received examinations. An electrocardiography revealed the QS pattern and ST elevation on the V3 induction, also revealed a slight ST elevation, although R wave did not elevate strongly.

On blood tests WBC(4580/μL) were not elevated, however, CPK (3822IU/L) and Troponin I(513447pg/ml) were elevated (the reference value of our hospital was ≦ 26.2)
He was referred urgently to the department of cardiology, and urgently underwent a cardiac catheter test which revealed a 90% diffused stenosis accompanied the haziness at #6 of the anterior descending branch (LAD) of the left coronary artery. PCI (percutaneous coronary intervention) was performed.

Highlight

Ischemic heart disease (IHD) is a disease frequently encountered in normal clinical practice. Especially in severe cases, it is impermissible to overlook it because it requires prompt treatment. Diagnosis is relatively easy if there are obvious histories of IHD or clear electrocardiogram changes, but diagnosis may be difficult in some cases of non-ST elevation type acute coronary syndrome. In doing so, it is important to take appropriate measures based on appropriate risk assessment.

4

心房細動の初診のハイバリューケア

□臨床指標 (Clinical Indicator) と■基準 (Criteria)
□ 総合内科外来において，心房細動が診断できる
■ 診察（問診，触診，聴診など）で心房細動を疑うことができる．
■ 心電図が判読できる．
■ 外来で治療するか，入院させるかの判断ができる．
□ 総合内科外来において，心房細動の治療ができる
■ 合併症（心不全，高血圧症，糖尿病，血栓塞栓症など）を検索する．
■ CHADS2 スコア，CHA2DS2-VASc などに基づいてリスクに応じた介入ができる
■ 除細動の適応と方法（薬物的，電気的）を理解する
■ 洞調律維持療法，心拍数コントロールのための抗不整脈薬の使い方を理解する．
■ 新規抗凝固薬の費用対効果について理解した上で抗凝固療法を行う

東近江総合医療センター　総合内科外来とは：

東近江総合医療センター総合内科初診外来では，総合内科指導医（GM）と初期研修医（R) が協力しながら外来を行なっている．本項では，偶然に頻脈を指摘された症例や，動悸を主訴に受診した症例への対応を，循環器専門医としての視点から解説する．

CHALLENGE CASE

症例 A：78 歳　女性

糖尿病，高血圧症で 2 ヶ月毎に当院糖尿病外来に通院していた．定期受診時，外来の自動血圧計で BP132/95, HR143 回 / 分と頻脈だが，本人は無症状でまったく気づいていなかったが，外来受付クラークさんが異常値に気づき，早めに総合内科外来に相談してきた．

CHALLENGE CASE

症例B：68歳　男性

25年前から高血圧症，糖尿病，高尿酸血症のため近医に通院中だが，正月明けから動悸を自覚し，労作時に心臓が苦しいと訴え当院総合内科外来を受診した．喫煙は10本/日，アルコールは日本酒3合/日．身長167cm，体重82kg，血圧124/84 mmHg，脈拍は145回/分で不整．呼吸音は喘鳴なし，心雑音を聴取せず．心電図は心房細動，頻脈，V5-V6で陰性T波あり**（Box Ⅱ -4-1）**．胸部レントゲンで心拡大あり（CTR 58%），BNP (brain natriuretic peptide) は134pg/mLであった．

Tutorial

総合内科指導医（M：循環器専門医）
初期研修医（R）

M：さて，皆さん苦手の心電図ですね．心房細動と診断した根拠を教えてください．

R：I誘導，II誘導を見てみるとRR間隔が不規則で，基線が揺れてるようにみえます．V1誘導をみても，R波の前に在るはずのP波がはっきりせず，洞調律とは言えない気がします．

[Box Ⅱ -4-1]

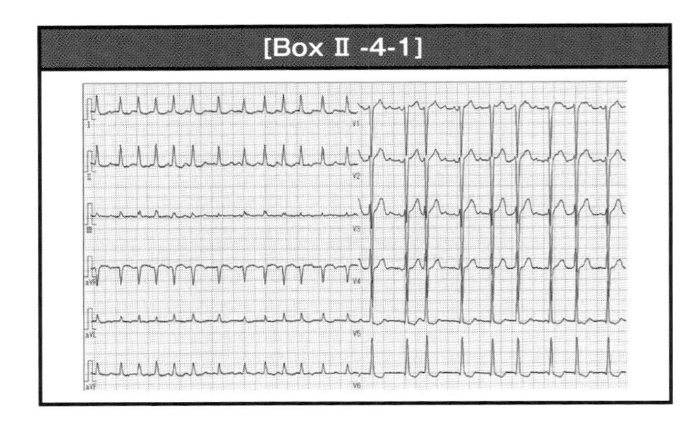

M：そうですね．ポイントはR波が等間隔に並んでなくて，P波がなくニョロニョロしたf波があることです．

R：覚えておきます．

M：では，まず症例Aですが，この患者さんは幸運だったと思います．心房細動（AF）に気付かれなかったら，どうなっていたでしょうね？

R：脳梗塞を起こしていたかも．

M：そうですね．もう1つ大切なことは，頻脈が持続することで収縮力が弱くなって，症例Bのように，やがて心不全を起こすことです．

R：頻脈性心筋症ですね．動物実験の心不全モデルの1つとして聞いたことがあります．

M：よく知ってますね，私もかつてそのモデル[1)]で実験していました（笑）．さて，本題に戻ると，この患者さんは家庭血圧を測っていれば，合わせて表示される脈拍の数値が多いとか，音が出るタイプのものなら音が規則正しくなくて乱れているとか，早めに気が付いたかもしれません．さて，治療を始めるにあたり，脈が速いので入院させてもいいですが，無症状ですよね？心不全があるかどうか，まず身体所見では何に注意しましょう？

R：聴診ではⅢ音の有無，肺のラ音を確認します．

M：でも，まず視診や触診では何をみます？

R：頸静脈怒張，肝腫大，下腿浮腫をみます．

M：そうですね，入院の適応かどうか判断するために，心不全の有無を確認しましょう．次に，検査としては，何をしますか？

R：BNP，PT (prothrombin time)，Dダイマー，甲状腺機能などの血液検査と心エコーです．

M：心エコーでは何をみますか？

R：左室の収縮能の指標としてLVEF (left ventricular ejection fraction). それからLA (left atrium) 径，血栓などモヤモヤエコーがないか，IVC (inferior vena cava) の太さも見ます．

M：心不全と血栓の有無は重要なチェックポイントですね．治療はどうしましょう？

R：症例AもBも心拍数が140を超えて頻脈です．早く洞調律に戻したほうがよいですよね？ 電気的除細動をしましょうか？まずは薬でしょうか？

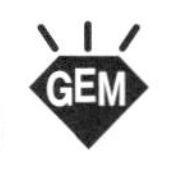

M：まだ抗凝固療法がされていない患者で，48時間以上続く心房細動の除細動は原則禁忌なのです．それよりも脳梗塞を予防することが大切なのです．頻脈がある場合，洞調律に戻すことよりも，まず心拍数を落とすレートコントロールから始めます．心エコーで心機能を確認してから，悪ければジギタリス製剤（静注・内服），ランジオゾールというβ遮断薬の静注を，良ければベラパミルというCa拮抗薬の静注・内服，β遮断薬の内服を使います．症例Aはビソプロロール2.5mg錠の内服を追加し，症例Bはジゴシン注25mgの静脈内投与により，いずれも脈拍は100以下に下がりました．そして，もう1つ忘れてはならない治療は何ですか？

R：心房内の血栓形成を予防する抗凝固療法です．症例Aは高血圧，糖尿病，年齢のリスクがありますから，CHADS2スコア[2)]は3点になり，抗凝固が必要です．症例Bは心不全，高血圧，糖尿病のリスクがありますから，CHADS2スコアは同じく3点になり，抗凝固が必要です．

M：そうですね．まずはCHADS2スコアを計算して，脳卒中のリスクが高いかどうかを評価します．日本循環器学会のガイドライン（心房細動治療（薬物）ガイドライン（2013年改訂版）[3)]では，1点以上で抗凝固療法を推奨しています．すなわち，一つでもリスクがあれば抗凝固を，ってことです．

R：抗凝固療法の内服薬には，最近ワルファリン以外にNOAC（ノアック）あるいはDOAC（ドアック）と呼ばれる薬剤が出てきましたが，どう使い分ければよいのでしょうか？

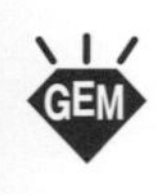

M：まずワルファリンについて，なんといっても安価．でも効き具合に個人差があって，導入して目標のPT(プロトロンビン時間)やPT-INRに落ち着くまで血液検査が頻回だし，その後も定期的に採血が必要です．効いてなくて血栓ができても困るし，コントロールは簡単ではありません．効きすぎて出血を起こしても困るし，出血のリスクはHAS-BLEDスコア[4]で評価します．ワーファリンでは食事や薬について制限があるのも知っていますね？

R：納豆やクロレラ，緑黄色野菜です．薬剤の相互作用，たとえば抗生物質，鎮痛剤にも注意が必要と聞きました．

M：新規（直接）経口抗凝固薬のNOAC，DOACについて，現在日本では４種類が使われて，それぞれ腎機能，体重，年齢などで用量設定される以外は，基本的に細かな用量変更は不要です．１日１回と２回の２種類があり，アドヒアランスや併用薬の用法に合わせて選択できます．ワルファリンと比較して大出血のリスクも低く，塞栓症の予防効果が高いので，転倒や出血のリスクが高いフレイル（筋力低下，低栄養など）な高齢者では，より有利と考えられます．でも相当高価ですので，患者さんやご家族に十分説明してから処方すべきです．

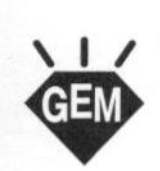

R：降圧薬，血糖降下薬が朝１回投与なので，それに合わせて１日１回のリバーロキサバン15mgを処方します．

M：明日の朝からの内服でよいでしょうか？この方は，発作性心房細動と考えられますが，慢性心房細動を比べると，どちらが塞栓症を起こしやすいと思いますか？

R：慢性のほうだと思います．

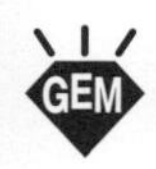

M：と思うでしょ？でも，実は発作性であろうと持続性であろうと，脳梗塞発生の頻度は同じなんです[5]．CHADS2スコアの項目に時間の因子はないですよね？時間よりも，もっと影響する因子がCHADS2スコアに含まれているのです．さらに，CHADS2に“血管疾患”，“65歳以上”，“女性”という項目を加えたCHA2DS2-VAScというスコア[6]は，さらにより年齢の因子が重みを増しています．まずはCHADS2だけを覚えてください．

高価値な医療と低価値な医療 High-value Care ＆ Low-value Care

High Value Care：

● 心房細動を見たら，心電図，心エコー検査，血液検査（BNP など）で心不全，虚血性心疾患の有無を確認する．

● 心房細動患者が来たら，まず CHADS2 スコアを計算して脳卒中のリスクを評価する

● 抗凝固療法は積極的に適切に行い，underuse や underdose を避ける

● フレイルな高齢者のリスクを評価して，生活指導，食事指導，薬物治療を行う

Low Value Care：

● 心房細動による重大な合併症を発症してから介入を開始する．

● 脳梗塞など血栓塞栓症の予防としてアスピリンを投与する．

● 出血や転倒などフレイルの是正に介入せず，抗凝固療法を行わない，あるいは用量を少ない目に控える．

Recommendations

心房細動を見逃さず，脳梗塞や心不全の発症を未然に防ごう．

Glossary

NOAC，DOAC とは：

新規抗凝固薬（NOAC; Novel Oral Anti-Coagulant）と呼ばれたが，発売から何年も経ち新規（Novel）ではなくなってきたので，最近は non-vitamin K antagonist oral anticoagulants (NOAC)，あるいは直接（Direct）トロンビンを阻害する抗凝固薬（DOAC; Direct Oral Anti-Coagulant）という呼び方に変わり

つつある．ワルファリンと比べて出血事象は同等あるいは少なく，脳梗塞は少ないことが数多く報告されている[7]．では，ワルファリンよりも良さげなNOACだが，我が国でも使える3つ（ダビガトラン，リバーロキサバン，アピキサバン）の中で，どれが一番良いか（大出血を起こしにくいか），ガチンコ勝負（比較）した論文が，2016年に英国および米国から発表された[8,9]．いずれも結果も，大出血のリスクはアピキサバンが最も低く，リバーロキサバンが高かったが，脳卒中予防の効果は3剤ともほぼ同等であった．1日1回で良い薬（リバーロキサバン，エドキサバン）と，2回のまないといけない薬（ダビガトラン，アピキサバン），個々の患者さんのアドヒアランスに応じて使い分ける必要がありそうだ．しかし，どのNOACもワルファリンと比べると非常に薬価が高く，経済的な負担増が懸念される．2015年のアメリカからの報告[10]によれば，脳卒中予防のための費用を，シミュレーションモデルを用いてワルファリンとNOACを比較すると，NOACはワルファリンより16年の年月があれば，費用対効果が良いとのことだが，高齢者において16年という時間をどう考えるか，は難しい問題である．

Short Lecture：抗凝固療法を導入するためのスコア

用語解説の項で述べたように，ワルファリンしかなかった時代は，高齢を理由に，あるいは出血事象を恐れるあまり，アスピリンを処方してお茶を濁したり，適切に抗凝固療法がなされなかった事実がある．そこで，脳梗塞や出血のリスクを点数化し，より簡便に適切に抗凝固療法を導入するためのスコアが誕生した．

CHADS2 スコア（Box Ⅱ -4-2）

非弁膜症性心房細動における脳梗塞発症のリスク評価スコア．心不全(Congestive heart failure)，高血圧(Hypertension)，年齢（Age）≧ 75，糖尿病(Diabetes mellitus)，以前の脳梗塞／一過性脳虚血発作(Stroke/TIA)は，それぞれ単独で脳梗塞発症の危険因子で，各々の頭文字をとってCHADS2スコアとされた．これらの因子が累積するとさらに脳梗塞が起こりやすく，特に脳梗塞／一過性脳虚血発作を一度きたした患者は，他の因子の脳梗塞年間発症率よりも高いため，前4つの因子がある場合は各1点，脳梗塞／一過性脳虚血発作の既往がある場合は2点，合計0～6点で評価する．

[Box Ⅱ -4-2]　CHADS2 スコア

	危険因子	点
C	Congestive heart failure(うっ血性心不全)	1
H	Hypertension(高血圧)	1
A	Age(年齢 75 歳以上)	1
D	Diabetes Mellitus(糖尿病)	1
S2	Stroke/TIA(脳卒中 / 一過性脳虚血発作)	2

CHA2DS2-VASc（**Box Ⅱ -4-3**）

CHADS2 スコアで用いられる危険因子以外にも，Vascular disease（血管疾患：心筋梗塞・末梢動脈疾患の既往，大動脈プラークの存在），Age（年齢：65 ～ 74 歳），Sex category（性別：女性）を評価項目に含めた心房細動患者における脳梗塞発症リスクを評価するスコア（合計 0 ～ 9 点）．CHADS2 スコアだけでは脳梗塞のリスクを評価できない年齢 (65-74 歳)，心筋梗塞の既往などの血管疾患合併例，女性（器質的心疾患を有さない 65 歳未満の女性は計算されない）を，CHADS2 スコア 0 もしくは 1 点の患者についてさらなる層別化を行い，抗凝固療法の適応となる心房細動患者をより明確にした **(Box Ⅱ -4-3)**．

HAS-BLED（**Box Ⅱ -4-4**）

抗凝固療法中の心房細動患者における出血のリスクの評価方法で，Hypertension（高血圧），Abnormal Renal/Liver Function（腎 / 肝機能異常），Stroke（脳卒中），Bleeding or predisposition（出血の既往もしくは出血性素因），Labile INR（不安定な PT-INR），Elderly（高齢），Drugs/alcohol（薬剤 / アルコール）からなる（0 ～ 9 点）．おおまかな目安は，

0 点＝低リスク（1 年間の大出血発症リスク：1% 前後）

1-2 点＝中等度リスク（2-4%）

3 点以上＝高リスク（4-6% 以上）

このスコアは欧州心臓病学会の心房細動ガイドラインに採用されているが，日本人は欧米と比べて出血性脳卒中が多いので，さらに注意が必要かもしれない．

[Box Ⅱ -4-3] CHA2DS2-VASc スコア

項目		スコア
C	Congestive heart failure（心不全）	1
H	Hypertension（高血圧）	1
A	Age ≧ 75（年齢≧ 75 歳）	2
D	Diabetes Mellitus（糖尿病）	1
S	Stroke/TIA（脳卒中 / 一過性脳虚血発作の既往）	2
V	Vascular disease（血管疾患：心筋梗塞・末梢動脈疾患の既往，大動脈プラークの存在）	1
A	Age 65-74（年齢 65 ～ 74 歳）	1
S	Sex category（性別：女性）	1
合計		9

[Box Ⅱ -4-4] HAS-BLED

- Hypertension：高血圧（収縮期血圧＞ 160mmHg） 1 点
- Abnormal Renal/Liver Function：腎 / 肝機能障害　各 1 点
  - ▷ 腎機能障害 （透析，腎移植後，Cr ＞ 2.26mg/dl）
  - ▷ 肝機能障害 （慢性肝疾患，ビリルビンが正常上限の 2 倍以上，AST/ALT/ALP が正常上限の 3 倍以上）
- Stroke：脳卒中　1 点
- Bleeding or predisposition：出血の既往もしくは出血性素因　1 点
- Labile INR：不安定な PT-INR のコントロール　1 点
- Elderly(＞ 65)　1 点
- Drugs/alcohol：薬剤 / アルコール　各 1 点
  - ▷ 抗血小板剤もしくは NSAIDs の使用
  - ▷ アルコール依存

注：HAS-BLED：この HAS-BLED というスコアが欧州心臓病学会の心房細動ガイドラインに発表された当時（2010 年頃）は，おそらくワルファリンしかなかったので，抗凝固療法＝ワルファリンになるが，このスコアの目的は出血のリスクを評価するためのものなので，現時点ではワルファリンだけでなく NOAC も含んだ抗凝固療法を意味する．

References

1）Ohnishi M, Wada A, Tsutamoto T, Fukai D, Kinoshita M. Comparison of the acute effects of a selective endothelin ETA and a mixed ETA/ETB receptor antagonist in heart failure. Cardiovasc Res. 1998；39:617-24.

2）Gage BF, Waterman AD, Shannon W, et al. Validation of clinical classification schemes for predicting stroke: results from the National Registry of Atrial Fibrillation. JAMA 2001; 285: 2864-2870

3）日本循環器学会「心房細動治療（薬物）ガイドライン（2013 年改訂版）」www.j-circ.or.jp/guideline/pdf/JCS2013_inoue_h.pdf

4）Pisters R, Lane DA, Nieuwlaat R, et al: A Novel User-Friendly Score (HAS-BLED) to Assess 1-year risk of major bleeding in patients with atrial fibrillation. The Euro Heart Survey Chest. 2010;138:1093-100.

5）Hohnloser SH, Paijitnev D, Pogue J, et al. Incidence of stroke in paroxysmal versus sustained atrial fibrillation in patients taking oral anticoagulation or combined antiplatelet therapy: an ACTIVE W Substudy. J Am Coll Cardiol. 2007; 50: 2156-61.

6）Camm AJ, Kirchhof P, Lip GY, et al. European Heart Rhythm Association; European Association for Cardio-Thoracic Surgery. Guidelines for the management of atrial fibrillation: the Task Force for the Management of Atrial Fibrillation of the European Society of Cardiology (ESC). Eur Heart J. 2010; 31: 2369-2429.

7）Biase LD. Use of direct oral anticoagulants in patients with atrial fibrillation and valvular heart lesions. J Am Heart Assoc. 2016;5:e002776; originally published February 18, 2016

8）Lip GY, Keshishian A, Kamble S, Pan X, et al. Real-world comparison of major bleeding risk among non-valvular atrial fibrillation patients initiated on apixaban, dabigatran, rivaroxaban, or warfarin. A propensity score matched analysis. Thromb Haemost. 2016 Oct 28;116(5):975-986. Epub 2016 Aug 19.

9）Noseworthy PA, Yao X, Abraham NS, et al. Direct comparison of dabigatran, rivaroxaban, and apixaban for effectiveness and safety in nonvalvular atrial fibrillation. Chest. 2016 Dec;150(6):1302-1312. Epub 2016 Sep 28.

10）Reddy VY et al. Time to cost-effectiveness following stroke reduction strategies in AF Warfarin versus NOACs versus LAA closure. J Am Coll Cardiol. 2015;66(24):2728-39

（大西　正人）

Case Presentation

Case Ⅱ－4 First Examination for Elderly Patients with Atrial Fibrillation

Case A

A patient, a 78 year-old female, has been visiting, once every two months, the diabetes clinic of our hospital for diabetes and hypertension. On a regular visiting day, an automated sphygmomanometer at the outpatient clinic revealed tachycardia; blood pressure 132/95 mmHg, heart rate 143/minute, however she didn't have any symptoms or they were not serious enough to be noticed. A clerk of the outpatient clinic found the abnormalities in the test results and quickly referred her to the outpatient clinic of general internal medicine.

Case B

A patient, a 68-year-old male, had been visiting a clinic near his home for hypertension, diabetes and hyperuricemia for 25 years. After New Year's Day, he experienced palpitation, so he visited our clinic with the chief complaint being heart problems after exertion. He smoked ten cigarettes/day, drank Sake three Go/day. His physical findings were as follows; height 167cm, body weight 82kg, blood pressure 124/84 mmHg, heart rate 145/minute, irregular.

respiratory sound no wheezing, no heart murmur. Electrocardiography : atrial fibrillation, tachycardia and negative T wave on V4-V6. The chest X ray examination revealed cardiac dilatation (CTR 58 %), BNP (brain natriuretic peptide) was 134pg/mL.

Highlight

Most elderly patients with atrial fibrillation have at least a few risk factors of systemic thromboembolism including cerebral infarction. We should immediately evaluate such risk factors as cardiac failure and perform adequate interventions of heart rate and rhythm control as well as anticoagulation management in order to prevent from stroke occurring.

5

高齢者の心不全のハイバリューケア

□臨床指標 (Clinical Indicator) と■基準 (Criteria)
□ 総合内科外来において，高齢者の心不全が診断できる
■ 診察（問診，視診，触診，聴診など）で心不全状態を疑うことができる
■ 高齢者特有の心不全の病態（HFrEF vs HFpEF）を理解する
■ 血液検査，胸部X線，心電図，心エコーなどの画像診断ができる
■ 外来で治療するか，入院させるかの判断ができる
■ 合併症（虚血性心疾患，不整脈，糖尿病，脳梗塞など）を検索する
□ 総合内科外来において，高齢者の心不全治療が開始できる
■ うっ血性心不全の病態（HFrEF vs HFpEF）に応じた治療ができる
■ ACE, ARB, β遮断薬，利尿剤の使い分けを理解する
■ 緩和ケア，フレイルについて理解する

東近江総合医療センター　総合内科外来とは：

東近江総合医療センター総合内科初診外来では，総合内科指導医（GM：循環器専門医）と初期研修医（R）が協力しながら外来を行っている．本項では，地域の中核病院の総合外来において，呼吸困難や浮腫を主訴に受診した症例への対応を，過去20年ほど大学と関連病院で心不全の基礎的研究と臨床研究をやってきた循環器専門医としての視点から解説する．

CHALLENGE CASES　呼吸困難　1例目

Case A：78歳　女性

近医で高血圧症，糖尿病の内服治療中であったが，労作時の息切れが強くなり，総合内科外来を受診した．今まで，心電図異常の指摘はなく，喘息など呼吸器疾患の既往なし．既往歴，家族歴に特記すべきものなし．喫煙なし．外来の自動血圧計測定にて血圧156/102mmHg, 脈拍は95回 / 分, 整.

CHALLENGE CASES　呼吸困難　1例目

咳嗽あり（夜間に強い），喀痰なし，咽頭痛なし，発熱なし．155cm，75kgの肥満．最近2週間で3kgの体重増加あり．呼吸音は喘鳴あり，心音はⅢ音(＋)．下腿浮腫は軽度．心電図は洞調律，V3-V6に陰性T波あり(strain)（**BoxⅡ-5-1**）．胸部X線で心拡大（CTR 73%），肺血管陰影の増強，両側胸水貯留（**BoxⅡ-5-2**）．当院の血液尿検査では，BUN 32mg/dL，CRE 1.4mg/dL，BNP 551pg/mL，尿蛋白　陽性，尿潜血　陰性，U-Na 127mEq/L，U-CRE 45mg/dLであった．

[BoxⅡ-5-1]

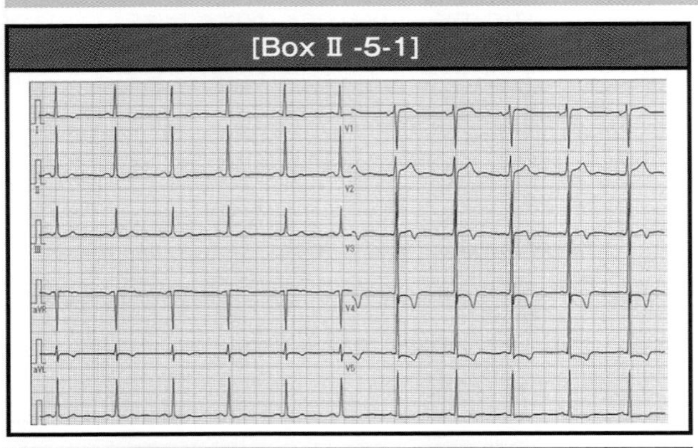

[BoxⅡ-5-2]

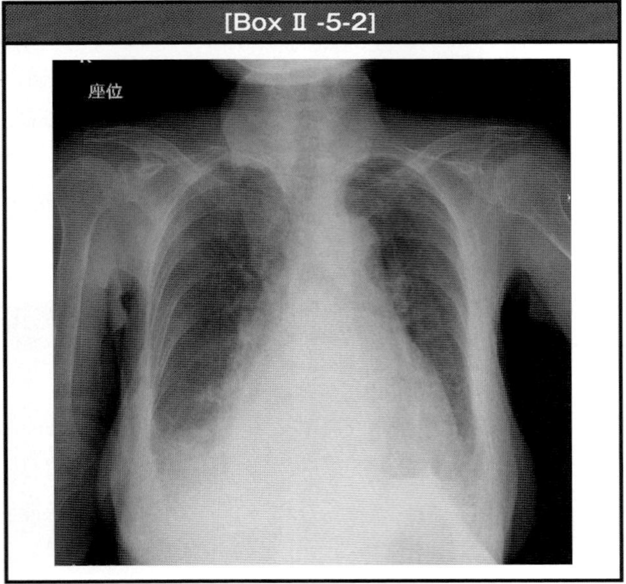

Tutorial：呼吸困難

総合内科外来にて，初期研修医（R）と指導医（GM：循環器専門医）

R：近医で高血圧治療中に呼吸困難，労作時息切れが現れた症例です．BNP が500 台と高値（基準値は 18.4pg/mL 未満），胸部X線で胸水が確認されており，心不全と判断すべきと考えます．でも，心不全以外の原因で，呼吸困難，労作時息切れを訴える高齢者の方はかなりおられるような気がしますが，先生，どのように検査していけばいいですか？

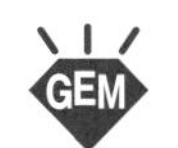

GM：検査に入る前に，まず現病歴を振り返りますね．体重増加の有無を確認されており，素晴らしい問診ですね．心不全では，尿量減少から体液が貯留し体重が増加するので大変重要なポイントとなります．さらに，聴診で呼吸音，過剰心音や心雑音の有無を確認することは，呼吸器疾患と心疾患の鑑別に有用です．特に高齢者では，大動脈弁狭窄症による収縮期雑音を聴取することは少なくありません．でも，単に「えらい」「しんどい」と訴える高齢者は多く，先生の言うように何が原因なのか，診断に困ることがあります．

R：私だけが難しく感じているのではないのですね．

GM：初診時に呼吸困難を訴えている，目の前の患者さんが心不全かどうかを疑うには，Framingham criteria[1]**（Box Ⅱ-5-3）**を利用すると便利です．大項目が2つあれば，あるいは1つでも小項目がないかどうか探して2つあれば心不全と診断します．実際，急性心不全の臨床所見として大項目の発作性夜間呼吸困難／起坐呼吸は5-6割にみられます[2,3]**（Box Ⅱ-5-4）**．今日は2016年に発表されたメタ解析のレビュー[3]を紹介しましょう．それによれば，Ⅲ音を聴取する急性心不全は半分くらい（45.2%）で感度は12.7%ですが，特異度は97.7%，陽性尤度比(LR+, Positive likelihood ratio)は4.0と最も高く，心不全の診断に有用です[3]**（Box Ⅱ-5-3）**．感度は除外診断，特異度は確定診断の目安ですね．つまり，Ⅲ音が聴こえないので心不全ではないと言える確率は12.7%と低く，聴こえないからと言って心不全は除外できないけれど，Ⅲ音が聴こえる場合に心不全である確率は97.7%と高く，Ⅲ音が聴こえれば心不全であるとほぼほぼ言えるってことです．

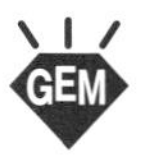

[Box Ⅱ -5-3] Framingham Criteria

大症状２つか，大症状１つおよび小症状２つ以上を心不全と診断する

【大症状】

- 発作性夜間呼吸困難または起座呼吸
- 頸静脈怒張
- 肺ラ音
- 心拡大
- 急性肺水腫
- 拡張早期性ギャロップ（Ⅲ音）
- 静脈圧上昇（16cmH_2O 以上）
- 循環時間延長（25 秒以上）
- 肝頸静脈逆流

【小症状】

- 下腿浮腫
- 夜間咳嗽
- 労作性労作時呼吸困難
- 肝腫大
- 胸水貯留
- 肺活量減少（最大量の 1/3 以下）
- 頻脈（120/ 分以上）

【大症状あるいは小症状】

- ５日間の治療に反応して 4.5kg 以上の体重減少があった場合，それが心不全治療による効果ならば大症状１つ，それ以外の治療ならば小症状１つとみなす

（文献 1 より引用改変）

[Box Ⅱ -5-4] 急性心不全の臨床所見

所見	割合
ラ音	71.2%
末梢浮腫	66.9%
起座呼吸	63.3%
EF ≦ 40%	53.4%
発作性夜間呼吸困難	53.0%
頸静脈拡張	52.9%
Ⅲ音	36.1%
心房細動	36.0%
四肢冷感	23.0%

（文献 2 より引用改変）

[Box Ⅱ-5-5]　クリニカルシナリオ[8)]

CS1	CS2	CS3	CS4	CS5
収縮期血圧（SBP）＞140mmHg	SBP100～140mmHg	SBP＜100mmHg	急性冠症候群	右心不全
・急激に発症する ・主病態はびまん性肺水腫 ・全身性浮腫は軽度：体液量が正常または低下している場合もある ・急性の充満圧の上昇 ・左室駆出率は保持されていることが多い ・病態生理としては血管性	・徐々に発症し体重増加を伴う ・主病態は全身性浮腫 ・肺水腫は軽度 ・慢性の充満圧，静脈圧や肺動脈圧の上昇 ・その他の臓器障害：腎機能障害，貧血，低アルブミン血症	・急激あるいは徐々に発症する ・主病態は低灌流 ・全身浮腫や肺水腫は軽度 ・充満圧の上昇 ・以下の2つの病態がある ①低灌流または心原性ショックを認める場合 ②低灌流または心原性ショックがない場合	・急性心不全の症状および徴候 ・急性冠症候群の診断 ・心臓トロポニンの単独の上昇だけではCS4に分類しない	・急激または緩徐な発症 ・肺水腫はない ・右室機能不全 ・全身性の静脈うっ血所見

[Box Ⅱ-5-6]　HFpEFの特徴と診断のポイント

1．心不全の症状と身体所見がある（HFrEFと同じで，HFpEFに特異的なものはない）
2．高齢者，女性に多く，高血圧，糖尿病，慢性腎臓病，心房細動を伴うことが多い．
3．近年増加傾向にあり，HFrEFと比べても，死亡率や心不全による入院に大差なし．
4．心エコーで左室駆出率が保持されており（EF＞50%），
　① E/e'＞15以上，血漿BNP＞100pg/mL以上またはNT-proBNP＞400pg/mL
　② E/e'＝8～15，血漿BNP＞200pg/mL以上またはNT-proBNP＞900pg/mL

（文献11より引用改変）

R：でも私は聴診が苦手で，特に頻脈の場合，心雑音があると余計に過剰心音が聴き取りにくいです．他に血液検査で鑑別する方法としてBNPはいかがでしょうか？

GM：BNPを用いて呼吸器疾患など心不全以外の疾患と区別するcut off値は100pg/mLと言われていますが[4)]，100以上に増加する急性心不全は44.7%と，これも半分程度で，感度は93.5%，特異度が52.9%，陽性尤度比は2.2，陰性尤度比は0.11なので[3)]，BNPが上がってなければ心不全でないと言えそうですが，上がっていても心不全ではない場合が半分くらいあるということです．一律的に判断するのではなく，他の所見も考慮して判断するようにしてください．

R：わかりました，BNP が 100 以上に上昇しない急性心不全や，逆に呼吸器疾患が原因で BNP が上昇する場合もあるということですね．では次に，胸部 X 線をチェックします．

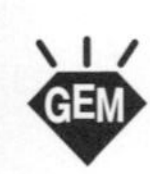

GM：胸部 X 線で，肺水腫は 46.6%，胸水は 55.1% と，いずれも半分くらいの頻度ですが，感度は順に 56.7% と 16.3%，特異度が 89.2% と 92.8%，陽性尤度比は 4.8，2.4 ですので[3)]，肺に水が貯まっていれば心不全を疑いましょう，ってことです．心陰影の拡大は同じように約半分（51.7%）で見られますが，感度 74.7%，特異度 61.7%，陽性尤度比 2.3 なので，診断の決め手にはなりません．では，画像診断は何をしましょうか？

R：心エコー検査を行います．

GM：収縮能の指標である左室駆出率（LVEF）を調べるのですね．

R：高血圧，糖尿病，肥満などリスクを持つ高齢女性であることから，私は HFpEF (ヘフペフ，Heart Failure with preserved Ejection Fraction) の心不全の可能性が高いと考えます **(Box Ⅱ -5-6)**．

GM：実際，症例 A は心エコー検査にて，左室拡張末期径（LVDd）は 51㎜，左室収縮末期径（LVDs）は 36mm，左室駆出率（EF; ejection fraction）は 58%，三尖弁逆流の圧較差（TRPG; tricuspid regurgitation pressure gradient）=33.1mmHg，下大静脈径（IVC; inferior vena cava，呼気時 / 吸気時）20/22mm，と収縮能は保たれていましたが，左心系と右心系の両方のうっ血がありました．

R：わかりました．それでは，症例 A は HFpEF (Heart Failure with preserved Ejection Fraction) と考え，血管拡張剤（硝酸イソソルビド）と利尿剤（フロセミド）の内服薬を追加し，外来でフォローしたいと思います．

GM：でも先生，SpO_2（室内気）が 88% しかありませんよ，入院していただきましょう．入院後は減塩の指導も忘れないでくださいね．スマホに無料アプリがあって，随時尿（スポット尿）から食塩摂取量を推定できますよ（本書の「高齢者の血圧管理」参照）．

R：はい．家では梅干し（約 2g）を毎食付けていたようで，推定食塩摂取量は 12.7g/ 日になりました．控えてもらうことにします．

CHALLENGE CASES 呼吸困難の2例目

Case B：80歳 男性
近医にCOPD，高血圧症で通院していたが，デイサービスで排便後に呼吸困難，意識混濁，SpO_2が78%（室内気）と低下あり，施設職員に連れられて総合内科外来を受診した．既往歴，家族歴に特記すべきものなし．
喫煙 一日25本×50年．外来の自動血圧計測定にて血圧132/98 mmHg，脈拍は105回/分，結代（脈拍の乱れ）あり．頻尿あり，胸痛・発熱等の症状は認めず．
165cm，45kgのやせ型．呼吸音は喘鳴あり，心音はⅣ音（+）．下腿浮腫なし．心電図は洞性頻脈，心房期外収縮散発，肺性Pあり，V3-V6で軽度ST低下あり．胸部X線で心拡大なし，滴状心（CTR 43%），肺血管陰影の増強，右側葉間胸水貯留．緊急検査では，BUN 36mg/dL，CRE 1.4mg/dL，BNP 184pg/mL，尿蛋白 陰性，尿潜血 陰性，U-Na 91mEq/L，U-CRE 19mg/dLであった．

R：Case Bも同様に呼吸困難ですが，急激に酸素化が悪化した高齢男性の喫煙者であることから，第一に肺疾患の増悪を疑いました．

GM：胸部X線撮影は必須ですね．さらに胸痛，胸部圧迫感，動悸など胸部症状はなくても虚血性心疾患，冠動脈疾患を検索するために，外来ではまず心電図を取ります．心電計が傍になくて生理機能検査室まで行ってもらうにしても，患者さんを歩かせてはいけません，胸部症状を誘発しないように，車椅子あるいはストレッチャーで移動してもらいます．そして次に心エコーを実施します．緊急性の高い異常がなければ，呼吸困難の症状が落ち着いてから，冠動脈CTA，心臓カテーテル検査などの画像検査を行えばよいでしょう．

R：この症例のように，下腿浮腫を伴わず，急激に発症する心不全もあるのですね？

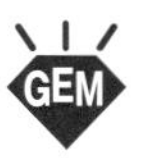

GM：急性肺水腫，電撃性肺水腫（flash lung edema）と呼ばれる病態で，その発症メカニズムはafterload mismatch（**Short Lecture**参照）と考えられています．排便後に心不全症状が出現しており，怒責が誘因となっています．特に高齢者では排便コントロールが必要で，便秘にならないように緩下剤などを処方することもあります．心エコー検査でLVEFは35%に低下し，TRPGは42mmHgと高値でしたが，IVCは拡張していませんでした．

R：TRPG が高く肺動脈楔入圧が上昇していると考えられるのに，BNP は 200 を超えてないんですね，もっと高いかと思いました．

GM：まさに，この症例 B のような電撃性肺水腫では，BNP の上昇をみるのに少なくとも 1 時間は必要と言われていて，あまりに急激な発症のため左室で BNP が生合成される時間がなかったと考えられます．同じナトリウム利尿ホルモンの仲間に ANP（心房性ナトリウム利尿ペプチド；atrial natriuretic peptide）がありますが，主に心房内に顆粒として貯蔵されていて，刺激を受けるとすぐに分泌されますが（regulatory pathway），一方 BNP は刺激（容量伸展，圧負荷）が心筋細胞に伝わり，核に伝達されて preproBNP が生合成されるので（constitutive pathway），活性を持つ 32 個のアミノ酸の BNP として血中に放出されるまで時間がかかるのです．

R：PAF（発作性心房細動），PAT（発作性心房頻拍）や PSVT（発作性上室頻拍）の患者さんが不整脈発作時に尿意を訴えるのは，この ANP がどっと血中に放出されて利尿作用を発揮しているのですね．わかりました．それでは，症例 B は HFrEF (Heart Failure with reduced Ejection Fraction) と考えられ，酸素吸入が必要な状態であり，葉間胸水の貯留に対して，利尿剤（フロセミド）の静脈内投与を実施し，冠動脈疾患の除外も含め精査加療が必要なため，循環器内科の先生に相談し，入院加療とします．

GM：Case B は NYHA 4 度ということで入院ですね，次にどんな治療を加えます？

R：病棟に上がってから，カルペリチドの持続点滴を始めます．HR コントロールのためにも少量の β 遮断薬の内服と，ACE 阻害薬にスピロノラクトンを追加します．フロセミドの静脈内注射は，明日から可能なら内服に変更します．

GM：フロセミドは内服薬の場合，bioavailability が 51％で，食後なら吸収にさらにより時間がかかるので[4]，速くしっかりと効かせたい急性期は，しばらく静注のほうがよいでしょう．もしも入院後に認知症や不穏状態で点滴が継続できない場合，どんな薬剤を使いましょう？

R：え？わかりません．身体拘束の同意を得て，四肢を抑制して，点滴を継続しようと思っていました．

GM：呼吸状態が悪化して，高濃度の酸素吸入では厳しく，NPPV（非侵襲的陽圧換気）や気管挿管して人工呼吸管理になれば，身体拘束は止むを得ませんが，最近は，トルバプタンの内服が重宝されています．またβ遮断薬には貼付剤もあるので，内服が困難な場合にも使用可能です．酸素投与が不要な状態であれば，高齢者を無理に入院させず，ADL の低下を招かないように，外来でフォローすることも考慮します．訪問看護師，老健施設，ケアマネージャーと連携して，緩和ケアとしての心不全のチーム治療が求められる時代になってきました．学会のガイドライン[6]があります，参考にしてください．

CHALLENGE CASES　浮腫の例

Case C：82 歳　女性

近医で高血圧症，糖尿病，うつ病の内服治療中であったが，両下腿浮腫，腹部膨満感，全身倦怠感が強くなり，近医を受診したところ，AST 789IU/L, ALT 654IU/L, LDH 543IU/L の肝機能異常を認めたため，急性肝炎の疑いで総合内科外来へ紹介され受診した．今までにＢ型，Ｃ型ウイルス性肝炎の既往なし，心電図異常の指摘はなく，喘息など呼吸器疾患の既往もなし．既往歴，家族歴に特記すべきものなし．喫煙なし．アルコールなし．外来の自動血圧計測定にて血圧 125/85 mmHg，脈拍は 105 回 / 分，整．咳嗽なし，喀痰なし，咽頭痛なし，発熱なし．165cm，65kgの肥満．最近 2 週間で 3kgの体重増加あり．呼吸音は喘鳴あり，心音はⅢ音（＋），Ⅳ音（＋）．肝臓は右季肋下に 2 横指触知．心電図は洞性頻脈，Ⅱ・Ⅲ・aVf・V3-V6 に軽度 ST 低下あり．胸部Ｘ線で心拡大（CTR62%），肺血管陰影の増強，両側胸水貯留少量．腹部 CT にて肝腫大，門脈周囲の浮腫，胆嚢壁の肥厚，腹水貯留中等量．当院の血液尿検査では，BUN 28mg/dL，CRE 1.2mg/dL，BNP 1823pg/mL，尿蛋白　陽性，尿潜血　陰性，U-Na 127mEq/L，U-CRE 35mg/dL であった．

Tutorial：浮腫

総合内科初診外来にて　総合内科指導医（GM：循環器専門医）と初期研修医（R）

GM：今度は，急性肝炎の疑いで両下腿浮腫の方が紹介されてきました．浮腫の原因は，肝臓，腎臓，心臓，内分泌，膠原病，血管（静脈）など多岐にわたりますね．初期には肝炎，胆嚢炎と判断される症例も少なくありません．腹部CTで胆嚢壁の肥厚，門脈周囲の低吸収域 (periportal collar sign) があります **(Box Ⅱ -5-7a, b)**．胆嚢水腫と言えば右心不全と結びつくキーワードかもしれませんが，実際には急性胆嚢炎と誤診されるケースも多いと思います．

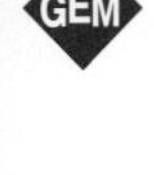

R：腹部エコーでも，胆嚢炎とそっくりですが，でもIVCの拡大を伴うかどうかが鑑別のポイントのように思います，これから注意して観察します．

GM：先に紹介したメタ解析[3]では下腿浮腫は急性心不全の約半数（47.2%）で見られ，感度51.9%，特異度75.2%，陽性尤度比1.9ですので，参考程度の身体所見ということになりますが，うっ血の存在を示すIVCの拡大，中心静脈圧（CVP; central venous pressure）の上昇の有無は治療にも大変重要です．

R：先生，先日教えていただいたFramingham criteria[1] **（Box Ⅱ -5-3）** の症状のうち，起坐呼吸，浮腫，腹水など「うっ血所見 (wet)」と，四肢冷感や脈圧低下など「低灌流所見 (cold)」の有無により分類したNohria-Stevenson分類[7] **（Box Ⅱ -5-8）** がわかりやすいと思いました．Forrester分類に似てますよね？

GM：よいところに気が付きましたね．すべての患者さんにSwan-Ganzカテーテルを入れて右心カテーテル検査をするわけにはいきませんから，ベッドサイドで取れる所見で評価できるようになっています．だから，まずwet，coldを示唆する所見の有無をチェックし，血行動態を把握しましょう．

R：血行動態と言えば，ついでに勉強したクリニカルシナリオ[8]（CS, Clinical Scenario）**（Box Ⅱ -5-5）** だと，来院時の収縮期血圧を基に分類して，すみやかに治療を開始すべし，とありました．収縮期血圧は100から140の間なのでCSは2に，Nohria-Stevenson分類ではwet & warmに該当するので，利尿剤を投与します．

GM：静脈を拡げる血管拡張薬の硝酸薬も使うと良いでしょう．心不全のため体液貯留が起こり，中心静脈圧（CVP）が上昇すると，腎静脈圧そして腎間質圧も上昇し，血管および尿細管が圧排されて，糸球体濾過量および腎髄質血流が減少し，尿量が減ってしまいます．でも，CVPの圧が下がると，心臓にとってpreloadが減るだけでなく，腎臓の出口（腎静脈）の圧が下がり，血圧（腎動脈圧）を上げなくても灌流圧（perfusion pressure）が上がり利尿が付くようになるのですよ[9,10]（**Short Lecture** 参照）．

R：そのあたりのメカニズムは腎臓内科の先生に伺ったことがあります．体液貯留を示す全身浮腫と体重増加は，塩分の摂り過ぎも関係していると予想されましたが，やはり入院時の随時尿からの推定食塩摂取量は14g/日と多かったです．

GM：では，入院中に，栄養士さんの個別指導を受けてもらい，減塩教室にも参加してもらいましょう．

[Box Ⅱ-5-7]　腹部CT　胆嚢炎にそっくりな右心不全で見られた胆嚢水腫

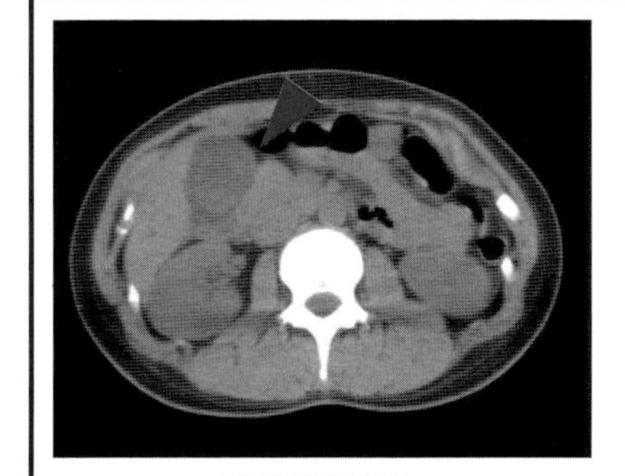

a) 胆嚢壁の肥厚

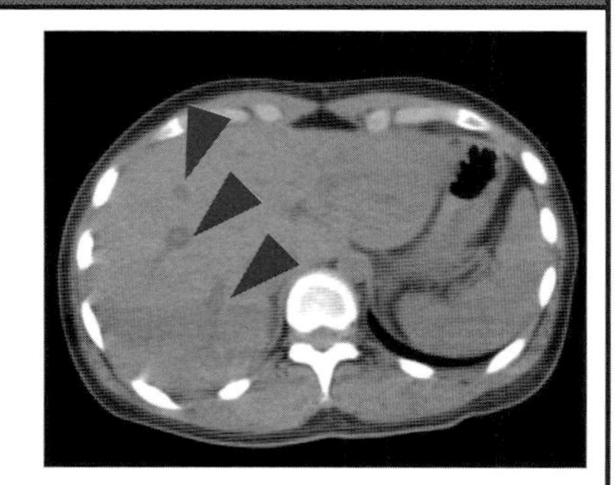

b）門脈周囲の低吸収域 (periportal collar sign)

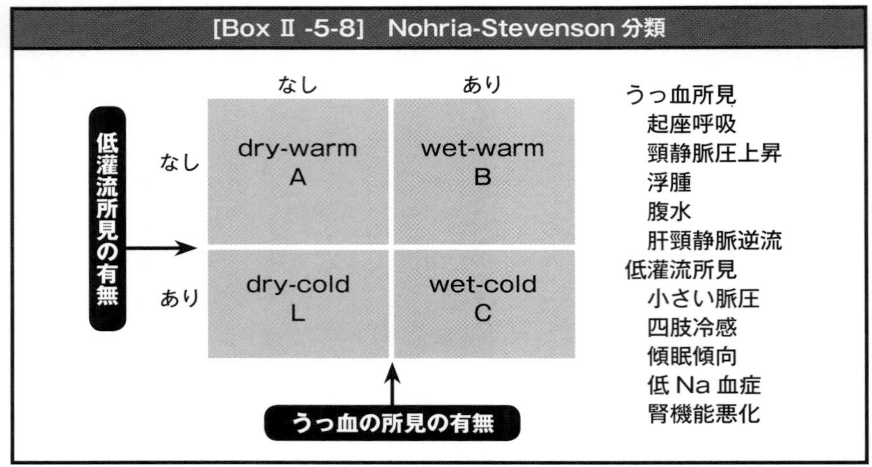

（文献 7 より引用改変）

高価値な医療と低価値な医療 High-value Care & Low-value Care

High Value Care：

● 緊急性の高い急性冠症候群（ACS）を鑑別するために，直ちに心電図を実施し，ACS が除外できるまで，検査は車いす移動とする．

● クリニカルシナリオ（CS），Nohria-Stevenson 分類は簡便な初期救急対応のツールと認識する．

● 心エコーで左室収縮能（LVEF）だけでなく，拡張障害の有無を検索し，HFpEF と HFrEF を区別して治療に当たる．

● 心不全の病態を見極めて，利尿薬以外に硝酸薬などの血管拡張薬を上手に使う．

● 浮腫，体重増加を認めたときは，尿定性検査に加えて尿ナトリウム濃度と尿クレアチニン濃度を測定し，食塩摂取量を推定する．

Low Value Care：

● BNP（NT-proBNP）高値のみで呼吸器疾患を除外し，心不全と診断する．

● 心不全では収縮力が低下し血圧が下がるので，血圧が高いと心不全ではないと考える．

● 心エコーで左室収縮能が良好（LVEF ≧ 50%）であった場合に，心不全を除外する
● とりあえず利尿剤を内服させる．

Recommendations

心不全の症状は様々だが，身体所見やBNPなどのツールを用いて，早期診断に努めましょう．高齢者は収縮能が保たれた心不全（HFpEF）が少なくないことを認識し，心エコー検査の各指標を正しく解釈しよう．

Glossary

心不全（HFrEF vs HFpEF）：

心不全と言えばポンプ失調がイメージされるが，必ずしも左室収縮力（LVEF）が低下しているわけではなく，さらに収縮不全と拡張不全という用語から，HFrEF（ヘフレフ；Heart Failure with reduced Ejection Fraction）とHFpEF（ヘフペフ；Heart Failure with preserved Ejection Fraction）に改められたように，心不全と診断するには，心エコー検査が必須となる．

まず，収縮能の低下がないかどうか，左室駆出率（LVEF）で評価する，50%未満をHFrEFと分類していたが，2017年改訂版の急性・慢性心不全診療ガイドラインでは，LVEFが40%以上50%未満のHFmrEF（どう発音してよいのか不明（笑）；Heart Failure with mid-range Ejection Fraction，LVEFが軽度低下した心不全）という区分が新たに加わり，40%未満がHFrEFと分類された[6]．いずれにしてもHFpEFはLVEFが50%以上に保たれた心不全ということになるが，50%以上という数字に捉われず，左室の大きさ；左室拡張末期径（LVDd）にも注目する．

拡張能の評価には左室流入血流波形を用いる．左室流入血流波形は，ドップラー法で，左房から僧帽弁を通って左室に入る血流を捉えて，拡張早期急速流入波（E波）と心房収縮波（A波）の比（E/A）やE波の減衰時間（DcT）を計測する．組織ドップラー法による拡張早期僧帽弁輪運動速度（e'），E/e'は

左室拡張末期圧（LVEDP）の推定に有用とされ，E/e’ ＞ 15 は LVEDP の上昇を示唆する[12)] **(Box Ⅱ -5-9)**.

三尖弁逆流の流速（v[m/sec]）は肺動脈圧の上昇（肺うっ血，肺高血圧）の検索に有用で，簡易ベルヌーイの式より圧較差（TRPG; tricuspid regurgitation pressure gradient）は，$v^2 \times 4$ で求められる．したがって，

肺動脈収縮期圧＝右室収縮期圧＝右室右房間圧較差 (TRPG) ＋右房圧

として推定でき，V=2.8m/sec 以上あれば，TRPG は 30mmHg 以上となり（4 × 2.8 × 2.8 ＝ 31.36），右房圧を 10mmHg だと仮定すると，肺動脈収縮期圧は 40 mm Hg 以上となり，肺動脈圧の上昇が示唆される．

Clinical Scenario[8)] (Box Ⅱ -5-5)：

来院時の収縮期血圧に基づき，速やかに急性心不全の治療を開始するための分類で，シンプル　イズ　ベスト．救急室や当直帯には非常に便利であるが，あくまで病態把握のための補助的なアプローチと考えてほしい．

[Box Ⅱ -5-9]　心エコーによる拡張障害の評価

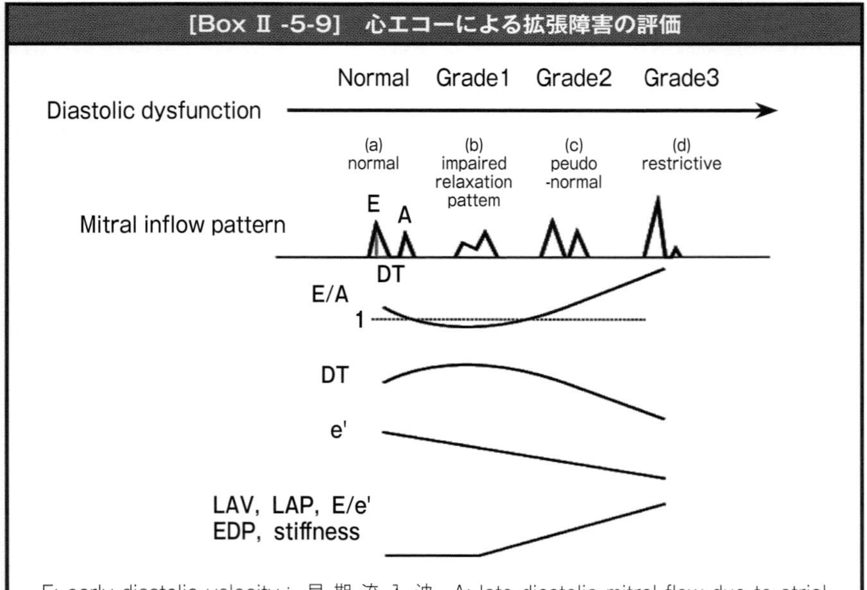

E: early diastolic velocity； 早 期 流 入 波，A: late diastolic mitral flow due to atrial contraction；心房収縮波，DT: deceleration time：E 波の減速時間，e′：mitral annulus early diastolic velocity; 拡張早期僧帽弁輪速度，LAV: left atrial volume; 左房容積，LAP: left atrial pressure; 左房圧，EDP: end-diastolic pressure；拡張期末圧，stiffness; 硬度

（文献 12 から引用改変）

Nohria-Stevenson 分類[7)] (Box Ⅱ -5-8)：

うっ血 (wet) の所見（起坐呼吸，頸静脈圧の上昇，浮腫，腹水，肝頸静脈逆流）と，低灌流 (cold) の所見（小さい脈圧，四肢冷感，傾眠傾向，低 Na 血症，腎機能悪化）により，A(dry-warm)，B(wet-warm)，L(dry-cold)，C(wet-cold) の4つに分類する．すべての心不全患者に Swan-Ganz カテーテルを挿入することはできないが，うっ血の有無は PCWP（肺動脈楔入圧）の高低，低灌流の有無は CI（心係数）の高低と置き換えれば，A・B・L・C の区分は Forrester 分類の subset Ⅰ からⅣに相当し，それぞれの病態に合った治療が開始できる．

Short Lecture

BNP 上昇

筆者は，患者やその家族への病状説明の際に，「心臓に負担がかかると心臓自身から出てくる BNP というホルモンがあって正常は 20 まで，それが 200 以上だと 1 年以内に半数が入院するか死亡するくらい重症で，心臓が苦しい時に出てくるので“心臓の涙”」と表現しています．ただし，高血圧症や糖尿病を併せ持つ高齢心不全患者は，腎硬化症や糖尿病性腎症から腎機能が低下していることが多く，クリアランスの低下から BNP が見かけ上昇していることに注意が必要です[13)]．変動はあると認識しながら，上下することに一喜一憂するのではなく，100 程度の揺らぎは許容されると思われ，過剰な治療を行わないようにすべきです．NT-proBNP のほうが鋭敏なマーカーとされますが，現時点では迅速測定できる施設は限られており，BNP ほど普及していない状況から，今後も BNP が重症度評価，予後，治療効果の指標であり続けるでしょう．

Afterload mismatch

左心室は大動脈に血液を押し出しますが，収縮期血圧が 120mmHg の時と 200mmHg の時では，200mmHg のほうがより頑張って押し出していることは想像できますね．例えばマヨネーズの容器を握るイメージをしてください．容器の口の抵抗が急に高くなると，同じ力で握っていたら，押し出せるマヨネーズの量は少なくなり，同じ量のマヨネーズを押し出すには，より強い力で握らなければいけませんよね．つまり，急に末梢血管抵抗（後負荷）が増えて血圧が高くなると，左心室はふだん以上に頑張って血液を押し出そうとしますが，頑張らないと押し出せないという状況になった時，余力がなくて頑張れない弱った心臓では，血圧が高いと，それだけで押し出せる血液の量が減ってしまって，心不全になります．末梢血管抵抗（後負荷）が高くなりすぎて心臓が頑張れる以上の血圧になる，これがアフターロードミスマッチによる心不全で，前述のクリニカルシナリオのCS1の病態なのです．心不全になると，代償機序として交感神経系（カテコラミン）やレニン・アンジオテンシン・アルドステロン系などの神経体液因子を賦活化して心臓を頑張らせようとする一方で，これらの神経体液因子は血管収縮を引き起こして，さらに末梢血管抵抗（後負荷）が増加し血圧が上昇して心不全がますます悪化するという悪循環に陥ります．この悪循環を断ち切るのが血管拡張薬で，よく使うのは硝酸薬（舌下，スプレー，静注）やカルペリチド（ハンプ）で，容量過負荷がなければ，利尿薬は用いる必要はありません．

利尿薬（フロセミド）が効かないうっ血に，なぜ血管拡張薬が効くのか？

心不全で体液貯留が生じ中心静脈圧が上昇すると腎静脈圧も上昇します．ここで，腎臓を，袋の中に水があり，糸球体，尿細管，血管が浮いているとイメージしてみてください．袋の中の水は，実際には集合管から水の再吸収が間質流として流れ，髄質から皮質に向かい静脈系に入り，腎静脈から体循環に戻る．当院腎臓内科のS先生が，腎臓をボンレスハムと譬えられるように，この袋は硬い被膜で包まれ，ゴム風船のように伸び縮みできないので，腎静脈圧が上昇すると，この腎間質流がうっ滞し，間質圧が上昇します．その結果，尿細管や直血管などが圧排されます．尿細管が押しつぶされると，その上流にある糸球体での濾過が低下します．また，直血管が押しつぶされると腎髄質血流が低下します．体液が貯留しかけると，腎臓は糸球体濾過を増やし腎髄質血流を増加させて，ナトリウムと水を排泄しようとするにも関わらず，腎うっ血の状態ではそれが障害され，ナトリウムと水利尿が阻害されます．さらに腎髄質血流の低下により腎髄質は低酸素に陥り，虚血から腎障害が進行します．

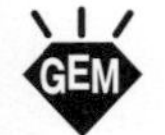

腎血流は動脈圧の増減がイメージしやすいけれど，**静脈系もまた独立して関わっている**ことを覚えておいてください．ということで，血圧が下がって腎動脈血流が少ない時，あるいは腎静脈圧が高い時に，尿細管に働く利尿剤を使っても，利尿はつかないのです．

References

1) McKee PA, Castelli WP, McNamara PM,et al. The natural history of congestive heart failure: the Framingham study. N Engl J Med 285(26):1441-1446, 1971.

2) Sato N, Kajimoto K, Keida T, et al. ATTEND Investigators. Clinical features and outcome in hospitalized heart failure in Japan (from the ATTEND registry). Circ J 77:944-951, 2013.

3) Martindale JL, Wakai A, Collins SP, et al. Diagnosing Acute Heart Failure in the Emergency Department: A Systematic Review and Meta-analysis. Acad Emerg Med. 2016 Mar;23(3):223-42. Epub 2016 Feb 13.

4) Maisel AS, Krishnaswamy P, Nowak RM, et al. Breathing Not Properly Multinational Study Investigators. Rapid measurement of B-type natriuretic peptide in the emergency diagnosis of heart failure. N Engl J Med 347:161-167, 2002.

5) Hammarlund MM, Paalzow LK, Odlind B. Pharmacokinetics of furosemide in man after intravenous and oral administration. Application of moment analysis. Eur J Clin Pharmacol. 1984;26(2):197-207.

6) 日本循環器学会/日本心不全学会合同ガイドライン．急性・慢性心不全診療ガイドライン（2017 年改訂版）．

7) Nohria A, Tsang SW, Fang JC, et al. Clinical assessment identifies hemodynamic profiles that predict outcomes in patients admitted with heart failure. J Am Coll Cardiol 2003;41(10):1797-804.

8) Mebazaa A, Gheorghiade M, Piña IL, et al. Practical recommendations for prehospital and early in-hospital management of patients presenting with acute heart failure syndromes. Crit Care Med. 2008 Jan;36(1 Suppl):S129-39.

9) Mullens W, Abrahams Z, Francis GS, et al. Importance of venous congestion for worsening of renal function in advanced decompensated heart failure. J Am Coll Cardiol. 2009; 53 (7): 589-596.

10) Ross EA. Congestive renal failure: the pathophysiology and treatment of renal venous hypertension. J Card Fail 2012; 18 (12): 930-938.

11) 日本循環器学会 . 慢性心不全治療ガイドライン（2010 年改訂版）

12) Oh JK, Park SJ, Nagueh SF: Established and novel clinical applications of diastolic function assessment by echocardiography. Circ Cardiovasc Imaging 2011; 4: 444–455

13) Tsutamoto T, Wada A, Sakai H, et al. Relationship between renal function and plasma brain natriuretic peptide in patients with heart failure. J Am Coll Cardiol. 2006 Feb 7;47(3):582-6. Epub 2006 Jan 18.

（大西　正人）

Case Presentation

Case Ⅱ − 5 Case Reports of Two Patients with Dyspnea

Case 1

A patient, a 78-year-old woman, who was undergoing drug therapy for diabetes and hypertension, experienced difficulty of breathing on exertion, and visited an outpatient clinics of general internal medicine. There were no abnormalities on electrocardiography, also there was no medical history of respiratory diseases, such as the asthma. There were no noteworthy matters in her medical or family history. She had no smoking history.

Her physical findings were as follows:

Blood pressure by an automatic blood pressure monitor measurement of an outpatient clinics was 156/102mmHg, pulse rate 95 /minute, regular. She experienced coughing, which was especially bad at night. She had no sputum, sore throat or fever. Her height was 155 cm, body weight was 75 kg, obesity. Her body weight increased 3 kg in two weeks.

Breath sounds: wheezing, heart sound: S3, lower leg edema: mild, electrocardiography: sinus rhythm, negative T waves (strain) in V3 to V6 leads.

Chest X ray examination: cardiomegaly (CTR 73%), pulmonary vascular shadow: increased, bilateral pleural effusion.

Blood and urine tests: BUN 32mg/dL, CRE 1.4mg/dL, BNP 551pg/mL, urine protein: positive, urine occult blood: negative, U-Na 127mEq/L, U-CRE 45mg/dL.

Case 2

A patient, an 80-year-old male, visited a clinic near his home for COPD and hypertension. He experienced difficulty breathing and confusion after defecation in a day care center for seniors. His SpO_2 was 78% in room air. A staff member from the center brought him to an outpatient clinics of the general internal medicine. There were no noteworthy matters in his medical or family history. His smoking history was 25 cigarettes per day for 50 years.

Case Presentation

His physical findings were as follows:
Blood pressure by an automatic blood pressure monitor measurement of an outpatient clinics was 132/98 mmHg, pulse rate 105 /minute, deficient pulse. Urinary frequency. Chest pain, or fever: none. Height: 165cm , body weight: 45 kg, a slender figure. Breath sounds: wheezing, heart sound: S4, lower leg edema: none. Electrocardiography: sinus tachycardia, premature atrial contraction: sporadic, pulmonary P: positive, slight ST depression in V3-V6.
Chest X ray findings: no cardiomegaly, drop heart (CTR 43%), shadow of pulmonary vascularity; increased, pleural effusion at the interlobar of the right lung.
Acute blood tests: BUN 36mg/dL, CRE 1.4mg/dL, BNP 184pg/mL, urine protein: negative, urine occult blood: negative, U-Na 91mEq/L, U-CRE 19mg/dL.

Highlight

High-value Care for Elderly Patients with Heart Failure

Early diagnosis and prompt treatment are essential in the management of elderly patients with heart failure. Assessment of clinical symptoms and physical findings is very important but not so easy to diagnose or rule out cardiac failure as the cause of dyspnea and edema. However, we can now use the clinical scenarios and the Nohria-Stevenson classification in the assessment of the pathophysiology of acute phase heart failure. In addition, brain natriuretic peptide (BNP) and N-terminal proBNP testing improves diagnostic uncertainty for acute dyspneic patients. For confirming the diagnosis of heart failure, we have to perform an echocardiographic test in order to evaluate not only systolic function by the measurement of the left ventricular ejection fraction but also diastolic function by analysis of the mitral inflow pattern.

6

体位性起立性頻拍症候群（POTS）を含む起立性調節障害 (OD: orthostatic dysregulation) について

□臨床指標 (Clinical Indicator) と■基準 (Criteria)
□ 類似の症候で微妙に定義の異なる症候群が複数存在する
■ まとめて把握しておくと有用（Glossary 参照）
□ 症候が不定愁訴に類似しているので診断確定に時間がかかることもある
■ 症状が再現されることを確認する必要があるので一度の外来では困難

総合内科指導医 1（GM 1）：口癖はなぜか京都滋賀系関西弁
初期研修医 1 （R1）：時に率直すぎる意見を発する研修医

R1：たしかこの項は体位性起立性頻拍症候群（POTS）というタイトルでしたが？

GM1：あえて変えました．長いタイトルですいません．これは日本循環器学会のガイドラインにもありますが起立性低血圧と起立不耐症を呈する神経調節性障害が臨床では極めて区別しにくいということを踏まえてあえてまとめて理解しようということです．最近は小児科を中心に起立性調節障害（OD）という概念でまとめられているのでこのようなタイトルにしました．
　まずは POTS の定義を確認しましょう．

R1：体位性起立性頻拍症候群 (Postural orthostatic tachycardia syndrome ;POTS) は起立後 10 分以内に心拍数が 30bpm 以上増加あるいは 120bpm 以上への上昇をきたすものと教わりました．

GM1：補足としては小児では大人と心拍数や増加分の数値が異なります．（40bpm 以上の増加と定義の改訂を提唱されています．）では血圧は？

R1：POTS では定義上は血圧の低下は伴っていなかったと思います．

GM1：しかし実際の臨床ではしばしば起立性低血圧を伴っています．そうかと思えば，血圧の変動がなかったり，むしろ上昇している場合もあります．症状としては失神，動悸 ふらつき，胸部不快感，息切れ，吐き気 脱力感 慢性疲労，視力障害や認知困難，偏頭痛など多岐にわたります．

R1：すでに頭が痛くなってきましたが（笑），確かに総合内科外来にこのような症状の方はたくさん受診されますね．諸検査に明らかな異常を認めないことも多いので，うつ病などと誤診したり，不定愁訴と考えて「ヘタレ」扱いしてしまうかもしれません

GM1：「またまた，怖いこと言わはりますねえ(笑).」しかし，不定愁訴と考えて簡単に片づけてしまったり，うつ病と診断してしまう可能性がありうるのは先生の言う通りです．したがって，この項では POTS を含めて OD について一緒に学びたいとおもいます．そのなかでも実際の総合内科の臨床で問題になるのは失神をきたす症例ではないかと思われます．そのような症例を pick up してみましたので，一緒に検討してみましょう．

CHALLENGE CASE

症例は 30 歳 男性．受診 3 か月前からの全身倦怠感 疲労感 立ちくらみなどを主訴に総合内科外来受診．諸検査で無痛性甲状腺炎を認めたが，現時点で甲状腺機能は正常範囲内であり，経過観察されるも，最近になり症状が頻回にあるため今回再度受診となる．受診前日には失神までいかなかったものの，朝礼中に具合が悪くなり座って休んでいた．
（朝礼は約 20 分程度の立位を強要されるとのこと）
貧血などを考えて鉄分を良く摂取するなど自身で工夫しているが，改善しない．仕事は多忙ではあるが，そのことを精神的に苦痛に感じたことはない．
飲酒喫煙歴なし．

CHALLENGE CASE

BP134/65　P 90bpm　身長 176.2cm　体重 66.7kg　心音及び呼吸音異常なし　その他診察上明確な異常所見なし．血液 data ではサイログロブリン抗体陽性であったが FT3 FT4 などは正常であった．BNP<5.8pg/ml とこれも問題なし．心エコーも異常所見なし．脱水所見などもなし．

Tutorial　その 1

GM1：まずはここまでの情報で検討してみます．慢性疲労，立ちくらみなどで受診された症例ですが，どのような疾患を考え，診察・検査を行っていきますか？

R1：上記のように，下線部をポイントにしたいと考えます．

1．症状が多岐にわたること
2．症状の再現性があること
3．立位で増悪していること
4．うつ病は否定的であること

これらから今回の症状では起立性低血圧などを鑑別に挙げるのは妥当であると考えます．初診時から担当された先生により，繰り返して診療していく中で血液検査など，諸検査も実施されており，明確な異常としては，現時点で明らかな症候を伴わない慢性甲状腺炎のみでしたので，この先さらなる内分泌系の検査をするかというとそれは medical overuse だと思います．そこでやはり症状の再現性を明確にするため head up tilt 検査を実施することを提案します．

GM1：そうですね．私も head up tilt 検査を考えました．残念ながらこの検査には私は熟練していないので循環器内科に依頼して，実施してもらいました．

CHALLENGE CASE 続き

Head up tilt 検査 結果

・開始直後の血圧低下なし

・3分で心拍数が検査開始時に比較して30bpm以上増加 （74→126bpm）

その時点含めて以降も15分までは脈拍・血圧低下なし

・開始16分でいきなり徐脈→心停止 血圧も心停止直前に30bpm以上の低下（110/54→62/--- mmHg）

Tutorial その2

GM1：ということで混合型の神経調節性失神（NMS）と診断しました．心停止は検査台を臥位にしてただちに回復したとのことですが，「非常に焦った」とその循環器内科医は愚痴ってました(笑).

R1：おそるべしhead up tilt検査（汗）．（そしておそるべしGM1先生（冷汗））でもきちんと結果が出たので検査選択としては正しかったと考えていいと思います．

でも先生，これで明らかなNMSが誘発されなければこの症例はPOTSと診断されたわけですね．

GM1：よく気が付きました．これが実臨床で鑑別が難しいといわれることを示していると考えて下さい．その原因としては

1．類似の症候で定義の異なる症候群が複数存在することと，
2．合併症の存在や他疾患の一部として症候が重なるために確定診断が困難なこと

の両面があります．

そこでまず前者について起立性調節障害(OD: orthostatic dysregulation)というかたちでまとめて理解しましょう.

OD は以下の4つに分類されます.（**Box Ⅱ -6-1**）参照

A）起立直後性低血圧(instantaneous orthostatic hypotension :INOH)
B）遷延性起立性低血圧(delayed orthostatic hypotension)
C）体位性頻脈症候群(postural tachycardia syndrome :POTS)
D）神経調節性失神(neutrally-mediated-syncope :NMS)

このうち頻度的に多いのがA）とC）ということになります.

INOH は起立性低血圧があるので立ちくらみが症状の前面に出やすいのですが, POTS であれば立ちくらみよりは頭痛や倦怠感が前面に出るでしょうから実際の外来ではこの疾患を意識していないと診療が困難であろうと思われます.

診断基準としては以下の11症状のうち3つ以上あてはまる症例に対して

1. 立ちくらみやめまい
2. 起立時の気分不良や失神
3. 入浴時や嫌なことで気分不良
4. 動悸や息切れ
5. 朝なかなか起きられず午前中調子が悪い
6. 顔色が青白い
7. 食欲不振
8. 腹痛
9. 倦怠感
10. 頭痛
11. 乗り物酔

新起立試験（Active Standing test, シェロング起立試験）を実施して先ほどの4つのサブタイプに分類します. さらに判別が難しいものは head up tilt 検査を追加します.（以前は1‐5を大症状, 6以降を小症状としていました）

Head up tilt は保険収載されたので積極的に実施していいと思いますが, 習熟する必要があります.

[Box Ⅱ -6-1]　OD における 4 つのサブタイプ

	起立直後性低血圧 (INOH)	遷延性起立性低血圧	体位性頻拍症候群（POTS）	・神経調節性失神 ・血管迷走神経性失神（MMS）
定義	起立後 3 分以内に収縮期血圧の 15% 以上または 20 mm Hg 以上低下する 血圧の回復に 25 秒以上かかる	起立後 3-10 分で収縮期血圧の 15% 以上または 20 m m Hg 以上低下する	起立後の心拍数が 120bpm 以上あるいは 30bpm 以上の増加（小児では 115bpm 以上または 35bpm 以上の増加）	起立中の当然の血圧低下，意識レベルの変容（心抑制型・血管抑制型・混合型に分類）
病態	血流の一時的な下肢貯留（重力の影響大）	静脈系の収縮不全と考えられている	循環血液量の低下に対する異常な心拍数の増加 末梢の血流不全	起立時の静脈還流量低下に伴う反応
頻度	多い	まれ	多い	

サブタイプ分類後は重症度・心身症の要素などを見極めたうえで治療を進めていきます．心身症の要素があれば心療内科や精神科の介入も検討する必要があります．（この辺りは詳しくは起立性調節障害ガイドラインを参照してください．）

治療としては非薬物療法と薬物療法があります．どんな治療法が考えられますか？

R1：非薬物療法については水分補給や塩分補給，頭をゆっくり動かして起床，起立すること，長い時間たったままでいないこと，などでしょうか？

GM1：それ以外には早寝早起きなど睡眠のリズムをととのえるようにすること，軽い運動（心拍数 120bpm 程度）を実施すること，暑い場所を避けることなど，脱水や交感神経の機能低下を誘発するような事象を回避するような方策が良いと思われます．

R1：となると薬物療法も起立性低血圧に対する薬剤が有効ですね．

GM1：そうですね，塩酸ミトドリンやメチル硫酸アメジニウムなどは使用されます．またPOTSに関してはβ遮断薬も使用されます．疾患の性質として身体の発育が十分でない小児期にもよく見られることもあり，小児科の先生方のほうがむしろこの疾患についてはよくご存じだと思われます．

治療はまず非薬物療法が中心であり，失神などをきたす重症例には薬物療法も用いられますが，それと並行して周辺環境の整備や，周囲に対して理解を求めるように指導していくことが大事です．

R1：具体的にはどういったことでしょう？ちょっと難しいのですが？

GM1：小児科であれば不調を訴えて受診しても諸検査で異常が認められないため，異常が起こっていることが理解してもらえず，不調が続いて不登校の問題などが関係してきます．総合内科でも高校生以上は受診してくるわけですから全く関係ないわけではありません．大人であれば，仕事に影響するので，その環境を整えることは産業医の業務などに関連します．産業医と情報を共有して周囲の理解を得られるような環境づくりは重要ですね．

いずれにしても治療は長期間に及び症候も変化していくことも多いので，簡単にはいかない疾患であることを銘記しておいてください．（経過中にサブタイプが変化することなどもよくあります）

続いて合併症の存在や他疾患の一部として症候が重なるために確定診断が困難なことについて考えていきましょう．

R1：やはり自律神経系の異常に起因する他の疾患が合併した場合はわかりにくくなることが考えられますね．

GM1：そうですね．OD症状を呈する循環器系異常以外の疾患としては，

1．過敏性腸症候群（IBS）
2．睡眠障害
3．精神疾患（不安障害　適応障害　うつ（うつ状態）その他）などがあります

これらについてはそれぞれ治療が必要ですが，その際に合併したODについては後回しになり適切な対応がなされないこともしばしば見かけます．また逆に

ODへの対応のみで合併するこれらの疾患について対応されていない場合もありますので，診断の段階でよく検討する必要があると思われます．成人では糖尿病やその他の代謝性疾患によって二次的に交感神経が障害され，その結果起立性低血圧を合併する場合もありますので基礎疾患の治療と並行して考えていく必要があります．またEhlers-Danlos syndrome (EDS)の1症状であることはよく知られていますし，慢性疲労症候群Chronic fatigue syndrome (CFS)の症状としても有名ですので，十分な検討が必要です

高価値な医療と低価値な医療
High-value Care & Low-value Care

High Value Care：

● 一見不定愁訴の羅列に惑わされないように問診をきちんと得て，key pointとなる検査をきちんと実施する．

● 診断確定までに時間がかかることをあらかじめ説明して患者の不安を除き継続診療を可能にするように努める．

Low Value Care：

● 鑑別診断に必要な検査を過剰に実施する．

● 検査だけ行い，“異常ありません”だけと説明したのみで終了し，患者不安に対応しない診療．

Glossary

What is POTS？：POTSの概念としては1970年代にDaCostaが類似の概念を提唱したのが最初のようで，現在はDaCosta症候群として定義されています．POTSという用語を最初に使用したのは1993年が最初です[1]．

関連する疾患としてEhlers-Danlos syndrome (EDS)とChronic fatigue syndrome (CFS)は有名です．（Short Lecture参照）

それぞれの疾患については総合内科の枠を超える面もあり詳細は個別に学習していただくのがいいと思いますのでここでは名前のみあげておきます．

Short Lecture：POTSを呈する有名な疾患

POTSに関連してEDSとCFSについては簡単に触れておきます．

Ehlers-Danlos syndrome (EDS)：

EDSは遺伝性の結合組織障害で10数種類の原因遺伝子のmutationが本体であり，どの遺伝子の変異であるかによって表現型が変わってきます．もちろん診断としては生後から幼少期に診断がついていることが多いのでEDSの診断に総合内科で困ることはあまりないとはおもいます．表現型を確認したり，問診などでかなりの情報が得られるでしょう．

POTSとの関連で注目すべき点としてはどのタイプのEDSでもPOTSを発症する可能性があるということでEDSに発症しうる心血管系の器質的異常を除外したうえでPOTSの対応をする必要があります．

Chronic fatigue syndrome (CFS)：

CFSも昨今話題になってきた概念です．詳細は省きますが，診断基準にもあるように6か月以上の継続または再発を繰り返していることが定義になっています．当然POTSその他のODに関しても継続・再燃を繰り返すことが考えられますので，POTSからの視点としてはCFSである可能性も踏まえて経過が長くなることや確定・除外診断にも時間を要することなどを患者さんに説明して不安を軽減する必要があることを理解しておいてください．

Recommendations

・総合内科外来を受診するPOTS患者の特性に合致した病歴聴取，身体所見を取り，適切な検査を行いましょう．そして，受診された患者のニーズに適切に対応し不安の取り除くようにしましょう．

References

1）Schondorf R, Low PA . Idiopathic postural orthostatic tachycardia syndrome: an attenuated form of acute pandysautonomia?". Neurology. 1993 ; 43 (1): 132-37.

2）田中 英高 . 起立性調節障害の子どもの正しい理解と対応 , 中央法規出版 , 2017

3）田中 英高 . 起立性調節障害の子どもの日常生活サポートブック , 中央法規出版 , 2017.

（田中　妥典）

Case Presentation

Case Ⅱ－6

A patient, a 30 year-old male, visited an outpatient clinic of general internal medicine complaining of general malaise, feeling of tiredness and dizziness since three months before. Clinical examinations showed that he had silent thyroiditis, however his thyroid function was still within normal range at that time. Therefore he was followed up. Later he began to often experience the symptoms, so he visited the outpatient clinic again.

The day before the visiting day, he sat down because he felt bad during the morning meeting in his working place, though it was not so severe as syncope. He said that he had to stand up for 20 minutes in the morning meeting. He had tried to increase the iron in his diet in order to cope with anemia, however the symptoms did not improve. Indeed, even though his work was very busy he did not feel particularly high stress.

He didn't have a history of smoking or drinking alcohol.

Physical findings were as follows; blood pressure 134/65 mmHg, pulse rate 90/minute, height 176.2cm, body weight 66.7kg.cardiac sound and respiratory sounds were normal.

There weren't any obvious abnormal findings on physical examinations. Blood tests revealed thyroglobulin antibody-positive, however FT3 and FT4 were within normal range. BNP was also normal (<5.8pg/ml). Echocardiography did not show any abnormalities. There weren' t any dehydration findings.

Case Presentation

Case Presentation Continued

Results of head up tilt tests were as follows:
・No decrease of the blood pressure just after the tests
・Pulse rate increased more than 30bpm compared with the beginning of the tests in three minutes (74 → 126bpm). After that time, there wasn't any decrease of pulse rate or blood pressure after 15 minutes.
・At 16 minutes from the beginning of the tests, bradycardia occurred suddenly and cardiac arrest happened. Blood pressure decreased more than 30bpm just（110/54 → 62/--- mmHg）

Highlight

POTS (postural tachycardia syndrome) is a disease that currently has a high prevalence rate, but the author thinks that it is not fully understood yet. Although its definition does not include lowering blood pressure, in actual clinical practice, blood pressure it often decreases and overlaps with other diseases, so there are also many aspects of orthostatic dysregulation (OD) as one subtype. To ensure that the physician has a proper understanding, and can make a true diagnosis, the following must be taken into consideration. Because accurate exclusion diagnoses and appropriate interviews and repeated medical examinations are necessary, it is important to carry out suitable explanations to the patient to reduce anxiety and to continue medical examinations.

第 3 章
呼吸器分野

1　高齢者の肺炎のハイバリューケア

2　喘息の初診のハイバリューケア

3　有効な吸入療法について

4　咳喘息のハイバリューケア

5　検診での SOL
(Space Occupying Lesion)
のハイバリューケア

1

高齢者の肺炎のハイバリューケア

□臨床指標 (Clinical Indicator) と■基準 (Criteria)

□ 担当患者の肺炎の評価が正しく行い，治療方針を決定できるか
- ■ CAP NHCAP HAP の違いを理解する
- ■ 患者の誤嚥性肺炎のリスクを評価する
- ■ 終末期の状態でないかを評価する

CHALLENGE CASE

患者：90 歳　女性

病歴：脳梗塞後遺症で施設に入所されている．食事は自ら何とか摂取するもののむせが普段からある．最近 2 年間で誤嚥性肺炎による入院歴が 3 回あり，ADL は低下してきている．

今回も食事摂取後に発熱・呼吸状態が悪化したため誤嚥性肺炎の診断で入院加療となった．

Tutorial

総合内科外来にて，指導医（M：呼吸器専門医）
初期研修医（R）

M：肺炎は高齢者の死亡原因の第 3 位で，今後誤嚥性肺炎を中心とした高齢者肺炎はさらに増えていくと考えられています．その治療にあたっては，日本呼吸器学会が提唱している肺炎診療ガイドラインが参考になります．

肺炎診療のガイドラインは従来成人市中肺炎（CAP：community acquired pneumonia），成人院内肺炎（HAP：hospital acquired pneumonia），そして医療・介護関連肺炎（NHCAP：nursing and healthcare associated pneumonia）と，患者の居場所や患者背景に応じて分類した 3 つの肺炎診療ガイドラインが

作られてきましたが，2017年の改訂では3つのガイドラインをまとめて1つのガイドラインが作成されています[1]．

CAPは従来の市中肺炎であり，HAPは入院後48時間以上経過して発症する肺炎です．NHCAPは①長期療養型病床群あるいは介護施設に入所している，② 90日以内に病院を退院した，③介護を必要とする高齢者，身障者，④通院して継続的に血管内治療を受けている，の4項目のうち，一つでも該当するものを指します．

R：この患者はNHCAPに該当しますね．HAPないしNHCAPの場合，まずは誤嚥性肺炎のリスクと終末期状態の判断を行うとありますね（**Box Ⅲ -1-1**）．

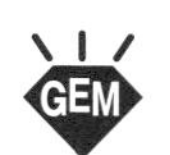

M：ガイドラインでは誤嚥と誤嚥による肺炎とを区別してリスク因子を列挙しています（**Box Ⅲ -1-2**）．この患者さんは脳梗塞後で長期臥床されていて衰弱も進んでいます．誤嚥性肺炎のリスクはそれなりにありそうです．

R：終末期の判断はどのようにすればいいのでしょうか．

M：問題となるのはがんなどの疾患末期にみられる亜急性型，高齢者・認知症・植物状態などの慢性型の終末期です．亜急性型の終末期とは「病状が進行して，生命予後が半年あるいは半年以内と考えられる時期」と定義され，慢性期の終末型は「病状が不可逆的かつ進行性で，その時代に可能な最善の治療により病状の好転や進行の阻止が期待できなくなり，近い将来の死が不可避の状態」と定義されます．このような状態の場合は本人や家族とよく相談したうえで患者中心の治療・ケアを行っていく必要があります．

R：極端な話抗菌薬を使用しないという選択肢もあるわけですね．このような選択肢を提示しているのは診療ガイドラインとしては画期的なことだと思うのですが．

M：Givensらが行ったCASCADE study2)では，抗菌薬治療を行わない群は治療を行った群に比べて生命予後は低下していたものの，90日以内に死亡しなかった患者群でQOLを評価した結果，抗菌薬治療を行った患者のQOLは治療を行わなかった患者のQOLより低く入院患者ではさらにQOLが低下したと報告しています．抗菌薬治療や入院といった救命・延命の手段が逆に侵襲的介入になったということですね．

M：この患者さんが入院した時，どうせ前と同じ誤嚥性肺炎だろうと考えて，検痰も行わず前回と同じ抗菌薬を使用していました．繰り返す肺炎での治療で耐性菌のリスクもあると思います **(Box Ⅲ -1-3)**．一度患者さんとその家族にお会いして今後の治療方針についてしっかり話し合おうと思います．

[Box Ⅲ -1-1] 肺炎診療の基本的概念図[1)]

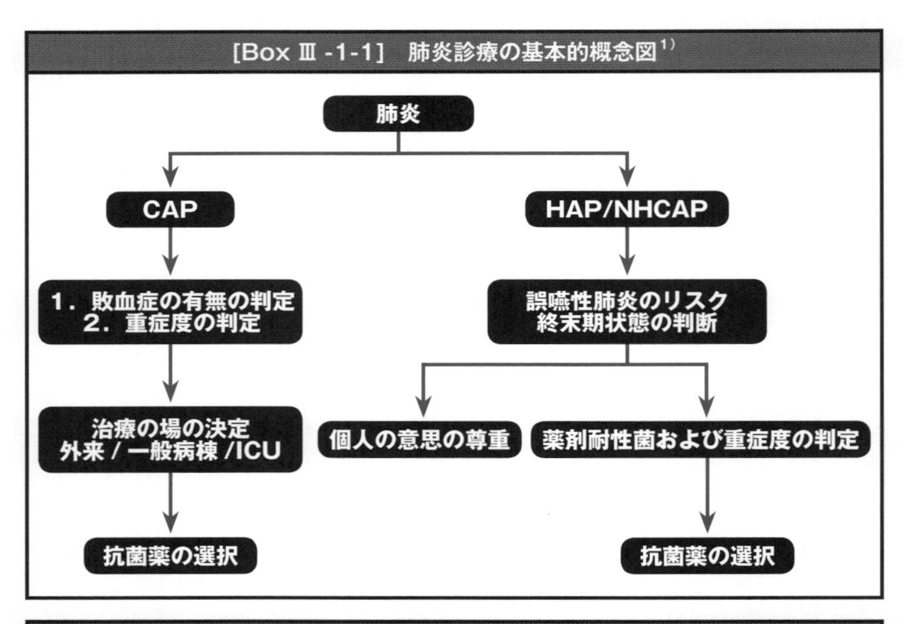

[Box Ⅲ -1-3] 耐性菌のリスク因子[1)]

1. 過去 90 日以内の経静脈的抗菌薬の使用歴
2. 過去 90 日以内に 2 日以上の入院歴
3. 免疫抑制状態
4. 活動性の低下：PS ≧ 3, バーセル指数 < 50, 歩行不能，経管栄養または中心静脈栄養

バーセル指数：1．食事　2．移動　3．整容　4．トイレ動作　5．入浴　6．歩行　7．階段昇降　8．着替え　9．排便　10．排尿
について各々 0-15 点で評価し，0-100 点でスコアリング．

[Box Ⅲ-1-2]　誤嚥のリスク因子と誤嚥における肺炎のリスク因子[1)]

病態	自覚的，他覚的症状	疾患
嚥下機能低下	むせ 頻回の口腔内分泌の吸引	意識障害 全身衰弱，長期臥床 急性の脳血管障害 慢性神経疾患 　認知症 　脳梗塞後遺症 　パーキンソン病など 医原性 　気管切開チューブ留置 　経管栄養（経鼻栄養） 　咽頭にかかわる頭頸部手術 　鎮静薬，睡眠薬 　抗コリン薬など口内乾燥を来す薬剤
胃食道機能不全	胸やけ，逆流感	胃食道逆流 食道機能不全または狭窄 医原性 　経管栄養（経鼻栄養および経腸管栄養） 　胃切除（全摘，亜全摘）

病態	自覚的，他覚的症状	疾患
喀出能低下	咳反射低下 呼吸筋力低下	全身衰弱，長期臥床
気道クリアランス低下	喀痰の粘調性上昇	慢性気道炎症性疾患
免疫能低下		全身衰弱，長期臥床 急性脳血管障害 低栄養

高価値な医療と低価値な医療
High-value Care ＆ Low-value Care

High Value Care：

● 高齢者の肺炎を診る際，誤嚥性肺炎のリスク・終末期の状態を評価する.

● 終末期の状態と判断されれば，患者及びその家族の意思を最大限尊重した治療を行う.

Low Value Care：

● 高齢者の肺炎を診たら，誤嚥性肺炎と考えて喀痰検査を行わずにすぐに抗菌薬を投与する.

Glossary

NHCAP：

高齢化が加速度的に進行する我が国において，CAP及びHAPの中間的位置づけであるNHCAPは今後増加していくものと思われる．NHCAPは老衰の経過で発症するものや誤嚥性肺炎の病態をとるものが多く，予後不良で死亡率はCAPに比べて高いと言われている．

2017年に改訂された成人肺炎診療ガイドラインでは，NHCAPの診療においてはまず誤嚥性肺炎のリスク評価及び終末期の判断をするよう提示している．該当があれば患者本人及びその家族の意思を尊重したうえで治療方針を決定していく．

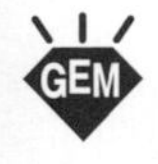

つまり耐性菌のリスクや肺炎の重症度が抗菌剤選択の第一の指標とはなっていない．

NHCAPでは適切な抗菌剤治療が生命予後を改善するとは限らないことを留意する必要がある．

Short Lecture：肺炎の重症度評価

肺炎を診る際，まずは発症の場や病態の観点からCAP・NHCAP・HAPに大別する．

CAP・NHCAPでの重症度評価はA-DROPシステム（Age：男性70歳以上，女性75歳以上 Dehydration：BUN 21mg/dl以上または脱水あり Respiration：SpO_2 90%以下 Orientation：意識障害 Pressure：収縮期血圧90mmHg以下
以上5項目いずれも満たさなければ軽症，1-2項目該当で中等症，3項目該当で重症，4-5項目該当またはショックがあれば超重症）で行う．

HAPの重症度評価はI-ROADシステムで行う **(Box Ⅲ-1-4)**．

通常エンピリック治療が行われるが，可能な限り原因微生物検索のための諸検査を実施することが望ましい．具体的には喀痰の培養・同定検査，抗原検出（肺炎球菌・レジオネラ菌の尿中抗原など），血清診断（マイコプラズマ・クラミジア抗体など）などである．

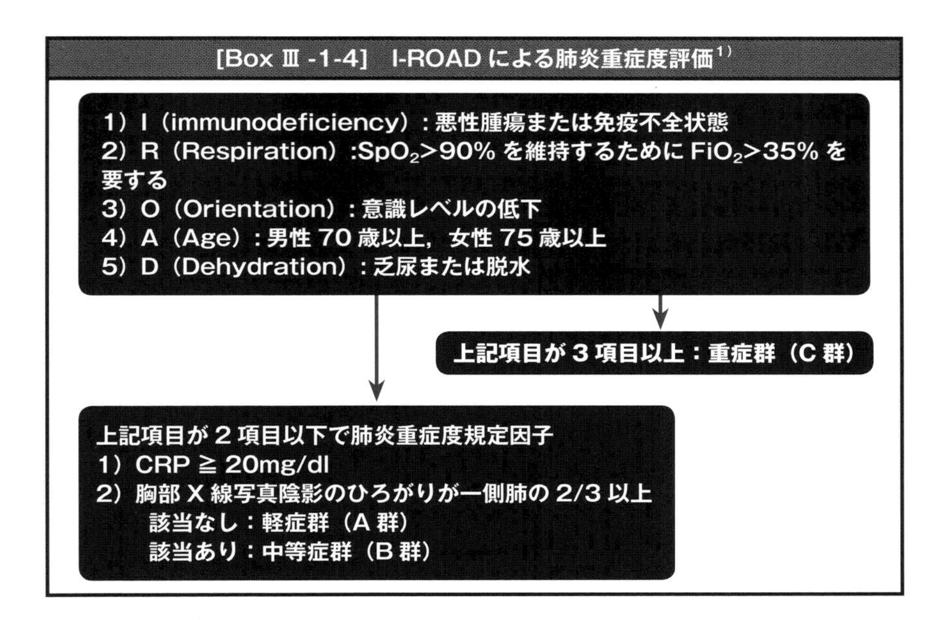

Recommendations

高齢者の肺炎を診る際には NHCAP・CAP に該当する場合は重症度の評価に先立ち誤嚥性肺炎のリスク及び終末期の判断を行う．そのうえで患者本人及び家族の意思を尊重した治療方針を決定する．

抗菌剤選択に当たっては重症度評価，耐性菌リスクを考慮して治療を行う．

References

1）成人肺炎診療ガイドライン 2017 日本呼吸器学会成人肺炎診療ガイドライン 2017 作成員会

2）Givens JL, et al. Survival and comfort after treatment of pneumonia in advanced dementia. Arch Intern Med. 2010 ; 170 : 1102-7.

（坂下　拓人）

Case Presentation

Case Ⅲ－1 Pneumonia in the Elderly

A patient, a 90 year-old female, had been living in a nursing home for the elderly because of having cerebral infarction sequelae. She can somehow take meals for herself, however she very often chokes. She has a history of three hospitalizations for aspiration pneumonia in these last two years, therefore her ADL has declined. Because of her getting a fever and a worsening of her respiratory condition after meals, she was hospitalized again and given a diagnosis of the aspiration pneumonia.

Highlight

When diagnosing pneumonia in the elderly, in cases of NHCAP/CAP, prior to the assessment of severity, we should assess the risk of aspiration pneumonia and the end of life stage. After making those assessments we can decide on a treatment that respects the intentions of the patient and his/her family.

When choosing an antibacterial agent, consider severity and risk of resistant bacteria.

2

喘息の初診のハイバリューケア

□臨床指標 (Clinical Indicator) と■基準 (Criteria)
□ 喘息を的確に診断できる
■ 症状の変動性について問診で確認する.
■ 強制呼出させて, 喘鳴の有無を聴診する.
■ 診断が難しい場合はピークフローメーターなどを用いて気流閉塞の変動性を確認する

CHALLENGE CASE　その1

患者：4か月前から続く咳を主訴に受診した52歳の女性

4か月くらい前から咳嗽が続いている．2か月くらい前から発作的に咳が続くことがあった．咳は，痰が絡んでいる気がするが，あまり痰の出ない咳であり，1日に2，3回くらい発作的に咳が続くことがある．鼻水は出ず，鼻詰まりもない．明け方にひどく，きつくせき込むとゼイゼイすることがある．

Tutorial　その1

総合内科外来にて，指導医（M：呼吸器専門医）

初期研修医（R）

M：4か月程度続く咳嗽にて受診された症例ですが，どのような疾患を考え，診察，検査などを行っていきますか？

R：慢性咳嗽ですので，まずは器質的な疾患として，肺がん，結核などの除外が必要だと思いますので，胸部X線は必要だと思います．また，ゼイゼイいうことがあるようですので，喘息の可能性も考えて，肺機能検査を行いたいですね．

M：咳嗽が続く患者に対して，肺がんや結核，心不全なども含めた器質的な疾患の除外のため胸部 X 線は基本ですよね．

肺機能検査（スパイロメトリー）は，気流閉塞測定する基本的な検査であり，喘息を疑う患者では少なくとも最初は行うべきとされています[1)]．ピークフローだけでは気流閉塞はとらえきれず，ピークフローが正常でも肺活量，1 秒量，フローボリュームカーブが異常を呈することもあるためです．

また，胸部 X 線ではとらえにくい上気道閉塞のフローボリュームカーブを得られることもあります．行える環境にある時には，ぜひ行うべきですね．

では，診察をしていきましょう．

CHALLENGE CASE　その 2

呼吸器内科指導医の外来にて

身長 154cm，体重 61kg，血圧 128/58 mmHg，脈拍 86/ 分，SpO_2 96%
心音：心雑音なし，整，呼吸音：副雑音認めず，左右差なし，強制呼出でも wheeze 聴取せず

以前から風邪をひくと咳が長引くことがあり，ゼイゼイを自覚することがあったようだが，自然と治っていた．
日中は調子がよくても夜間に咳が続くことが多かった．

胸部 X 線では，特記すべき所見なし
肺機能検査は，肺活量 2.35L(予測値の 92.3％)，1 秒量 1.97L(予測値の 88.0%)，1 秒率 79.42%
　フローボリューム曲線では，末梢気道閉塞パターン
呼気 NO 82ppb

Tutorial　その2

R：胸部X線上，明らかな異常はないので，肺がんや肺結核は否定的だと思います．聴診上，喘鳴を認めていないですし，肺機能検査では閉塞性障害まではありませんので，喘息ではないのでしょうか？

M：喘息の基本病態は，「気道の慢性炎症により，変動性を持った喘鳴，呼吸困難や咳で特徴づけられる疾患」と定義されます．病態を考えるうえで，また上気道閉塞を否定するうえで肺機能検査は非常に重要ですが，肺機能検査で確定診断はできません．

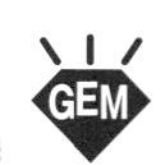

しっかりと強制呼出させて，wheezeの有無を確認することが重要ですが，喘息の診断において最も難しいところは症状に日内変動があることです．診察室に入ってきたわずかな時間のみで喘息であるかどうかを確定させることは困難なことが多いです．夜中には喘鳴があったが，来院時には消失していることもしばしばです．喘息がかなり疑われるものの喘鳴がとらえられない場合には，気流閉塞の変動性をとらえる必要があります．

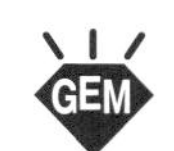

自宅での状況を把握するためにピークフローをつけてもらうことも一つの方法です．ピークフロー値の変動が20％以上あれば可逆性のある気流制限の存在を示唆するため[2)]，喘息が疑われます．

また，1秒量が低下している場合には，気管支拡張薬吸入前後に1秒量を測定する気道可逆性検査を行うのも一つだと思います．ただ，気道過敏性の測定も含めて，実施できる機関が限られているのが現状です．呼気NOも好酸球性気道炎症をとらえるのに有用ですが，アレルギー性鼻炎でも上昇することがあり，解釈に注意が必要です．

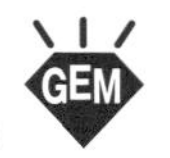

喘息が強く疑われる場合は，1回の診察で否定せずに再度来院してもらい，症状の変化を見ていく必要があります．

CHALLENGE CASE その３

呼吸器内科指導医の外来にて

M：肺機能検査で肺活量，１秒量はほぼ正常でしたが，症状の変動性があり，明け方を中心に増悪すること，フローボリュームカーブで閉塞性パターンであったこと，呼気NO高値などから，総合的に喘息が疑われると判断し，ICS/LABAを開始しました．

２週間後に再診すると，「吸入薬を開始して５日後くらいに咳嗽の改善が得られた」とのことでした．

肺機能検査を再検すると，１秒量が2.20Lと230ml改善していたため，気道可逆性があり，喘息で矛盾しないと判断しました．

高価値な医療と低価値な医療 High-value Care & Low-value Care

High Value Care：

- 聴診は強制呼出させて行う
- １回の聴診や肺機能検査で喘息を否定しない
- 肺機能検査の再検やピークフロー測定などにより気流閉塞の変動性をとらえる

Low Value Care：

- ただ咳が長引いているだけで喘息と診断する

Glossary

気道可逆性と気道過敏性

気道可逆性試験：１秒量が低下している場合に，気道可逆性に影響する薬剤を中止したうえで行う．努力性肺活量（1秒量）を特定し，気管支拡張薬を吸入後（15分から30分後）に1秒量を測定する．1秒量の改善率が12%かつ200ml以上で有意な可逆性があると判定する．

有意な可逆性があった場合には，喘息の可能性ありと判断すべきであり，有意な可逆性がない場合でも，喘息を否定することはできない点に注意を要する．

気道過敏性の測定：負荷による気道の収縮反応を見る誘発試験
気管支収縮薬（ヒスタミン，アセチルコリン，メサコリンなど）を低濃度から開始し，倍々に濃度を上げ，気道の収縮反応を見るものであり，収縮反応として，1秒量を指標とする方法と呼吸抵抗を指標とする方法がある．

気流閉塞が認められない症例や気道可逆性が検出されない症例の場合に有用であるが，発作が誘発されるリスクのある検査．実施できる医療機関は少ない．

Short Lecture：喘息とCOPDは区別できるのか？

64歳の男性，小児期より喘息があり，20本×44年のcurrent smoker，肺機能検査では，肺活量3.13L（予測値の93.5%），1秒量1.47L（予測値の58.2%），1秒率48.51%，フローボリュームカーブでは，下に凸のカーブを示す．この症例では，しっかりとコントロールされてこなかった喘息があり，リモデリングが進んでいる状態か，長年の喫煙のため慢性閉塞性肺疾患（COPD）を合併しているのか，それを区別することは難しい．

喘息の病態は中枢から末梢気道にかけての好酸球優位の炎症で可逆的な気道狭窄が特徴となる．一方，COPDは好中球性炎症が優位であり，末梢気道の線維化性狭窄病変や肺胞の気腫性変化などによる構造変化から複合的に作用して気道狭窄をきたす．

高齢者では，喘息とCOPDの合併例が多いと報告されており，2013年に喘息COPDオーバーラップ症候群（ACOS, Asthma-COPD Overlap Syndrome）という新たな疾患概念として提唱されるようになった．現在はACO（Asthma-COPD Overlap）に改称されている．

本症例では，両疾患のコンポーネントを持っており，ACOSと考えられる．

喘息と COPD を臨床的に完全に区別することは困難であり，また区別することに強い意味を持たない．両者のコンポーネントを有している場合には，それを念頭に置き治療をしていく必要がある．

Recommendations

・症状の変動性や喘鳴の自覚などの問診をしっかり行い，強制呼気での聴診で喘鳴の有無を聴取する．

・1回の診察で喘息の有無を判断せず，肺機能検査を行い，可能なら可逆性の評価か変動性の評価を行いたい．

References

1）Kubota M, Kobayashi H, Quanjer PH, et al. Reference values for spirometry, including vital capacity, in Japanese adults calculated with the LMS methods and compared with previous values. Respir Investig. 2014; 52:242-50.

2）Quackenboss JJ, Lebowitz MD, Krzyzanowski M. The normal range of diurnal changes in peak expiratory flow rates. Relationship to symptoms and respiratory disease. Am Rev Respir Dis. 1962; 85: 762-8.

（和田 広）

Case Presentation

Case Ⅲ − 2　Management of Bronchial Asthma in Outpatient Primary Care Clinics

A patient, a 52 year-old female, visited an outpatient clinic of general internal medicine with the chief complaint having a persistent cough for four months.
She had suffered from fits of coughing from two months before.
She said that the cough seemed to involve sputum, however no sputum came up. She suffered from a prolonged attack of coughing two or three times per day. She didn't have a runny or stuffy nose. She had especially severe coughing in the early morning, and it was characterized by wheezing when tightly coughing.
Her physical findings were as follows.
Height 154cm, body weight 61kg, blood pressure 128/58 mmHg, pulse rate 86/minute, SpO_2 96%.
Heart sound：no heart murmur, regular, respiratory sound：no unexpected or unusual sounds, no difference between the left and right, and forced expiration didn't produce wheezing.
She has experienced having a prolonged cough after she has caught a cold, and found herself wheezing. However she recovered from it. She often experienced a prolonged cough at night, even though feeling well during the day time.
There were no significant findings on chest X-ray.
Respiratory functional tests: vital capacity 2.35L(92.3% of predicted value), forced expiratory volume in 1 second 1.97L(88.0% of predicted value), forced expiratory volume in 1 second 79.42%
Flow-volume curve showed the peripheral airway obstruction pattern.
The nitric oxide level in the expiration was 82ppb.

Highlight

Bronchial asthma is defined as a disease characterized by varying wheeze, dyspnea and cough with chronic airway inflammation. We have to auscultate under forced expiratory effort. We cannot rule out bronchial asthma after a single examination. We should detect the variability of the airway by a reexamination using the respiratory function test or peak flow in cases where wheeze is not present.

3

有効な吸入療法について

□臨床指標 (Clinical Indicator) と■基準 (Criteria)
□ 閉塞性肺疾患（気管支喘息・COPD）の吸入療法がわかる
■ 慢性咳嗽の中に含まれている気管支喘息を鑑別できる．
■ 吸入療法について説明できる．
■ 気管支喘息の病態を理解し継続の必要性を説明できる．
■ 吸入薬の種類について説明できる．

CHALLENGE CASE　吸入療法が必要な２例

Case 1

患者Ａ：40 歳　女性

3 週間前に発熱と咽頭痛，鼻汁を認めたため近医にて感冒薬を処方された．すぐに解熱し咽頭痛や鼻汁の症状は軽快したが，3 日後より咳が続くようになり，だんだん夜間の咳がひどくなった．再度近医に受診して鎮咳薬，去痰薬，クラリスロマイシン，ロイトコリエン拮抗薬を処方されたが改善せず，昨夜は寝られなかったため来院した．昼間は比較的落ち着いているが部屋から出たり電話でしゃべったりすると咳が出る．喀痰は認めない．喫煙なし．小児喘息の既往があるが中学生までに寛解している．ただ，風邪をひくといつも 2 週間以上夜間の咳が長引くという．血圧 138/82 mmHg, 心拍 76/min, SpO_2 99%(room air), 呼吸数 20 回 / 分，体温 36.6℃，聴診では異常を認めない．

Tutorial

総合内科外来にて，指導医（M：呼吸器専門医）

初期研修医（R）

R：バイタルには特に問題がなさそうですが，咳が長引く人ですね．2週間以上経っているので急性期を過ぎていますが8週間以上の慢性咳嗽にはなっていないと．風邪の後から咳が長引く人が多い印象ですが．

M：そうですね，感冒時の混合感染は多くてウイルスで粘膜の防御が破綻すると気管支炎や急性副鼻腔炎といった細菌による二次感染を起こしますし気管支粘膜が荒れると気道過敏性が増してわずかな刺激でも咳が出るようになります．

R：部屋から出たり電話でしゃべるのは気道過敏性が関係しますか？

M：はい，よくあるのはタバコ煙や香水などの刺激ですが，± 4℃の温度差や発声を続けるなどの気道のストレッチでも咳が誘発されると考えられます．

R：気道過敏性が上昇することは咳の鑑別につながるんでしょうか？

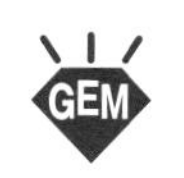

M：気道過敏性は原因疾患が何であれ咳が長引けば上昇しますので，鑑別には向きません．最近ではCHS(Cough Hypersensitivity Syndrome)という気道過敏性のみが上昇する病態も提唱されています[1)]．この患者さんで鑑別できる点があるとすればどこですかね？

R：夜間中心の咳と痰がないこと…あと，小児喘息の既往ですか？

M：そうですね．あとは前医で使用されている薬はどうでしょうか？

R：クラリスロマイシンは無効，マイコプラズマ気管支炎やクラミドフィラ気管支炎は考えにくいですね．あと，ロイトコリエン拮抗薬も効いていないので喘息は除外してもいいでしょうか．

M：そうですね，痰がないので感染症としては細胞内寄生体か百日咳毒素あたりが多いですが，マクロライド耐性マイコプラズマを含めクラリスロマイシンが有効[2)]ですし，この場合スタッカート様の咳であったり，昼間も続くことの方が多いですね．ロイトコリエン拮抗薬は鼻炎にも効果があって小児喘息には大変有効な薬ですが成人喘息では比較的無効例があります．

Aさんにはこの後呼気一酸化窒素検査(FeNO)と肺機能検査をしてもらいました **(Box Ⅲ-3-1)**. どうでしょうか?

R：FeNOは86と高そうですが正常値はいくつでしたっけ?肺機能検査は大体正常範囲内ですが，この$\dot{V}_{25}$というのが低いですね.

M：このフローボリュームカーブで最後のところが下に凸になるのが閉塞性障害の特徴で末梢閉塞パターンと言います. $\dot{V}_{25}$というのは息を吐ききるところで末梢になります.

FeNOは機種によっても違いますがNIOX®では21までが正常，37以上で気管支喘息が強く疑われる，となっています[3)]. 非アトピー型喘息では上昇しませんし，比較的ばらつきがある検査なので，これだけで診断はできませんが簡便で非侵襲的ですし，結果も1分で出ますのでかなり強力なツールですね. ただ，感冒や好酸球性副鼻腔炎などの炎症でも上昇しますし喫煙や過換気では下がってしまいます.

R：ああ，だから呼吸機能の検査の前にFeNOを測定するんですね.

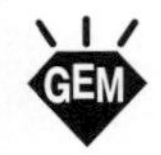

M：そうです. 肺機能検査の後では下がってしまう可能性がありますからね. さて，診断ですがもう一つ重要なのは風邪をひくと咳が長引く，という点です. 繰り返す場合気管支喘息か副鼻腔炎である場合が多いですね. あとは季節性がある場合もアレルギーが疑わしいですね.

R：では診断は気管支喘息…喘鳴は聴取しないんでしょうか?

M：強制呼気では呼気終末にwheezingを聴取することや呼気延長を認めることはありますが，必ずしも音が聞こえるわけではありません. 喘鳴は比較的中枢に近い気道がかなり狭窄しないと出ませんので，喘鳴がないからといって喘息をrule outはできません.

では治療はどうしましょうか?

R：重症度はステップ2ですから中等量ICS+LABAですかね[4)]. 合剤がいいと思うのですが，どれがいいのでしょう?

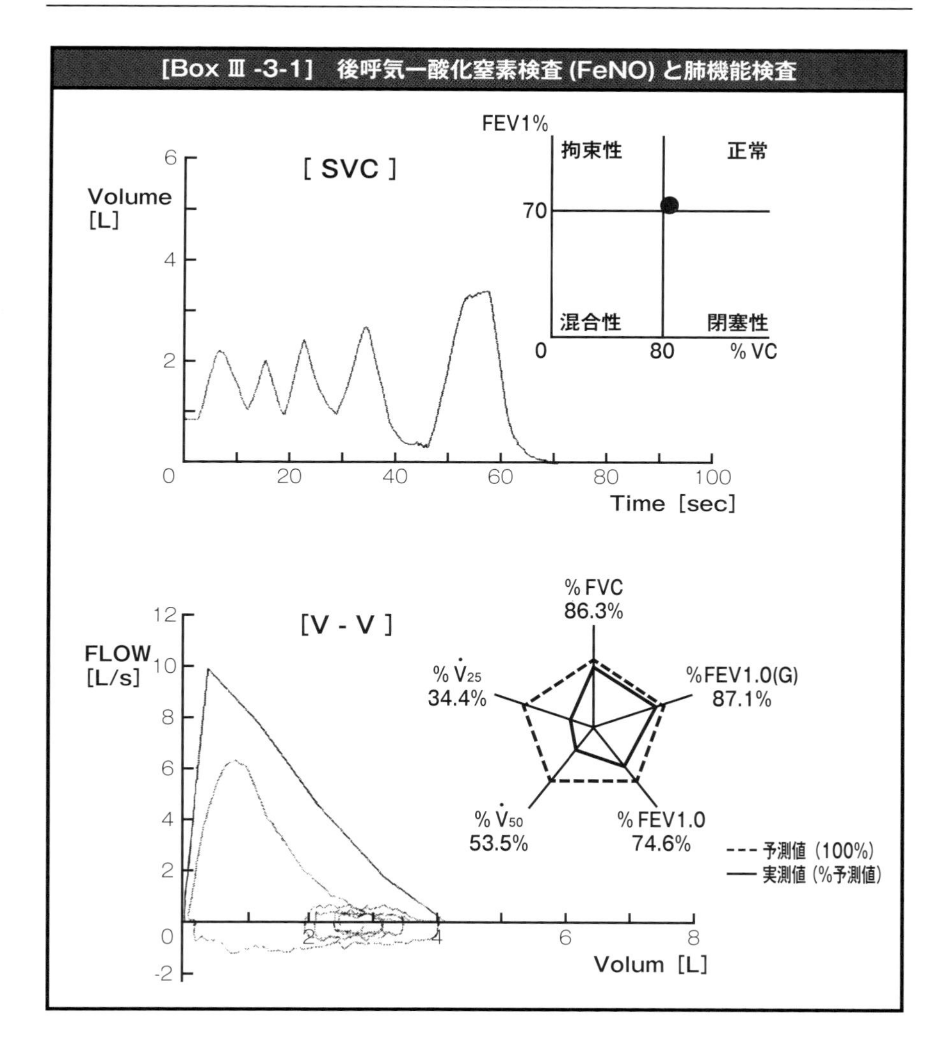

M：それぞれの薬剤には特徴がありますのでまた勉強されるといいと思います．ただ，吸入薬の場合薬剤よりもデバイスの方が重要です．

R：デバイス…ですか？

M：吸入薬の容器ですね．大きく分けてドライパウダーを自力で吸う DPI(Dry Powder Inhaler) と定量噴霧式吸入器 pMDI(pressurized Meterdose Inhaler) があります．大事なのは患者さんそれぞれに合う・合わない吸入器がある，という点です．いったん吸入薬を処方したら薬剤師さんに必ず吸入指導を依頼して，きちんと吸えているかどうか確認してもらいましょう．

R：どうすれば依頼できるのですか？

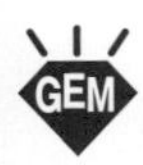

M：処方箋に「吸入指導お願いします」と書くだけです．地域によっては「吸入指導依頼箋」というものを作って薬局と連携している所もあります[5)]．

R：なるほど，処方しっぱなしではダメと言うことですね．

M：内服薬は忘れずに飲めば大体効果が得られますが，吸入薬は上手く吸えていなければ効果がないだけでなく，副作用が増える可能性があることも知られています．説明用紙を渡しただけでは不十分で，実際にやってもらわないと患者さんがどこでピットフォール[6)]に陥るかわかりません（**Glossary** 参照）．そのために必ず指導が必要です[7)]．

R：わかりました，「吸入指導お願いします」ですね．処方テンプレートにしておきます．

M：それと，気管支喘息の患者さんには症状を過小評価する傾向があり，楽になると吸入をやめてしまう傾向があります．原因が慢性炎症である事，炎症が治まるまで吸入すれば次の発作を予防できる事，吸入薬は内服に比べて圧倒的に副作用が少ないことなどと伝えていく必要があります．デバイスの使用法だけでなく，これらすべてを説明するのが吸入指導ですね．

CHALLENGE CASE

Case 2

患者B：78歳　男性

もともとCOPDがあり吸入療法を受けていた．3日前から発熱と食欲不振があり，咳がいつもより増えて痰の色が緑色になってきた．動くと息苦しさがあり来院．血圧162/88 mmHg，心拍90/min，SpO_2 86%(room air), 体温37.8℃，胸部聴診では肺音減弱と stridor を認める．X線では肺の過膨張と肺野の透過性亢進を認めるが肺炎像はない．WBC 11,000(好中球 88%, リンパ球 9%, 好酸球 2%, 単球 1%), CRP 5.86 g/dl．COPD 急性増悪と診断し入院，CTRX 2g/day と PSL 0.5mg/kg/day の投与，β刺激薬のネブライザー吸入 1 日 3 回が開始された．入院から 5 日後，解熱し酸素化も改善，血液データも正常化したが労作時呼吸困難がなかなか改善せず訪室した．

R：B さん，おかげんはいかがですか？

B：お陰様でだいぶ調子はいいです．後はトイレに行ったりするときの息切れが無くなれば元通りなんですけどね．

M：B さんの使っている吸入薬は少し難しいタイプのものですね．うまく吸えているでしょうか？

B：ええ，長いこと使っているので慣れていますから大丈夫だと思います．でも今それ吸ってませんけど．

R：えっ，吸ってないんですか？！

B：はい，病棟から器械の吸入をしてもらってますので，いらないのかなと思いまして．

M：なるほど，ネブライザー吸入ですね．ただ，こちらは症状をとるお薬しか入っていなくて，すぐに切れてしまうんです．いつもの吸入も一緒にしましょう．後で病棟の薬剤師さんに吸入方法のチェックをしてもらえるように連絡しておきますね．

B：そうだったんですか，知りませんでした．今日からまた再開します．

Bさんは病棟薬剤師から指導を受け，翌日には呼吸苦がなくなり翌々日には退院できました．

R：すみません，てっきりやってるもんだと思って確認していませんでした．

M：いやいやこちらこそ確認不足でした．呼吸器病棟ではない病棟に入ってしまったのもまずかったですね．

R：でもLABAが入るだけであんなに効果があるんですね．

M：この方はACO（Asthma COPD Overlap）かもしれませんね[4)]．気管支喘息では症状の悪化時はまず吸入指導をするように，と言われています．吸入手技は経年変化で劣化するからですが，Bさんの場合はそもそも吸っていませんでしたね．でも，吸入指導というのは薬剤の説明や継続の必要性の説明，副作用の予防やアドヒアランス維持のポイントなど様々なものを含みます．

R：ただ吸入器の扱いを教えるだけじゃないんですね．

M：松本らの報告[8)]では吸入指導を3回した場合，吸入手技の理解やPEF（ピークフロー値）が上昇するのはもちろん，アドヒアランスが30%から90%に上昇したとのことです．これは吸入指導の中でどうしてこの薬剤が必要なのか説明されたり副作用に対する誤解が無くなったりしたことが大きいと考えられます．

R：でも先生，吸入薬と言っても色々あってどれを使えばいいのか迷いますよね．

M：では，吸入薬にはどんな種類の薬があるか言えますか？

R：ええと，ステロイド，β刺激薬，抗コリン薬…あとは去痰薬に…エピネフリン？

M：そうですね．ネブライザーを抜けば実は薬としてはステロイド，β刺激薬，抗コリン薬しかありません．あとはβ刺激薬と抗コリン薬に短時間型と長時間型があるくらいですね．

R：でも先生，商品としては色々ありますよ．合剤もありますし．

M：合剤は今のところICS+LABAとLABA+LAMAだけです．もうすぐICS+LABA+LAMAが出るようですがそんなに種類はありません．種類があるのはデバイスです．これは各メーカーが特許を持っていて，薬と違い医療機器なので20年保護されるからです．pMDIでなければ各メーカーが独自のデバイスを開発するのがわかりますよね．ディスカス®の発売が2002年ですから2022年にはもしかするとディスカスタイプの他の薬剤が販売されるかもしれませんね．

　ただ，患者さんはどのデバイスなら吸える・吸えないというのがありますから色んな選択肢があった方がいいですね．デバイスの選択を含めて吸入指導をしてくれる薬剤師さんがいると大変助かりますね．

R：そういった薬剤師さんはどうやって探せばいいんですか？

M：各地で吸入指導を行ったり，独自で認定制度を作ったりしているところがありますが，まだまだ一部でしか行われていません．本来は学会主導でこういった活動をしていくべきでしょうね．

高価値な医療と低価値な医療 High-value Care & Low-value Care

High Value Care：

- 日常生活に沿った問診から鑑別診断を絞る
- 鑑別診断はあくまで可能性，低いものでも切り捨てないこと
- 薬剤師と連携を取って適切な吸入デバイスを提供する

Low Value Care：

- 処方した後の症状やアドヒアランスのチェックをしない
- なぜこの治療が必要かと言う説明を患者にしない

Glossary

吸入薬のピットフォールとは：

各デバイスの取り扱い方法はかなり違い，説明書を見るだけではわからないデバイスも多い．間違った吸入方法では十分な効果が出ないばかりか副作用を増加させてしまう可能性もある[9]．吸入薬のピットフォールの特徴は患者さんによって間違う場所が違うこと，ピットフォールに陥っていることを患者さんも医療者側も気づいていない可能性があることである[6]．中にはクリティカルフォール（全く吸入できていない間違い）もある．これを防ぐには薬局で患者さんに実際に吸入をしてもらい確認するのが一番である．

Short Lecture：デバイス選択について

よく「どのデバイスが一番いいか？」と訊かれるが，これはなかなか難しい問いである．吸入薬の薬理学的特性（固有活性）から選択しても，肺内に送達されなければ，有効な臨床効果は得られない．粒子径が小さければ末梢気道まで到達することが期待されるが，表示されている粒子径は平均値（中央値）であり，吸入の流速によっても変わってしまう[10]．

人の気管支は異物をトラップするように分岐して表面が粘液におおわれているため計算通りには行かない．また，患者さんが「吸った感じがする」というのは時として咽頭の薬物沈着のことを言っており，効果と相関しない．

基本的にはDPIは吸入力のある成人，特にデバイスの理解がしやすいものが良い．小児や高齢者，重症者で吸入力が期待できなければpMDIになるが今度は同期しにくい，という点が問題となる．6歳未満と65歳以上であれば1回のみ保険でスペーサーを出すことができるので，スペーサーを使用して吸入するのが良い．

大事なことは吸入薬を処方した後にきちんと吸えているか，副作用が出ていないかを確認し，なぜこの吸入をしなければいけないかを繰り返し説明することである．でなければ気道炎症が治まる前に症状が消失した時点で患者さんは吸入をやめてしまう．また，各デバイスには色々とピットフォールがあり患者さんによってどこでつまずくかはやってみないとわからない．ただ，専門医でもなければ毎年出てくる薬剤デバイスに精通することは困難であり，そこは薬剤師と連携して最良のデバイスを選択してゆくのが良い．

Recommendations

・慢性咳嗽の中には少なからず喘息が含まれていることを知っておく．

・吸入薬には必ず指導が必要であることを念頭に置く．薬の専門家として，薬剤師と連携すると良い．

References

1）Chung KF, McGarvey L, Mazzone BS. Chronic cough as a neuropathic disorder. The Lancet Res. Med. 2013; 1(5): 414-422

2）河野茂，他　成人肺炎マイコプラズマ感染症に対するクラリスロマイシンの有効性の検討．日本呼吸器学会雑誌．2016; 5(2): 64-70

3）日本呼吸器学会　肺生理専門委員会．呼気中一酸化窒素 (NO) 測定ハンドブック，メディカルレビュー社，2018

4）一般社団法人日本アレルギー学会．喘息予防・管理ガイドライン 2018, 協和企画

5）滋賀医科大学附属病院薬剤部．薬局薬剤師の方へ～連携のための取組み http://www.sums-pharm.jp/

6）大林浩幸．メカニズムから見る吸入デバイスのピットホール．日経メディカル 2016

7）百瀬泰行．吸入指導のポイント．日本呼吸ケア・リハビリテーション学会誌．2015; 25(3): 337-344

8）松本一彦，他．吸入ステロイド治療における薬剤師による吸入指導の意義．アレルギー 1998; 47(4): 404-412.

9）横浜市旭区瀬谷区薬剤師会，吸入療法のステップアップをめざす会．すべての医療者のための明日からできる実践吸入指導，改訂第3版メディカルレビュー，2018

10）Hira D, Okuda T, Ichihashi M, et.al. Influence of peak inspiratory flow rates and pressure drops on inhalation performance of dry powder inhalers. Chem.Pharm. Bull. 2012; 60(3): 341-347

（小熊　哲也）

Case Presentation

Case Ⅲ－3　Effective Inhalation Therapy

A patient, a 40-year-old female, experienced a fever, a sore throat and a runny nose three weeks before her visit. Having been prescribed a cold medicine by a physician near her home, the fever soon lowered and the symptoms of sore throat and runny nose improved. However, three days later, she began to cough which got worse at night. She visited again the physician near her home who prescribed her antitussives, expectorants, clarithromycins and leukotriene receptor antagonists. However her symptoms didn't improve and she couldn't sleep so that she visited an outpatient clinics of general internal medicine. She said that she was relatively calm during the daytime, however she coughed when she left her room or telephoned. She didn't have any phlegm. She didn't have a history of smoking. She had a medical history of infantile asthma which was in remission by her junior high school days. She said that she always had prolonged coughs over two weeks when catching colds. Her blood pressure 138/82 mmHg, heart rate 76/min, SpO_2 99%(room air), respiratory rate 20 /minute, temperature 36.6℃ , and there weren't any abnormalities on auscultation.

Case Presentation

Highlight

Using an inhalational therapy is the most effective treatment of asthma and COPD, but it will not show full effectiveness without proper inhalational instruction.

This is because neither medical staff nor the patient may notice it when a patient uses a wrong inhalational method.

To carry out an effective inhalational therapy with few side effects, it is necessary to treat patients in cooperation with a pharmacist who provides proper instructions.

4 咳喘息のハイバリューケア

□臨床指標 (Clinical Indicator) と■基準 (Criteria)
□ 外来で遭遇することの多い咳の診断が可能か？
■ 急性咳嗽，遷延性咳嗽，慢性咳嗽の定義が理解できているか
■ 結核と腫瘍を見逃さない．
■ 気管支喘息の可能性を考える．
□ 咳嗽で受診した方の鑑別診断の進め方を理解しているか？
■ 問診である程度の鑑別を進める．
■ 咳喘息の診断の進め方を理解する．

CHALLENGE CASE　その1

患者：3か月前から続く咳嗽を主訴に総合内科初診外来を受診した42歳の女性

3か月前に風邪をひいてから咳嗽が続いている．喫煙歴はなく，特記すべき既往歴はない．常に内服している薬はなし．乾性咳嗽であり，喀痰は認めない．鼻水，鼻づまりは認めず，胸やけもない．喘息の既往はなく，明らかな喘鳴は自覚していない．今まで指摘されたアレルギーなし．

Tutorial　その1

総合内科外来にて，指導医（M：呼吸器専門医）
初期研修医（R）

M：3か月前からの咳嗽で受診された症例ですが，鑑別診断を進めていきますが，まずは咳嗽の分類について考えていきましょう．

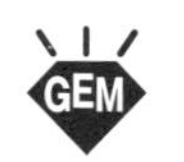

R：咳嗽は，持続期間によって3週間未満の「急性咳嗽」，3週間から2か月間の「遷延性咳嗽」，2か月以上続く「慢性咳嗽」に分類されます．また，喀痰があるかどうかで，乾性咳嗽，または湿性咳嗽に分かれます．

M：その通りですね．この症例は3か月間続く，ということですので，慢性咳嗽になります．ただ，注意すべきことは，感冒を繰り返しており，3か月間に急性咳嗽を繰り返しながら，3か月たっている場合もあります．この場合は慢性咳嗽ではありません．

それぞれの咳嗽について，考えられる疾患は何があるでしょうか？

R：急性咳嗽は，ウイルス感染などによる気道感染や肺炎，慢性咳嗽としては，咳喘息，胃食道逆流症，副鼻腔炎気管支症候群，アトピー咳嗽，慢性気管支炎，ACE阻害剤によるものなどがあげられます．

M：忘れてはいけない疾患が抜けていますね．

R：結核と肺がんでしょうか？

M：そうですね．咳だけで命にかかわったりすることは基本的にはありません．咳を診療するうえで最も重要なことは，がんをはじめとする腫瘍性のものや人に感染する可能性のある結核をしっかりと念頭に置くことでしょう．あと，適切な治療が必要になるものとしては，喘息がありますね．

慢性咳嗽について，どのように診断，検査を進めていきますか？

R：胸部X線，CT，喀痰検査，肺機能検査，副鼻腔のX線，上部消化管内視鏡検査，採血などでしょうか？

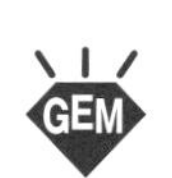

M：まず最も大事なものは問診と聴診所見になります．

問診については，先ほども言いましたように本当に慢性咳嗽なのか，乾性か湿性か，季節性があるかどうか，咳の出やすい時間帯，鼻炎，鼻閉，蓄膿の既往の有無，胸やけの有無，内服薬，喫煙歴，喘鳴の有無，同じエピソードの繰り返しがあるかどうか，などについて詳細に聞く必要があります．

その問診によってある程度診断を予測して，必要な検査，治療を考慮する必要があります．効果的な病歴聴取は，「咳嗽に関するガイドライン第2版」において，推奨グレードAとなっています[1)]．よって，全例にすべての検査を行う必要は必ずしもありません．

プライマリ・ケアで見る咳嗽の大半が，感冒によると思われる急性の咳嗽であり，この場合は初診時に胸部X線が必須ではありませんが，2週間以上続いている場合は，肺炎，結核，肺がんなどを念頭において，基本的には全例胸部X線はとるべきでしょう．

診察においては，喘息を念頭に置き，呼吸音を聴取時にしっかりと強制呼出させて喘鳴の有無を聴取する必要があります．

それでは，診察をしてみましょう．

CHALLENGE CASE その2

呼吸器内科指導医の外来にて

身体所見：身長 160cm，体重 70kg

血圧：131/83 mmHg，脈拍：98 / 分，体温：36.9 ℃，SpO_2 98%（室内気）

呼吸音：ラ音なし，強制呼出でも喘鳴なし，心音：整，心雑音なし

咳は特に日内変動はなく，1日中ある．夜は咳で眠れないということはないようです．風邪を引いた後に咳が続くことは以前にも何度かあった．
こんなに長く咳が続くのはどうしてか，不安だということであった．

Tutorial その2

R：問診上は，乾性咳嗽で鼻症状は乏しく，胸やけ症状もなく，喫煙歴のない女性であり，SpO_2 の低下もない．咳喘息でしょうか？

M：問診からは，乾性の慢性咳嗽で聴診上喘鳴を伴わず，鼻症状も胸やけ症状もなく，呼吸状態も問題ない．副鼻腔気管支症候群や胃食道逆流症は否定的で，

アトピー咳嗽についても素因がはっきりしないので否定的ですね．喘息，咳喘息が第一に疑われると考えます．

検査としては，胸部 X 線は必須で，喘息の有無の精査という意味でも肺機能検査は行っておきたいと思います．また鼻症状はないものの，蓄膿の除外のため副鼻腔のレントゲンも同時に施行しておきたいと思います．

CHALLENGE CASE　その3

呼吸器内科指導医の外来にて

胸部 X 線では特記すべき所見はなく，副鼻腔の X 線でも異常は認めなかった．肺機能検査では，肺活量 2.91L（予測値の 96%），1 秒量 2.25L（予測値の 93%），1 秒率 77.3%とおおむね正常であったが，スパイロメトリーでは $\dot{V}_{50}$，$\dot{V}_{25}$ が低下する末梢気道閉塞のパターンであった．

Tutorial　その3

R：胸部 X 線では異常がないので，結核や肺がんなどについては否定的だと思いますが，診断は咳喘息でいいのでしょうか？

M：咳喘息は，気管支拡張薬が有効である，ということが条件になりますので，それを試してみる必要があります．慢性咳嗽における咳喘息の頻度は，欧米や我が国での報告によって様々であり，Fujimura らの報告[2)] では 36 %，Matsumoto らの報告[3)] では 55% とかなり異なっていること，欧米ではアトピー咳嗽という考えがないことなど，地域差もあるため，実際の頻度は不明です．

また，喘息は気流閉塞から喘鳴，呼吸困難をきたしますが，喘息は可逆性のある病態ですので，診察室で明らかな喘鳴がなかったからと言って喘息の否定はできません．念頭に置いておく必要があります．

ホクナリンテープを処方して，1 週間後に反応を見るために再診としました．1 週後，症状は改善していたため，気管支拡張薬が有効と考え，咳喘息として，ICS/LABA 投与を行い，安定しました．

R：咳喘息は，原因のよくわからないものをゴミ箱的に診断しているように思っていましたが，気管支拡張薬が有効かどうかで診断，治療が変わるんですね．

よく吸入ステロイド（ICS）と長時間作用型β２刺激薬（LABA）の合剤を処方されるケースをよく見ますが，これについては，いかがですか？

M：ICS/LABA は，最近咳嗽に対してかなり多用されているように見受けます．ICS が入ると，アトピー咳嗽にも有効な可能性があり，アトピー咳嗽と咳喘息の鑑別には役立ちませんが，原因がはっきりわからず，早く咳を止めたいときには，仕方ないと思います．

余裕があれば，気管支拡張薬の反応を見られた方がいいですね．そのうえで，咳喘息が疑われるようなら，ICS もしくは ICS/LABA の投与が必要になります．

R：気管支拡張薬，ICS，ICS/LABA がきかない場合はどうしたらいいのでしょうか？

M：慢性咳嗽の診断的治療として，胃食道逆流症に対して，PPI を処方して効果を見たり，アトピー咳嗽，アレルギー性鼻炎によるものとして，抗アレルギー剤で効果を見たりといった診断的治療を行うこともあります．どれも効かず原因のわからない咳嗽もしばしば経験します．

でも最も大事なことは，診断的治療として行った治療が無効の際には，診断を見直す必要があるということです．特に，結核（画像所見でわかりにくい気管支結核を含む），がんの可能性を再検討し，胸部 X 線の再検査や胸部 CT，喀痰検査などを検討すべきでしょう．

咳嗽は患者さんを苦しめる症状の一つですが，それだけで命にかかわることはありません．結核とがんを見逃さないこと，それにつきます．

高価値な医療と低価値な医療 High-value Care & Low-value Care

High Value Care：

- 咳嗽の分類を念頭に置き，詳細で効果的な病歴聴取を行う．
- 結核とがんを見逃さない．一度は胸部X線をとる．
- 気管支拡張薬が有効な症例を咳喘息と診断する．
- 診断的治療が無効の際には，診断を再検討する．

Low Value Care：

- 鎮咳剤無効の急性咳嗽を咳喘息として，ICS/LABAを処方する．
- 胸部X線を行わず，ごみ箱的に診断した咳喘息として漫然と投薬を続ける．

Glossary

咳喘息とは？：

喘鳴や呼吸困難を伴わない慢性咳嗽が唯一の症状であり，呼吸機能検査はほぼ正常，気道過敏性の軽度亢進，気管支拡張薬が有効で定義される喘息の亜型である[4)]．

診断基準として提唱されているものは，

1．喘鳴を伴わない咳嗽が8週間以上持続し，聴診上も喘鳴を認めない．
2．気管支拡張薬（β刺激薬またはテオフィリン製剤）が有効

上記の全てを満たすもの，となっている[1)]．

咳喘息は喘鳴，呼吸困難等の気流閉塞を伴わないことが喘息との相違点となるが，将来的に典型的な喘息に移行することがあることから，現在は喘息の一亜型と考えられている．臨床的には喘息と同様に治療を行う必要があり，いずれにしても喘息としての治療を要する病態である．

気道過敏性検査は，欧米では重視されるが，日本では実施できる施設が少なく，診断に必須ではない．カプサイシン咳感受性については，正常，亢進両方の報告がある．よって，診断は専門医でなくても，特別な検査機器がなくても可能である．

治療は，気管支喘息と基本的には同様でICS，ICS/LABA配合剤などで治療を行う．予後としては，経過中に30～40％が典型的喘息に移行すると報告されており[5]，ICSを使用することで典型的喘息への移行率が低下するとされる．

Short Lecture：器質的な疾患を見逃さないために

22歳の男性，1か月前から続く咳嗽を主訴に受診された．胸部X線，CTを施行しても目立った異常所見なく，喀痰検査も異常なく，肺機能検査でもおおむね正常だったので，咳喘息としてICS/LABAを開始されるも改善なく，内服ステロイドを投与しても改善しなかった．3か月後くらいから胸部X線で陰影を認めるようになり，3か月半後くらいから血痰を伴うようになった．喀痰の抗酸菌は陰性で，気管支鏡で肺がんと診断された．

このような症例は極めてまれであるが，咳嗽患者を診るうえで最も留意しなければいけない事案である．

咳嗽患者の診療において最も重要なことは，がんと結核を見逃さないことであり，咳喘息を見逃しても大して問題にならない．診断的治療が全く効かない場合には，経時的に画像フォローをしたり，CTを追加したり，喀痰検査（抗酸菌，細胞診）を行ったりして，器質的な疾患の除外に努めるべきである．

Recommendations

・慢性咳嗽を主訴として受診する患者には，詳細で効果的な病歴聴取を行い，鑑別診断を進めるとともに，結核とがんを見逃さないようにする．
・強制呼出させた聴診で喘鳴の有無を確認し，必要に応じて肺機能検査も行い，気管支喘息の可能性を検討する．
・咳喘息の診断のためには，気管支拡張薬で改善するかどうか，診断的治療を行うとよい．

References

1）咳嗽に関するガイドライン第2版．日本呼吸器学会，2016

2）Fujimura M, Abo M, Ogawa H et al. Importance of atopic cough, cough variant asthma and sinobronchial syndrome as causes of chronic cough in the Hokuriku area of Japan. Respirology. 2005; 10: 201-7.

3）Matsumoto H, Niimi A, Takemura M, et al. Prevalence and clinical manifestations of gastro-esophageal reflux-associated chronic cough in the Japanese population. Cough. 2007; 3: 1-4.

4）Corrrao WM, Braman SS, Irwin RS. Chronic cough as the sole presenting manifestation of bronchial asthma. N Engl J Med. 1979; 300: 633-7.

5）Fujimura M, Ogawa H, Nishizawa Y et al. Comparison of atopic cough with cough variant asthma: is atopic cough a precursor of asthma? Thorax. 2003; 58: 14-8.

（和田　広）

Case Presentation

Case 3 – 4 Management of Chronic Cough in Outpatient Primary Care Clinics

A patient, a 42-year-old female, visited an outpatient clinic of general internal medicine with the chief complaint of having a persistent cough for three months.
She had caught cold three months before, and had been coughing since that time.
She didn't have a smoking history or any significant matters to report in her medical history. She wasn't regularly taking any medicine. She had dry coughing spells which didn't include sputum. She didn't have a runny or stuffy nose, or heartburn.
She didn't have a medical history of asthma, or experienc any obvious wheezing. She also didn't have any history of allergies.

In an outpatient clinics a respiratory medicine mentor explained:
Her physical findings were as follows;
Height 160cm, body weight 70kg, blood pressure 131/83 mmHg, pulse rate 98/minute, temperature 36.9℃ , SpO_2 98% （room air） .
Respiratory sound : no rales. She didn't have wheezing in the forced expiratory volume. Heart sound : regular, and no murmur.
Her cough didn't change in day time, and continue all day long. However, her cough wasn't too severe to sleep at night. Previously she had sometimes experienced a prolonged cough after catching a cold. She said that she was anxious about why the coughs continued for such a long time.

Case Presentation

There weren't any significant matters to report on her chest X-ray findings, or no abnormalities on sinus X-ray findings.
Respiratory functional tests were as follows: vital capacity 2.91L (96% of predicted value), forced expiratory volume in 1 second 2.25L (93% of predicted value), forced expiratory volume 77.3%, which were within normal range. However, the spirometry showed the peripheral airway obstruction pattern which decreased $\dot{V}_{50}$ and $\dot{V}_{25}$.

Highlight

A cough which continues for two months is defined as chronic cough. Cough variant asthma is among the most common causes of chronic cough, and we diagnose whether a bronchodilator will improve the patients cough. We should auscultate under forced expiratory effort. Bronchial asthma and cough variant asthma need to be treated by inhaled corticosteroid.
Physicians should perform chest X -rays so as not to overlook tuberculosis or cancer in chronic cough patients.

5

検診でのSOL (Space Occupying Lesion) のハイバリューケア

□臨床指標 (Clinical Indicator) と■基準 (Criteria)

□ 結節影の経過観察が適切に行えるか．適切なタイミングで確定診断を行えるか．

- ■ 患者の肺がんリスクを評価する．
- ■ 結節影の性状を評価する．

CHALLENGE CASE　その1

患者：73歳　女性

病歴：高血圧で内服加療されている．今年の検診にて胸部単純X線撮影で結節影を指摘された．以前から風邪をひいたときに咳嗽が遷延することが多かったという．現在特に自覚症状はない．

生活歴：喫煙歴なし，アレルギーなし

既往歴：特記事項なし

Tutorial　その1

総合内科外来にて，指導医（M：呼吸器専門医）
初期研修医（R）

M：がん検診の胸部単純X線撮影で結節影を指摘され来院された女性です．診断上重要となる項目について列挙してみましょう．

R：咳・痰・息切れなどの呼吸器関連症状の有無，喫煙歴，呼吸器疾患等の

既往歴，検診の受診歴は参考になると思います．あとは過去の胸部単純X線写真があれば比較することができます．

M：喫煙に関しては，今は吸っていないとだけ言う人も多いので，何歳から何歳まで1日何本吸っていたかを聴取したいですね．あとは若いころに石綿などの粉塵を扱う仕事をしていなかったかも聞いておきたいです．

肺の結節影を見た場合，考えられる疾患を列挙して下さい．

R：肺がん，結核，肺真菌症，肺非結核性抗酸菌症，良性腫瘍（過誤腫など），転移性肺がんがあげられます．結節影をみた場合は肺がんか否かが最も重要な鑑別になると思われます．

M：そうですね．ではこの患者の肺がんリスクについて評価してみましょうか．

R：喫煙者が肺がんになるリスクは男性で4.4倍，女性で2.8倍と言われています[1)]．非喫煙者であっても受動喫煙の暴露を受けるとリスクは1.3倍に増加する[2)]と言われていますので，家族や職場での受動喫煙の有無も聴取しておいたほうがよさそうです．そのほかのリスクとして慢性閉塞性肺疾患やアスベストなどの職業暴露が挙げられます．

この患者では該当するリスクはないようです．

M：このようにして患者背景を踏まえたうえで実際に結節影を評価します．

日本CT検診学会では，大きさ・性状による肺結節の判定基準と経過観察の考え方を示しています[3)]．

まずTS-CT(thin section-CT)で結節影を評価・分類してみましょう（**BoxⅢ-5-1**）．大きさは結節の最大径で評価して，6mm以上の結節を，① Solid nodule(充実型結節)，② Mixed GGO(部分充実型結節)，③ Pure GGO(すりガラス型結節)に分類します．

R：本症例は径8mmの①に該当します．非喫煙者なので4か月後のTS-CT再検査でよいと思います．4か月のCTで径が10mmを超えるようだと確定診断を行う必要がありますね．

[Box Ⅲ -5-1] 肺結節の判定と経過観察[3)]

① Solid nodule（充実型結節）

・結節径が 10mm を超える場合は確定診断へ.

・6mm から 10mm 未満の場合は
　喫煙者では 3,6,12,18,24 か月後に TS-CT
　非喫煙者では 4,12,24 か月後に TS-CT
経過中に 2mm 以上の増大があれば確定診断へ
経過中に縮小や消失した場合は検診へ戻る
24 か月間不変であれば検診へ戻る

② Mixed GGO（部分充実型結節）

・結節径が 15mm を超える場合は確定診断へ.

・6mm から 15mm 未満の場合は
　充実成分が 5mm を超える場合は確定診断へ.
　充実成分が 5mm 未満の場合は 4,12,24 か月後に TS-CT.
経過中に結節全体・充実成分問わず
2mm 以上の増大があれば確定診断へ
経過中に縮小や消失した場合は検診へ戻る
24 か月間不変であっても年 1 回の CT は継続する.

③ Pure GGO（すりガラス型結節）

・結節径が 15mm を超える場合は確定診断へ

・6mm から 15mm 未満の場合は 4,12,24 か月後に TS-CT.
経過中に 2mm 以上の増大があれば確定診断へ
経過中に縮小や消失した場合は検診へ戻る
24 か月間不変であっても年 1 回の CT は継続する.

M：喫煙者では肺がんの腫瘍倍加時間が短いためにCT撮像の間隔を短くする必要があります．逆に非喫煙者を喫煙者と同様にフォローすることはCT被爆による健康被害や経済的・精神的・時間的負担の増大となりかねません．

4 か月後

胸部CTを撮像したところ，左下葉の結節影が増大していた．気管支鏡による確定診断を行ったところ，腺がんであった **(Box Ⅲ -5-2)**.

[Box Ⅲ -5-2]　増大傾向を示した肺結節影

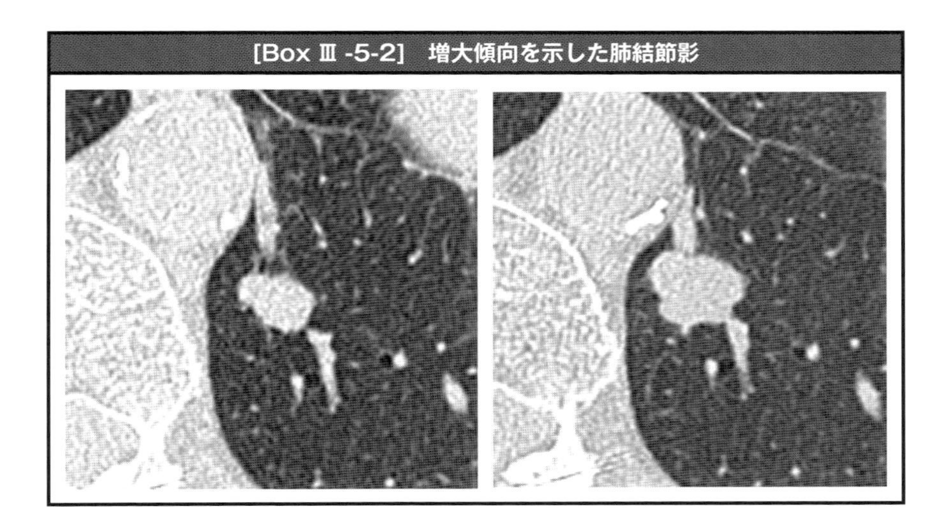

M：気管支鏡検査による検査を4か月前に行っていた場合はどうなっていたと思いますか．

R：気管支鏡による経気管支生検は小結節であるほど診断率が下がるので，仮に4か月前に行っていたとしても正しく検査できなかった可能性があります．患者さんの経済的・精神的・時間的負担が増大したかもしれません．

高価値な医療と低価値な医療 High-value Care & Low-value Care

High-value care：

- 胸部の結節影の患者を診る際，肺がんのリスクを評価する．
- TS-CTで結節影の性状を評価し，経過観察・確定診断を適切な時期に行う．

Low-value care：

- 胸部結節影の患者を診たら，すぐに確定診断を行う．

Glossary

GGO(ground-grass-opacity)：

TS-CTでGGOとして描出される部分は，がんにおいて肺胞上皮置換性に増殖する部分に該当する．GGO主体のがんは予後が良好であることが多い．

肺胞の虚脱が進行した部分は高吸収域として捉えられ，気管支や血管の集中像や胸膜陥入像がみられるようになる．また結節辺縁の棘状・線状の突起はスピキュラとよばれ肺がんでよくみられる所見である．内部の石灰化は良性腫瘍に多い所見であるが，点状・偏在性の石灰化は悪性腫瘍でも10%程度認められることがある．

Short Lecture：肺結節

近年はCTが施行される機会が増えてきたことで，高分解能CTによる微小病変や限局性のすりガラス陰影に遭遇する機会が増加している．これら病変は気管支鏡検査やCTガイド下肺生検で診断を行っても偽陰性となる可能性があり，日本CT検診学会では，肺結節を，① Solid nodule，② Mixed GGO，③ Pure GGOに分類して，経過観察の間隔・確定診断に至る条件を提唱している．

学会の提唱する経過観察の時期は2年となっているが，肺がんの倍加時間は30～490日と言われており[4]，GGO主体の肺がんは緩徐に増大することが多いので，2年間の追跡の後も注意深い経過観察が必要とされている．

なお肺結節に遭遇した際，肺がん以上に鑑別が必要になるのは結核である．典型的には錠肺野背側の散布影を伴う結節影および空洞影の像をとるが，高齢者や免疫低下時には典型的な像を示さない場合が多いので注意が必要である．

病歴・画像所見などから肺結核が疑われる場合（**Box Ⅲ-5-3**）は，喀痰検査を遅滞なく施行し，排菌の有無を確認してから確定診断すべきである．

[Box Ⅲ -5-3]　肺結核を疑う CT 所見

分岐構造　tree-in-bud appearance
・結節，周囲の散布巣
・空洞
・浸潤影（空洞伴うことも）
・石灰化
・肺門リンパ節腫脹
・胸水
・胸膜肥厚

Recommendations

・胸部の結節影を見る際には，問診から患者の肺がんリスクを評価する．
・TS-CT で結節の性状・大きさを評価し，それに応じて経過観察・確定診断を適切な時期に行う．早期での確定診断のための検査は偽陰性となる可能性があり，必要以上頻度の TS-CT による経過観察は患者の負担増大になりかねない．
・結節影の経過観察・確定診断いずれを行うにしても，肺結核でないことの確認は必要である．

References

1）Wakai K, Inoue M, Mizoue T, et al; Research Group for the Development and Evaluation of Cancer Prevention Strategies in Japan. Tobacco smoking and lung cancer risk: an evaluation based on a systematic review of epidemiological evidence among the Japanese population. Jpn J Clin Oncol. 2006; 36: 309-24.

2）A Report of the Surgeon General, The Health Consequences of Involuntary Exposure to Tobacco Smoke (2006)

3）低線量 CT による肺がん検診の肺結節の判定基準と経過観察の考え方，第 5 版，日本 CT 検診学会 肺がん診断基準部会編，2017

4）Fraser RS, Muller NL, Coleman N, et al. Fraser and Pare's diagnosis of diseases of the chest. 4th ed. 1142-1143, Saunders,1999.

（坂下　拓人）

Case Presentation

Case Ⅲ－5 Space Occupying Lesion at Mass Screening

A patient, a 73 year-old female, had been prescribed medicine due to suffering from hypertension. After a mass screening this year she was found to have nodules on a routine chest radiography test. She said that she often suffered from a prolonged cough after catching colds. She doesn't have any subjective symptoms.
Life history: no smoking or allergy history
Medical history: Nothing significant to report.

Highlight

When diagnosing a nodule shadow of the chest, assess the patient's lung cancer risk from interview.
Evaluate the nature and size of the nodule with thin-section CT, and determine a diagnosis or whether a follow-up is necessary at the appropriate time. Tests for definitive diagnosis at an early stage may result in false negatives and follow-ups with TS-CT more frequently than necessary may increase patient burden.

第 4 章
神経内科分野

1　頭痛の初診のハイバリューケア

2　めまいのハイバリューケア

3　認知症の初診のハイバリューケア

4　Motor neuron disease の初診
のハイバリューケア

5　パーキンソン病の初診のハイバリューケア

1

頭痛の初診の
ハイバリューケア

□臨床指標 (Clinical Indicator) と■基準 (Criteria)
□ 危険な二次性頭痛を見逃さない
■ 二次性頭痛の red flags を知る
■ 適切に検査を行うことができる
□ 一次性頭痛に対して適切な対応ができる
■ 頭痛が患者の QOL を低下させることを理解する
■ 片頭痛の診断と特効薬の処方ができる

CHALLENGE CASE

患者：35 歳　女性

病歴：以前より時折頭痛を認めていたが，最近頻度が増えており，心配になって当院の総合内科外来を受診した．

Tutorial

総合内科外来にて，指導医（M：神経内科専門医）
初期研修医（R）

M：頭痛の初診患者さんです．頭痛の原因となる疾患は多岐にわたりますが，どのようなものを想定して診療を進めていきますか．

R：頭痛は一次性頭痛と二次性頭痛に二分され，一次性頭痛として片頭痛・緊張性頭痛・群発頭痛など，二次性頭痛としてクモ膜下出血や髄膜炎などが挙げられます．この患者さんでは頭痛は以前から続いており，片頭痛や緊張型頭痛が疑われるのではないでしょうか．診断には問診が重要だと思いますので，詳しく問診をとってみます．

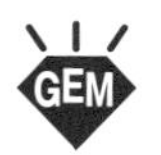

M：頭痛の初診時に最も大切なことは，必ず始めに二次性頭痛を除外するということです．頭痛は誰もが経験するありふれた症状で，大部分は緊張型頭痛や片頭痛などの一次性頭痛です．しかし，その中には時に重大な疾患が隠れているということを常に念頭に置いておかなければなりません．くも膜下出血や脳腫瘍などの命に関わる頭痛の患者さんが，総合内科外来にいきなり歩いてやって来ることが少なからずあります．また，長年片頭痛を抱えている患者さんが髄膜炎を起こすこともあり得るのです．

R：どのような場合に二次性頭痛を疑えばよいでしょうか．

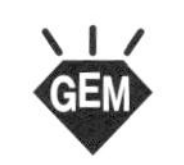

M：突然の発症，増悪傾向，悪性腫瘍や免疫不全などの基礎疾患，発熱・項部硬直・発疹など全身症候の合併，局在神経徴候の存在，40 ～ 50 歳以降の発症などが二次性頭痛の危険信号（Red flags）と考えられます．

突然発症ではクモ膜下出血を始めとする脳血管障害を疑いますので，頭部 CT などの検査を考慮します．増悪傾向の頭痛では腫瘍や慢性硬膜下血腫，局在神経徴候を伴う場合には脳血管障害や腫瘍，発熱や髄膜刺激症状があれば髄膜炎や脳炎，特徴的な発疹が見られたら膠原病や帯状疱疹，中高年での発症では脳血管障害や悪性腫瘍また側頭動脈炎などが想定されます．該当する場合には，それぞれ必要に応じて頭部 CT・MRI などの画像検査や，血液検査・髄液検査などの一般臨床検査を進めていくことになります．

R：頭痛の診断においては問診，一般身体所見，神経学的所見などを総合的に判断する必要があり，検査を行わなければ分からないものもあるのですね．

CHALLENGE CASE

診察室にて

体温 36.5℃，血圧 130/62mmHg，脈拍 70 回 / 分

頭頚部および四肢体幹部に皮疹なし，頭頚部及び顔面に圧痛や叩打痛なし，胸腹部に異常所見なし．意識清明，項部硬直なし，ケルニッヒ徴候なし．脳神経障害なし，四肢麻痺なし，四肢感覚正常．特記すべき既往歴なし．喫煙歴なし，機会飲酒のみ．家族歴として母にも頭痛がある．

CHALLENGE CASE

頭痛は拍動性で右側頭部に多い．閃輝暗点などの前兆はないが，頭痛には吐き気を伴うことがあり，ひどいときには仕事を休むほどである．痛みは半日程度続き，暗い部屋で静かにしていると少し楽である．10代の頃から月に数回の頭痛があったが，ここ2か月程は頭痛の頻度が増えている．市販の鎮痛薬が有効である．

R：頭痛のRed flagsに照らしてみると，発熱その他の全身症状はなく，悪性腫瘍その他の基礎疾患はありません．項部硬直や四肢麻痺・脳神経障害などの神経学的異常所見も認めません．頭痛は突然発症ではなく，年齢は40歳未満です．ただし頭痛は最近増えているようです．

M：増悪傾向の頭痛ですね．患者さんも不安に感じておられるようですので，頭部CT検査は確認しておきましょう．それから悪化のきっかけがないかどうか尋ねてみましょう．頭痛の性状からは何がわかりますか．

R：頭痛は拍動性で片側性ですので，片頭痛の特徴に合致します．ただし閃輝暗点などのはっきりとした前兆はないようです．

M：片頭痛の診断にはスクリーニングの問診が有用です．日常生活への支障，悪心，光過敏の3項目のうち，2項目陽性で93%，3項目陽性で98%の陽性的中率とされます[1)]．この患者さんでは3項目全て該当し，前兆のない片頭痛の診断基準も満たします[2)]．

片頭痛と鑑別すべき主な一次性頭痛として緊張型頭痛と群発頭痛が挙げられますが，それぞれの特徴はどのようなものでしたか．確認しておきましょう．

R：片頭痛は光や音過敏，悪心嘔吐を伴い，日常動作により増悪するような中等度以上の頭痛で，片側性･拍動性で発作性に繰り返します．これに対して，緊張型頭痛は軽度から中等度の持続的な圧迫感・頭重感で，光や音過敏，悪心嘔吐，日常動作による増悪は通常ありません．群発頭痛は20～30歳代の男性に多い一側眼窩部の頭痛発作で，えぐられるような激痛のため患者はじっとしていることができないといいます．眼充血や流涙・鼻漏・発汗過多・眼瞼下垂・

縮瞳などの自律神経症状を伴うのも特徴です．発作は数週から数か月の間群発して，その後数か月から数年の寛解期が続きます．

CHALLENGE CASE

その後

頭部CT検査で頭蓋内に出血や占拠性病変その他の異常所見のないことが確認された．頭痛が増え始める前に職場で異動があり，多忙で睡眠不足が続いていた．また鎮痛薬の使用が増え，ここ1～2か月は週に2回以上内服していることがわかった．

M：片頭痛の増悪因子として，ストレスや疲労，睡眠不足あるいは過眠，天候の変化，アルコールやカフェインの摂取，チーズやチョコレートなどの飲食物などが知られています．ストレス・不眠をきっかけとして，片頭痛が増悪した可能性が考えられます．また鎮痛薬の使用が増えており，薬物乱用頭痛（**Glossary** 参照）の除外も必要です．頭痛と鎮痛薬使用の状況を確認するために頭痛ダイアリーを記録してもらい，鎮痛薬の中止やトリプタン製剤（**Glossary** 参照）の適応について判断することにしましょう．

高価値な医療と低価値な医療 High-value Care & Low-value Care

High Value Care：

● 危険な二次性頭痛を除外できる．

● 一次性頭痛が患者のQOLを低下させることを理解し，適切な薬物加療や生活改善指導等が行える．

Low Value Care：

● 画像検査を行わず過小評価する．

● 特効薬の適応がある片頭痛患者にNSAIDSの処方を続けて，結果的に薬物乱用頭痛のリスクを高めてしまう．

Glossary

薬物乱用頭痛：

頭痛治療薬では，月に10～15回以上の内服が3か月以上続く場合．頭痛が月に15回以上起こっていると診断基準を満たす．一般に使用薬剤の中止によって改善する．ただし中止後に頭痛が一時的に増悪することもあり，その点を予め説明しておくことが必要である．

トリプタン製剤：

中等度から重度の片頭痛や，軽度でも鎮痛剤の効果が不十分な場合，鎮痛薬使用が頻回な例ではトリプタンを処方する方が良い[3)]．頭痛が始まってから1時間以内（できれば15分以内）に内服するように，服薬のタイミングについて指導する必要がある．予兆・前兆期に使用すると脳梗塞や心筋梗塞などの血管合併症を来すことがあり，極期に内服しても十分な効果は得られない．また禁忌事項（麻痺性片頭痛など）や併用禁忌薬が多いので，開始前にチェックが必要である．スマトリプタンには点鼻薬や自己注射用キットもあり，内服よりも効果の発現が早い．悪心嘔吐のため内服が困難な場合や重度の頭痛発作に対しては使用を考慮する．

Short Lecture：頭痛は総合内科外来で最も多い疾患です

頭痛はありふれた症状ですが，一次性頭痛であっても患者さんのQOLを非常に低下させるため決して軽んじることはできません．片頭痛にはトリプタン製剤内服，群発頭痛にはスマトリプタン皮下注射といった特効薬があります．また緊張型頭痛では運動不足，姿勢の悪さ，ストレスが三大誘因とされ，片頭痛でも前述のような誘発・増悪因子が指摘されています．これらの誘因を減らしていく生活指導も大切です．

Recommendations

・頭痛の初診では危険な二次性頭痛の除外が必須です.

・片頭痛や群発頭痛には有効な治療薬があります.患者さんの治療の機会を奪わないように,片頭痛を始めとする一次性頭痛の適切な診断・治療ができるようになりましょう.

References

1) Dodick DW. Pearls: headache. Semin Neurol. 2010; 30 : 74-81.

2) 国際頭痛分類 第3版beta版, 医学書院, 2014.

3) 日本神経学会·日本頭痛学会監修 慢性頭痛の診療ガイドライン2013. 医学書院, 2013.

(杉原 芳子)

Case Presentation

Case Ⅳ－1 First Examination for Headaches

A patient, a 35-year-old female, had sometimes experienced headaches. The frequency of the headaches had increased recently. She had become so concerned as to visit an outpatient clinic of general internal medicine.

Her physical findings were as follows:

Temperature 36.5℃ , blood pressure 130/62mmHg, pulse rate 70 /minute. There weren't any rashes on the head and the neck. There wasn't any tenderness or percussion pain on the head the neck or on the face. There weren't any abnormalities on the chest or on the abdomen.

Case Presentation

Her consciousness was clear. She didn't suffer from a stiff neck, Kernig's sign, cranial neuropathy, quadriplegia, or paresthesia of limbs.
There weren't any significant matters to report in her medical history. She had no smoking history. She was a social drinker. However her mother also had headaches.
She said that her headaches were pulsatile and often occurred on the right side of her head. There weren't any warning signs such as migraine aura. However her headaches sometimes caused nausea so severe as to be absent from the work. Her pain continued during for about half a day. She could feel a little better when resting quietly in a dark room. She had experienced headaches several times a month since she was a teenager, however the frequency of her headaches increased in the last two months before her visit. Over-the-counter analgesics were effective for her pain.
Later, a head CT test didn't reveal any abnormalities such as bleeding or occupying lesions in her cranium. A personal change in her office had occurred before her headaches began to increase, which caused her to have a lack of sleep due to her being very busy.
Furthermore, it was found that she had used analgesics so frequently as to take them more than twice a week in the previous few months.

Highlight

When you encounter a patient experiencing a headache, you have to rule out secondary headaches due to emergent illnesses such as subarachnoid hemorrhage, even in a general outpatient clinic.
Be aware of the fact that headaches can severely impairs a patients' quality of life. We must pay close attention so as to make an accurate diagnosis of migraine and other primary headaches, and offer appropriate treatment for them.

2

めまいの
ハイバリューケア

□臨床指標 (Clinical Indicator) と■基準 (Criteria)

□ めまい (dizziness) を主訴として内科外来を受診する症例の対応が可能か

■ めまいの鑑別診断方法を述べること出来るか？

■ めまいの診断に重要な病歴と診察所見は？

□ めまい症例に対して，適切な検査法（画像診断を含む）の依頼ができる．

■ 病歴と診察所見に基づいた適切な検査（画像診断）は何か？

□ めまいの診療において，見逃していけない疾患は？

□ 中枢性のめまいを鑑別できる．

CHALLENGE CASE

東近江総合医療センター　総合内科初診外来にて　総合内科指導医（GM）と初期研修医（R）が協力しながら外来を行っている．

患者：受診日の朝からのめまいにて，総合内科初診外来を受診した58歳の女性

（初期研修医が聴取した予診より）

今朝起きて，寝返りをうった際，部屋が回っているように感じた．寝床で2回嘔吐した．その後，歩行は可能であるが，やや足元がおぼつかなく感じ，不安である．耳鳴り，聴力の低下はない．ここ数日，咽頭痛と倦怠感があり，風邪かなと思っていた．職場の検診では，高血圧，高脂血症，高血糖の指摘はない．脳血管障害の家族歴はない．常用している薬剤もなし．

意識は晴明で，血圧 150/74 mmHg，脈拍 72 回 / 分　不整なし，体温　37.5 ℃，頭を動かすと回転性のめまいが強くなり，頭部を動かさなければ歩行可能で，じっとして座っていると楽である．手足の麻痺はなく，頭痛はない．しかし，咽頭痛と咽頭の発赤を認め，患者は，軽度の嚥下困難，嗄声を訴えている．

（文献 1 より　著者一部改変）

Tutorial　その1

総合診療指導医（腎臓内科から転身して5年目）：M
初期研修医：R

R：内科の初診外来に今朝発症のめまいを訴えられ58歳の女性の患者さんが来られました．今朝　起床時に寝返りをした時から，頭を動かした時に部屋が回る感じ，つまり，回転性めまい　vertigoを認めるようになったようです．現在，軽度のふらつきは感じられるようですが，歩行も可能です．頭を動かした時にめまい感が出現するようですし，めまいの正常　つまり，回転性めまいvertigoを呈していることから，末梢性のめまい，良性発作性頭位変換眼振(benign proximal positional vertigo BPPV)でしょうか？

M：確かに，総合内科を受診するめまい，特に回転性めまい (vertigo) を呈しる疾患で最も多いのは，BPPVですね．私は，多忙な総合外来の初診担当医として，回転性めまい vertigoを呈していても，1脳梗塞等の中枢性疾患に伴うめまいではないか？2貧血，心疾患，低酸素血症，発熱を来す疾患からの一症候ではないか？と考えて診療を行なっております．

R：そうですね，この患者さんは，バイタルサインの異常は認めておりません．中枢性…脳梗塞などの可能性…頭部CTを撮影して確認したいと思います．

M：中枢性のめまいは，脳幹の障害から生じることが知られているので，頭部CTでは，脳幹の病変は確認しづらいと思います．

R：では…脳幹の病変の検出に優れている頭部MRIの撮影も追加したいと思います．

M：確かに，中枢性疾患見逃さないということは大変重要と思いますが，めまいの診療において，必ずしも画像診断が必要ではないと言われており，病歴・診察所見から中枢性疾患を示唆する所見はありませんでしたが？

R：中年の女性ですが，心血管系疾患のリスクは認めませんし…

M：軽度の嚥下困難，嗄声を訴えられているようですが…

R：これは，数日前からの上気道炎からの症状ではないでしょうか？

M：脳幹の障害からの症状の可能性はないですか？

R：…

M：二人でもう一度，病歴，診察をしてみましょう．

CHALLENGE CASE

（症例の経過）

指導医とともに診察すると，

頭位を変換すると，めまいの症状と共に眼振が出現したが，眼振が1分を超えて継続していた．また，左の顔面の軽度の感覚障害を認め，左手の痺れ感も認めた．

脳幹の脳血管障害の可能性が示唆され，頭部MRIを撮影すると，左の延髄外側の脳梗塞と診断され，入院となった．

Tutorial　その2

R：大変驚きました．軽い嚥下困難・嗄声が延髄梗塞の症状だったんですね．私は，上気道炎の症状と思い込んでいました．また，回転性めまいで，頭位の変換でめまいが悪化していたので，良性頭位変換眼振（benign proximal positional vertigo BPPV）（**Glossary** 参照）と思い，脳幹梗塞の可能性はほとんど考えていませんでした．

M：そうですね．私は，先生からのプレゼンテーションを聞いて，軽い嚥下困難・嗄声がBPPVに合わないのではないかと思いまいした．しかし，私が最初から診察していたら見逃していたかもしれません（Short Lecture 1）．

また，頭位の変換でめまいが悪化するのは，BPPVのみの特徴でなく，中枢性のめまいでもみられることがあることは知っておくべきと思います（Short Lecture 2）．

今回の診療で気付いたのですが，当院の内科の外来は，眼振の確認に必要なフレンチェル眼鏡はないし，BPPVの確認のために，Dix-Halpike法の頭位変換試験を行うとしても，ベッド片側が壁に接しているといった問題点の改善が必要と思いました（救急室には，フレンチェル眼鏡あり，ベッドも両側自由になっている）．

高価値な医療と低価値な医療 High-value Care & Low-value Care

High Value Care：

- 根拠のあるめまいの性状（episodic 間歇的・continuous 常時／triggered 誘引あり・spontaneous 自発的）の鑑別を行う．
- めまいの鑑別に有用なベッドサイドにおける頭部・眼の診察を行う．
- 中枢性めまい症を見逃さない．
- めまい患者のは不安を取り除く診療を行う．

Low Value Care：

- 画像診断（頭部CT，MRI）のみに依存しためまい診療

  例　頭部CTで異常なし　（脳幹部の病変はCTでは鑑別困難）

  頭部MRIで異常なし　（発症早期の脳梗塞はMRIでも検出不能なことがある）

Short Lecture 1

総合内科外来において，中枢性めまいを見逃さないためには，どうしたらいいか？

めまい（dizziness）の鑑別診断において，「中枢性めまいを見逃さないこと」が重要とされている．しかし，総合内科の初診においては，救急外来でよく遭遇する「救急車で来院．めまいが強く，ゲーゲー吐いて，立てなくて，ベッドで横になって　開眼もできない」や，「発熱，低血圧，低酸素血症等のバイタルサインの異常を伴っためまい」という症例ではなく（歩行不能例や，バイタルサインの異常例は，自然と入院となり，経過を追うことになるので見逃しは少ないと思われる），「歩行は可能であるが，何かフラフラする」というような非特異的で重篤感に乏しい症例が多い．よって，時間的余裕が少ない総合内科外来において，「中枢性めまいを見逃さない」ためにどうするか，総合内科を担当する医師は常に考えておく必要がある（全ての症例に頭部 MRI を撮影するということは認められない）．

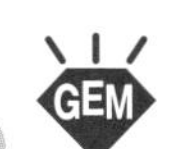

総合医（general practitioner GP）が，原則　かかりつけ医として，診療所レベルで診察にあたっている英国では，典型的な回転性めまい（Vertigo）を呈していても中枢性めまいを疑うべき症候（red flag signs）として，

1．vertigo 以外の神経系の症候（脳幹・脳神経由来が示唆される複視，顔面の筋力低下・まひ，顔面のびれ，嚥下困難，構音障害；上下肢の痺れ，麻痺等，症状が軽度でも無視しない），
2．新しく発症した頭痛（頭痛を伴う，以前の頭痛と異なる）
3．急性の聴力障害，
4．垂直性眼振 を上げている[1)]．

さらに，頻度が高く，良性とされる回転性めまい（Vertigo）を呈する疾患 良性頭位変換眼振（benign proximal positional vertigo BPPV）を Dix-Halpike 法，急性前庭神経炎を head thrust test: head impulse test といったベッドサイドの診断手技で確認すべきとしている．

また，めまい（dizziness）の鑑別診断において，神経学的診察のみならず，バイタルサインの確認，起立性低血圧の有無，心臓・呼吸器系の診察が必要であることは言うまでもない．

Short Lecture 2

新しいめまい (dizziness) の鑑別法

以前は，めまい（dizziness）の診療というと，めまいの性状から，vertigo（回転性めまい），presyncope（前失神），disequilibrium，lightheadedness（浮動感）と分類し，鑑別診断を行うべきとされていたが[2)]，これらのめまいの性状の分類を正確に行うことが困難なことより，近年，より正確に可能な方法が提唱されている〔患者は，めまいの性状より，めまいの timing（episodic 間歇的 or continuous 常時）や，誘引の有無をより正確に述べることができるとされている〕[3)].

この新しい分類・診断方法は，TiTrATE（Timing of the symptoms, the Triggers that provoke the symptoms, And a Targeted Examination）と呼ばれ，めまい（dizziness）は，episodic triggered, spontaneous episodic, continuous vestibular と分類される **(Box Ⅳ-2-1)**. episodic triggered は，めまい症状が，間歇的に出現し，体動に伴い頭位が変化した時に誘発・出現するものを示し，BPPV や，起立性低血圧によるめまいがあてはまる. spontaneous episodic は，間欠的なめまい症状を誘発する誘引が存在しないもので，メニエル氏病等があてはまる. continuous vestibular は，めまい症状が常時存在するもので，薬剤性や，前庭神経炎，中枢性めまいがあてはまる. 体動による頭位の変化にめまい症状が悪化するのは，中枢性めまいでもみられ，安易に，episodic triggered と判断しないことが重要である. また，めまい症状で総合内科外来を受診する高齢者の約 1/4 が薬剤によるめまいという報告もあり注意すべきである[3)].

注：めまい症状を訴えている患者は，不安が強く，めまい症状が間歇的なのか，持続しているのかをも説明できないことが多い. よって，めまいの持続時間は？めまいは今も続いていますか？ めまいは今ありますか？ 繰り返していますか？ 繰り返す場合は，1回のめまいはどれくらいの時間続きますか？ などの，めまいの頻度や，持続時間，間歇的や常時かを明確にする問診が必要である.

[Box Ⅳ -2-1]　新しいめまい dizziness の鑑別方法

めまい症を呈する患者
めまい症状が間欠的か常時存在するか？
めまい症状が間欠的；診察時めまい症状がない；短いめまい症状を繰り返している

体位や頭位の変化で誘発される	Dix-Halpike 法　陽性	BPPV
	Dix-Halpike 法　陰性	起立性低血圧の確認
体位や頭位の変化で誘発されない	聴力障害	メニエル氏病
	偏頭痛	Vestibular migraine
	精神的要因あり	

めまい症状が常時存在する；診察時めまい症状がある；持続時間の長いめまい症状がある

末梢性　前庭神経炎　HINT 法	Head impulse　眼固定有り；中枢，無し；末梢
	Nystagmus 1 方向性 水平；末梢，注視性；垂直 中枢
中枢性	Test of Skew 眼が垂直に流れる；中枢性

薬剤・外傷性

（文献３より　著者一部改変）

Glossary

1．良性頭位変換眼振 (benign proximal positional vertigo BPPV)：

耳石が，三半規管にこぼれて，頭位変換時に三半規管内の耳石が移動し，リンパ液の流れが生じ，めまいが発症すると考えられている．よって，めまいの持続時間は１分以内と短く，頭位を固定していればめまい・眼振は生じない．また，耳石がリンパ液内にあることから，頭位変換後，めまい・眼振発症までの１～２秒の潜時があることが特徴とされている．後半規管に耳石が落ちる場合が70% であり，Dix-Halpike 法で診断，Epley 法で治療する．水平半規管に耳石が落ちる場合が 30% であり，supine roll test で診断し，Lempert 法で治療する[5]．

2．末梢性めまいと中枢性めまいとの鑑別に有効な HINTS 法 (Head impulse, nystagmus, test of skew)

Head impulse：患者を座位にし，正対した検者の鼻を見てもらい，急に顔を横に向けて（約 10 度）から正面に戻す．一側で眼球の固定（人形の目現象）が保てなければ末梢性を示唆する．

Nystagmus：検者の指を左右に動かし，患者の眼でおってもらう．眼振が水平性で，方向が一方向であれば末梢性を示唆する．眼振が，垂直性や回旋性であったり，注視方向に眼振の方向が変化性であったりすれば中枢性を示唆する．

Test of skew deviation：左右の眼を交互に素早く隠し，正対した検者の鼻を見てもらう．眼が縦に流れたら，中枢性を示唆する．

HINTS 法の 3 つの検査にて，3 つとも中枢性を示唆する所見を認めなければ中枢性のめまいをほぼ否定できると考えており，発症早期の脳梗塞（特に脳幹梗塞）であれば，HINTS 法の感度は，頭部 MRI より高いとされている[4,5]．

Recommendations

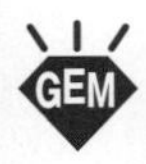

・めまいの診療に必要なものは，頭部 CT や MRI 検査でなく，病歴と診察所見であることを理解しよう．「中枢性のめまい症を見逃さない」という診療を常にこころがけよう．

References

1）Barraclough K, Bronstein A. Diagnosis in general practice Vertigo. BMJ. 2009; 339 b3493

2）Post RE, Dickerson LM. Dizziness: A diagnostic approach Am Fam Physician. 2010; 82: 361-368.

3）Muncie HL, Sirmans SM, James E. Dizziness: approach to evaluation and management. Am Fam Physician. 2017; 95: 154-162.

4）Taruntzer AA, Berkowitz AL, Robinson KA et.al.Does my dizzy patient have a stroke? A systemic review of bedside diagnosis in acute vestibular syndrome. CMAJ. 2011; 183: E571-592.

5）佐々木隆徳　中枢性めまいを疑うHINTS(ヒント）を確認しよう　めまい，もう困らない　救急・当直　ver 3 林寛之編　pp 49-58, 日本医事新報社，2017.

（杉本　俊郎）

Case Presentation

Case Ⅳ－2　Evaluation of Dizziness in High Value Care

A 58-year-old female patient visited an outpatient clinic of general internal medicine with a complaint of having dizziness from the morning of the visiting day.
A junior resident performed a medical interview as follows:
When she woke up and turned over, she experienced the room spinning. She vomited twice in her bed. After that, she could walk, though she walked unsteadily and felt anxiety. She didn't have a ringing in her ears or hearing loss. She'd had a sore throat and malaise for a few days, so she thought she might have caught a cold. She wasn't found to have hypertension, hyperlipidemia or hyperglycemia. She didn't have a family history of cerebrovascular diseases. Also there weren't any drugs which she regularly used. Her consciousness was lucid. Her blood pressure 150/74 mmHg, pulse rate 72/minute, regular. Her temperature was 37.5 ℃. When moving her head, she experienced strong rotary vertigo. However when she kept her head still she could walk and she felt relaxed while sitting. She didn't have any paralysis of her extremities or headaches. Besides having had a sore throat and redness in her pharynx, she complained about a mild difficulty in swallowing and hoarseness.

Highlight

Dizziness is a common symptom. Peripheral etiologies are usually benign, and central etiologies require urgent treatment; thus, evaluation focuses on determining whether the etiology is peripheral or central. Laboratory testing and imaging studies are not necessary and are usually not helpful. Therefore, recently a novel approach to evaluation of dizziness: TiTrATE ; Timing of the symptom, the Triggers that provoke the symptom, And a Targeted Examination, has been proposed for High Value Care.

3

認知症の初診のハイバリューケア

□臨床指標 (Clinical Indicator) と■基準 (Criteria)
□ 物忘れを主訴に来院した患者の鑑別診断
■ 治療可能な病態を見逃さない
■ 認知症の鑑別診断を挙げられる
□ 各種画像検査の特徴を理解している
■ 頭部 CT
■ 頭部 MRI
■ 脳血流シンチグラフィー

CHALLENGE CASE

患者：74歳　男性

病歴：某年3月頃までは自営の仕事をこなしていたが，この頃から物忘れが目立ち，仕事上のミスが増えてきた．家人は，疲れているのかと思って様子を見ていたが，単純な計算でも誤るようになり，某院（脳外科）を受診した．血液検査に異常はなかったが，頭部 MRI で異常所見がみられた．しかし，言語機能・運動機能に問題はなく，発熱など感染症状もなかったため，さらに1カ月後に再検査ということになった．1カ月後の頭部 MRI でも初回と同様の所見があったが，症状に大きな変化はみられず，さらに1カ月後に再検査をされた．MRI 所見は変わらないため，当院神経内科に紹介された．

Tutorial

総合内科外来にて，指導医（M：神経内科専門医）
初期研修医（R）

M：認知症を起こす病気・病態にはどのようなものがありますか？

R：アルツハイマー病 (AD)，レヴィ小体型認知症 (DLB)，血管性認知症 (VD)，前頭側頭葉型認知症 (FTD) が挙げられます．

M：そうですね．その4つが基本的ですね．それでは，まず患者さんが認知症であるのか，そうでないのか，ということから始めましょうか．先生は，初診外来で患者さんを診る時に，そのような観点から何に着目して，どのように問診をしますか？そして最初の検査として何をするでしょうか？

R：物忘れが，いつ頃から出てきて，それが時間の経過でどうなったのか，尋ねます．それから，長谷川式簡易知能スケールやミニメンタルステート (MMSE) をしてみて，得点が20点以下なら認知症があると思います．脳の萎縮があるかどうか，最も迅速にできる検査はCTなので，それを受けていただきます．

M：その他には何かありませんか？

R：うーん，と．思いつきません．

M：まず患者がどのように診察室に入ってくるか，神経内科ではそこからすでに診察は始まっています．患者が一人で入ってきて，「いやぁ，昨日の『ためしてガッテン』を見て，自分も認知症じゃないかと思って来ました」と言われるのと，家族が付き添って入ってきて，患者の後から首を振ったり手を振ったりしてジェスチャーで患者の言うことを否定している，という状況とでは明らかに違ってきます．物忘れまたは高次脳機能障害の症状に患者自身の自覚があるのか，ないのか，これがまず重要なポイントです．多くの認知症患者は，

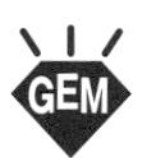

「自分では大丈夫なんだけれど，家のやつがどうしても病院に行け，というので来たんです」というようなことを言われます．

会話の中では，「あれ」とか「それ」などと，指示語が多く出てくるのも特徴です．何か尋ねても，「急にそんなことを尋ねられても困ります」というような「取り繕い」が出たり，同伴した家族に意見を求めるような「振り返り徴候」が出たりすることも認知症を示唆します．

私たちの病院では，初診患者も再診患者も一緒に診ていかなければなりません．よく，「初診患者の診察には，問診も含めて1時間以上かけてじっくりと診ます」というような記事を見ますが，そのような診療ができるのは，大学の教授だけで，そんなことをしていたら，他の患者さんから苦情が殺到します．そうでなくとも，認知症の患者さんの場合，本人の話すこととは別に，家族の話も大切ですから，要領よくやらないとダメ医者呼ばわりされます．次に身体所見は，この際不要で省きますか？

R：問診をとって，その上に脳神経から運動・感覚・反射などを診ていたら，やっぱり1時間かかってしまいます．

M：その通りです．全てを診察することは時間が許してくれません．私は，次の点については診ておきます．

① 表情：普通か，乏しいのか（うつ病，DLB を含むパーキンソン病 (PD) 関連疾患，甲状腺機能低下症，副腎不全）
② 眼球運動：正常か，障害があるのか（進行性核上性麻痺，大脳皮質基底核症候群，ウェルニッケ脳症）
③ 舌筋の萎縮と線維束性収縮：あるか（筋萎縮性側索硬化症），ないか
④ 四肢の安静時振戦・筋固縮：あるか（PD・DLB），ないか
⑤ 反射：亢進しているのか（VD，筋萎縮性側索硬化症），していないのか
⑥ 起立と歩行：無動（すくみ足）はないか（DLB を含む PD 関連疾患）
⑦ 舞踏病：ハンチントン病，歯状核赤核淡蒼球ルイ体萎縮症

長くなりましたが，検査の話に移りましょう．初診での血液検査では，一般的な血算・肝機能・腎機能などの他に，血糖・Ca・P・甲状腺機能・副腎機能・梅毒については必ずそれらを測定しましょう．糖尿病や電解質異常，甲状腺

機能低下症，副腎不全は見逃してはいけない病態です．これらは適切な診断と治療により改善する病態です．

次に画像検査です．頭部単純 CT は確かに迅速にできる検査で時間もかかりません．認知症に関して，CT で得られる情報にはどんなものがあるでしょうか？

R：AD なら海馬，FTD なら前頭側頭葉が萎縮します．VD なら陳旧性多発脳梗塞が確認できます．

M：教科書的な回答ですね．萎縮は病気が進行しないとわかりません．CT を見るポイントは次の通りです．

① 脳表の異常：両側慢性硬膜下血腫（水腫）
② 虚血性病変：低信号として描出，分布と数
③ 脳萎縮：部位と程度
④ 脳室の大きさと頭頂部の脳の状態（正常圧水頭症）
⑤ 石灰化：大脳基底核と小脳歯状核における対称性の石灰化

R：①から④は大体わかります．⑤は何ですか？

M：放射線の先生も，これらがあっても，何も記載されないか，生理的石灰化と書かれることが多いようですが，神経症状のある患者では生理的とは呼べないことがあります．⑤のみられる場合には，副甲状腺機能低下症・ミトコンドリア病の可能性がないかどうか，他の検査が必要です．これらが除外されれば，石灰化に家族歴があれば，Familial Idiopathic Basal ganglia Calcification (FIBC) と呼ばれる遺伝疾患（すでに多数の遺伝子異常が報告されています）[1]，家族歴がなければ，DLB を初めて報告した我が国の小阪憲司先生が提唱されている Diffuse Neurofibrillary Tangle with Calcification (DNTC) [2] という病態も考える必要があります．

R：だんだん難しくなってきました．私たちにはそんなところまではわかりません．私たちがする初期対応としては，問診・検査・CT まで行って，後は先生のようなご専門の先生へ紹介でよいのではないですか？

M：現実にはそうなることがほとんどですが，それではいつまでたっても脳のことはわかりません．総合内科と言いながら，そこで終わってしまっては身も蓋もありません．それで終わるなら，総合内科は不要で，振り分けができるベテラン看護師の方が給料は安くて済みます．頑張って次のステップに行きましょう．患者さんはすでに他院で頭部 MRI を何度も撮っておられます．次にその MRI を見ましょう **(Box Ⅳ -3-1)**．これは，拡散強調画像 (DWI) という撮像法です．

R：白く光ってますね．

M：さて，認知症疑いの患者で，MRI を依頼する時に，何を見たいのか，やはり放射線科にわかるように依頼をしなければなりません．セットのボタンを押すだけでは見逃す場合もあります．どんな撮像法を依頼しますか？

R：そんなこと考えてみたこともありません．先生の言われたように，セットボタンを押しているだけです．

[Box Ⅳ -3-1]　拡散強調画像 (DWI)

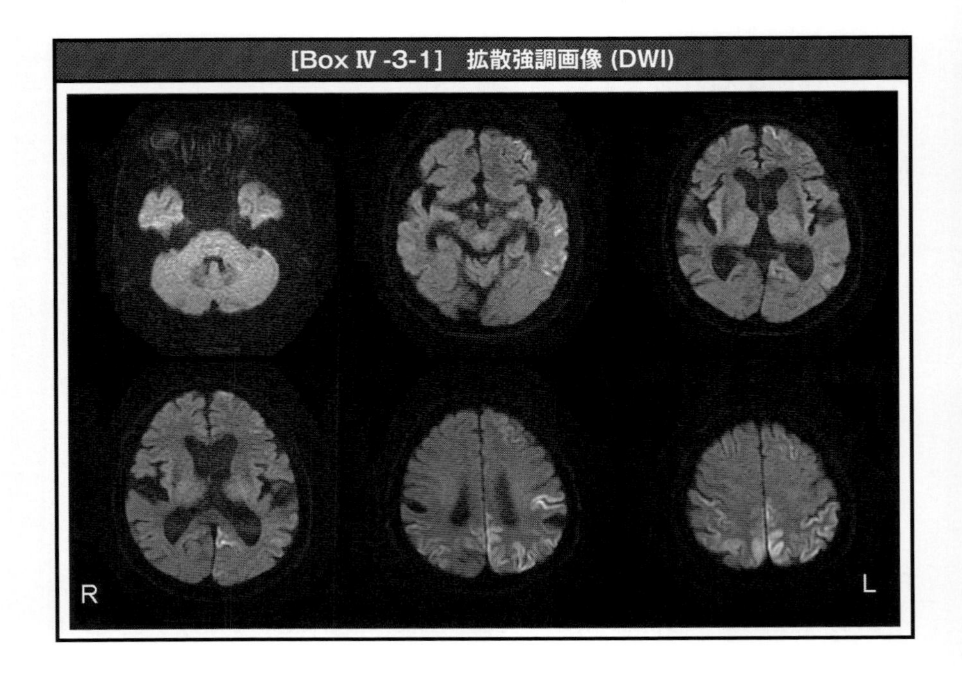

M：脳梗塞疑いなら，恐らく研修医100人中100人とも，DWIやMRAを入れてくれると信じていますが，認知症は難しいですか？脳の構造を見るためには，通常のT1，T2，FLAIR画像がよいでしょう．海馬を見るためには冠状断などの撮像も有用です．MRIを用いて脳萎縮領域をわかりやすく表示できるVSRADというものもあります．しかし，脳梗塞ではないけれども，DWIとT2*は入れて下さい．

今回の症例のように，大脳皮質に沿って高信号領域が広がる所見はDWI以外では見落とされることがあります．この症例で見られる所見はクロイツフェルト・ヤコブ病 (CJD) に特徴的です．他にDWIでわかる認知症を呈する疾患は次の通りです．

① 神経スフェロイドを伴う遺伝性びまん性白質脳症 (Hereditary Diffuse Leukoencephalopathy with axonal Spheroids; HDLS)：脳梁の菲薄化と脳梁膨大部DWI高信号が特徴的
② 神経核内封入体病 (Neuronal Intranuclear Inclusion Disease; NIID)：CJDとは異なり，皮質と白質の境界領域のU fiberを含む弓状のDWI高信号

T2*では，陳旧性出血性病変が見えやすく低信号として描出されるため，アミロイドアンギオパチーや高血圧性脳出血，海綿状血管腫がわかります．石灰化など金属沈着も低信号となります．

T1強調画像では，両側大脳基底核（特に淡蒼球）がぼんやりと高信号に描出される病態があります．これは，肝硬変やマンガン中毒の所見で，認知機能低下が実は肝性脳症だったということもあります．マンガンの沈着を表していると言われています．

FLAIR画像は，脳表や脳室の髄液信号を下げることで脳表の観察が容易になるという撮像法です．脳表にあるくも膜下腔の蛋白濃度の増加があれば，FLAIRで高信号となりますが，T2強調画像では異常は見えにくく見逃されます．このようなくも膜下腔の変化は，くも膜下出血や髄膜炎で見ることができます．

R：いやぁ，先生．とてもたくさんの情報があるのですね．認知症と言えば，

ADかと思っていましたが，聞いたことのない病気まで，先生方はご存知なのですね．でも，こんな病気は滅多にないというのが実際じゃあないのですか？

M：私も昔はそういうふうに思っていました．でも，それは大きな誤りです．患者さんは当然医療については素人です．自分がどんな珍しい病気であるかなんてことはわかりっこありません．だから，普通に開業医にも行くし，普通の病院にも行きます．当院は，私が赴任した時には内科常勤医がゼロ，地元の人までが病院はつぶれる，と感じていました．そこから，何とか立ち直ってきた病院です．神経内科にしても，私が何かの領域の大家であるわけでもなく，神経内科の中の特定の領域だけ特化して診療が成り立つというわけでもありません．頭痛・しびれ・めまい・物忘れ・痙攣など，あらゆる神経症状を一手に引き受けなければならない，場合によっては神経とは無関係な内科疾患も診なければならない，そういう病院です．県内の他病院と比較して，特に外来・入院患者が多い，ということもありません．それでも，今列挙した，恐らく「聞いたこともない病気」のFIBC・DNTC・HDLS・NIIDの患者さんを当院で診断しています．提示した症例はCJDの中でも5%程度とされているMM2型であると思われます[3]．当院だけにそのような希少疾患が集まっているとは考えられません．きっと，これらの患者さんは，「認知症」あるいは「若年性認知症」といった，実に曖昧な名称で診断されている，看過されているはずだと考えています．

R：先生，いつになったらADやDLB，FTDが出てくるのでしょうか？

M：それでは，脳血流シンチグラフィー（SPECT）（**Glossary**参照）にいきましょう．本来はPETが望ましいのですが，当院をはじめPETまで備えている病院は少なく，SPECTを行います．ADではSPECTはどうなりますか？

R：海馬が血流低下すると思います．

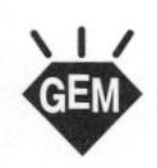

M：進行すればそうなるだろうけれど，初期にはそうなりません．ADでは，初期から後部帯状回で血流が低下することがわかっています．しかし，SPECT生データではその変化はわかりにくく，eZIS解析をしなければなりません．FTDは文字通り，前頭側頭部に血流低下がみられます．DLBでは，

臨床症状として幻視があることが多く，後頭葉の血流が下がります．DLBでは，SPECTのほかに，もう一つ有用なRI検査がありますが，知っていますか？

R：ああ，それならわかります．MIBG心筋シンチグラフィーですね．

M：その通りです．病理学的にLewy小体が出現するPD・DLB・純粋自律神経不全症では，MIBG心筋シンチグラフィーで，心筋に分布する交感神経節後線維終末への核種取り込みが減り，H/M比が低下します．DLBの疑われる患者では，パーキンソン症状や自律神経障害も念頭に置いて診察することが必要です．FTDはどのような症状が出てきますか？

R：前頭葉が障害されると，脱抑制になって，反社会的な行動が出てきます．

M：そうです．他には，常同行動といって，毎日同じ物ばかり食べる，散歩は同じコースを通らないと気がすまない，というふうにもなります．AD患者は徘徊して家に帰れなくなりますが，FTDは同じ道を歩くので徘徊にはなりません．FTDで注意して診なければいけないところはどこだと思いますか？

R：よくわかりません．

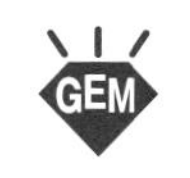

M：それは，言語機能と運動症状です．

原発性進行性失語症 (Primary Progressive Aphasia; PPA) という言葉は知っていますか？全般的な認知機能の低下がないにもかかわらず，言語機能だけが比較的選択的に障害され，徐々に悪化していく病態のことです．現在，PPAは3つに分類されています．進行性非流暢性失語症 (Progressive Non-Fluent Aphasia; PNFA)・意味性認知症 (Semantic Dementia; SD)・Logopenic progressive aphasiaの3つです．これらの中で，SDは，失名辞という徴候が顕著にみられます．品物の名前が言えず，単語を聞いても意味がわからないという症状です．熟字訓も読めなくなります．例えば，「海老」という単語は，それを初めて見た時のように，「かいろう」と読み，「えび」とは読めません．これを表層性失読と言います．これらの言語症状は，優位半球側頭極の萎縮による症状です．非優位半球の側頭極が萎縮すると，相貌失認になったり，地誌的障害が出現したりします．当院では，環境音失認がみられた症例もありました．

SD は徐々に前頭葉症状も呈するようになり，FTD となります．

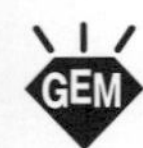

FTD では運動症状にも気をつけて診ないといけません．FTD と合併するのは運動ニューロン病，つまり筋萎縮性側索硬化症です．認知症症状が先行することもあれば，反対に運動症状が先行することもあります．他院でずっと FTD でフォローされている患者が，いきなり 2 型呼吸不全で当院に緊急入院されたケースもあります．それまで誰も手足の筋萎縮や嚥下障害に気付いていないんですね．FTD を伴う ALS の言語症状として，特に失書[4)]が有名ですが，純粋語唖（発語失行）[5)]や SD 合併例もあります．

話がだいぶ長くなりました．認知症の初診ということで，診断に必要な診察や検査，鑑別診断について話してきました．どうでしたか？

R：認知症と一言で言っても，深いんですね．

高価値な医療と低価値な医療 High-value Care & Low-value Care

High Value Care：

- 認知症症状を要約し，随伴神経症状にも目を配れる
- 家族からの情報収集ができる
- 治療可能な病態を除外できる
- 適切な血液検査と画像診断ができる

Low Value Care：

- AD，DLB，VD，FTD のほかに認知症を呈する疾患に思いを馳せない
- 「認知症」の認知機能だけにしか関心を払わない

Glossary

脳血流シンチグラフィー：使用薬剤は ECD でも IMP でもよいが，eZIS 解析や 3D-SSP 処理を行い，健常者対照と比較した画像が有効である．

Short Lecture

病理学的な名前のついた認知症疾患の最近の進歩

「神経スフェロイドを伴う遺伝性びまん性白質脳症 (Hereditary Diffuse Leukoencephalopathy with axonal Spheroids; HDLS)」と「神経核内封入体病 (Neuronal Intranuclear Inclusion Disease; NIID)」は，本文中でも触れたが，これまでは生前診断ができなかった疾患である．ともにMRIでの特徴的な所見を有する．HDLSはcolony stimulating factor 1 receptorの遺伝子異常が明らかとなった[6]．NIIDでは，神経以外の細胞でも核内封入体があることがわかり，皮膚生検や直腸生検で診断できるようになった[7]．これら二つの疾患は，MRI画像から鑑別疾患に列挙することが必須となり，確定診断の方法も知っておく必要がある．一方，「嗜銀顆粒性認知症 dementia with grain/Argyrophilic grain dementia」については，まだ生前診断が困難である．FTDのような脱抑制や脳萎縮の左右差が顕著なことがADとの違いとして挙げられるが，生前診断に有効な方法はまだ確立されていない[8]．

Recommendations

・認知症患者をそのままADとしても，はずれる確率の方が少ないが，画像所見などで見落としがないようにすることが大切である．

References

1）Hsu SC, Sears RL, Lemos RR, et al. Mutations in SLC20A2 are a major cause of familial idiopathic basal ganglia calcification. Neurogenetics. 2013;14:11-22.

2）Ukai K, Kosaka K. Diffuse neurofibrillary tangles with calcification (Kosaka-Shibayama disease) in Japan. Psychiatry Clin Neurosci. 2016;70:131-140.

3）Hamaguchi T, Kitamoto T, Sato T, et al. Clinical diagnosis of MM2-type sporadic Creutzfeldt-Jakob disease. Neurology. 2005;64:643-648.

4) Ichikawa H, Takahashi N, Hieda S, et al. Agraphia in bulbar-onset amyotrophic lateral sclerosis: not merely a consequence of dementia or aphasia. Behav Neurol. 2008;20:91-99.

5) Maeda K, Ogawa N, Idehara R, et al. Amyotrophic lateral sclerosis presenting with apraxia of speech. J Neurol. 2013;260: 1667-1669.

6) Rademakers R, Baker M, Nicholson AM, et al. Mutations in the colony-stimulating factor 1 receptor (CSF1R) gene cause hereditary diffuse leukoencephalopathy with spheroids. Nat Genet. 2011;44:200-205.

7) Sone J, Tanaka F, Koike H, et al. Skin biopsy is useful for the antemortem diagnosis of neuronal intranuclear inclusion disease. Neurology. 2011;76:1372-1376.

8) Ferrer I, Santpere G, van Leeuwen FW. Argyrophilic grain disease. Brain. 2008;131:1416-1432.

(前田　憲吾)

Case Presentation

Case Ⅳ－3　The First Examination of Dementia

A 74-year-old male patient had been running his own business fine until March of this year. However his forgetfulness had begun to stand out recently, also his mistakes at work had increased day by day. His family had watched him, thinking that he had been tired. Finally he had begun to make mistakes doing simple calculations, so that his family took him to a neurosurgery hospital. There were not any abnormalities in the laboratory examinations, however there was an abnormality on his head MRI findings. There were not any matters to report related to his language function or motor function, furthermore he did not have any infectious symptoms such as a fever, so he was advised to visit the hospital for tests one month later again. One month later his MRI results and symptoms had not changed. He underwent the same tests one more time. Still there were not any changes in his MRI findings, so that he was consulted to the neurological clinic of our hospital.

Highlight

At the diagnosis of dementia, neuroimaging tests should be done for the differential diagnosis. Recently, characteristic findings on magnetic resonance imaging have been reported. Hyperintense lesions on diffusion-weighted imaging are found at the cortices in Creutzfeldt-Jakob disease, at the borders of the cortex between subcortex in neuronal inclusion body disease, and at the corpus callosum in hereditary diffuse leukoencephalopathy with axonal spheroids. On computed tomography, symmetric calcification at the basal ganglion and dentate nucleus suggests familial idiopathic basal ganglia calcification or diffuse neurofibrillary tangles with calcification. For the differential diagnosis of classical dementia diseases including Alzheimer's disease, frontotemporal dementia, and dementia with Lewy bodies, single photon emission computed tomography is useful.

4

Motor neuron disease の初診のハイバリューケア

□臨床指標 (Clinical Indicator) と■基準 (Criteria)

□ 筋力低下を主訴とした患者の鑑別診断
- ■ 神経学的所見がとれる
- ■ 責任病巣を推測する
- ■ 鑑別診断を列挙できる

□ 必要な検査を依頼できる
- ■ 各種電気生理学的検査の意味を理解できる

CHALLENGE CASE

患者：45 歳　既婚女性

病歴：この数年，両足に力が入りにくくなってきた．徐々に悪くなり，立ち上がるのにも，何か支えになるものを使わないと立ち上がれなくなった．よくこむら返りが起こる．つま先立ちはできる．足のしびれ感はない．手を使うのには，今のところ不自由はない．これまで，これといった病気や怪我はない．父親も自分と同じ年齢の頃から足が悪くなり，寝たきりになって亡くなった．仕事は事務職．

Tutorial

総合内科外来にて，指導医（M：神経内科専門医）
初期研修医（R）

M：足の筋力低下を主訴に来院された事例です．この病歴からはどんな病気が想像できますか？

R：まだ若い年齢で，家族歴もあるので，何かの筋ジストロフィーではないでしょうか．

M：そうですね．それでは診察所見を取りましょう．

CHALLENGE CASE

診察所見：

身長 158cm，体重 60kg，血圧 134/80，脈拍 64，体温 36.5℃
言語：失語なし，構音障害なし
脳神経系
瞳孔左右差なし，対光反射は両側とも迅速
外眼筋麻痺なし，眼瞼下垂なし
顔面は左右対称で筋力正常，触覚も正常
聴力低下なし
舌筋：萎縮なし，変偏なし
軟口蓋挙上：正常
運動系
　上肢バレー徴候なし，下肢バレー徴候なし
　不随意運動：大腿部に線維束性収縮を認める
　　徒手筋力テスト：三角筋・上腕二頭筋・上腕三頭筋・手根屈筋・手根伸筋は 5/5，腸腰筋 4/4，臀筋 4/4，大腿四頭筋 5-/5-，ハムストリングス 5-/5-，前脛骨筋 5/5，腓腹筋 5/5
　筋萎縮：なし
　筋トーヌス：正常
　しゃがみ立ち：支えが必要，つま先立ち・踵立ちは可能
感覚系
　表在感覚：温度覚・触覚・痛覚は四肢遠位部で異常なし
　深部覚：振動覚は両側内顆で軽度減弱
腱反射：全体的に低下，病的反射なし
協調運動：指鼻・膝踵テストは正常，Romberg 徴候陰性，継ぎ足歩行可能

M：さて診察所見はこの通りです．要約して下さい．神経系の疾患では，必ず短い言葉で患者の状態を要約することが大切です．

R：数年の経過で進行した両足筋力低下を呈した，家族歴のある中年女性ということでよいでしょうか？

M：そうですね．筋力低下の部位には，近位優位か遠位優位か言葉を足した方がよいですね．それでは鑑別診断を挙げてみて下さい．

R：最初は筋ジストロフィーのどれかかなと思ったんですが，線維束性収縮があるので，脊髄の運動ニューロンが障害される病気，筋萎縮性側索硬化症 (ALS) だと思います．

M：いいでしょう．脊髄前角の運動ニューロンが障害される病気は ALS だけですか？ ALS を含む，次のような疾患についても考えてみて下さい．

[Box Ⅳ -4-1]　上位または下位運動ニューロンの異常により筋力低下や筋萎縮をきたす疾患

	ALS	PLS	PBP	SPMA	SBMA	HMSN-P	postpolio
		(ALS に移行することも)					
錐体路徴候	+	+	−	−	−	−	−
球麻痺	+	−	+	−	+	±	−
肢の筋萎縮	+	−	−	+	+	+	+
随伴症状	−	−	−	−	+	+	−
地域集積性	−	−	−	−	−	+	−

(ALS: amyotrophic lateral sclerosis, PLS: primary lateral sclerosis, PBP: progressive bulbar palsy, SPMA: spinal progressive muscular atrophy, SBMA: spinobulbar muscular atrophy, HMSN-P: hereditary motor and sensory neuropathy with proximal dominancy)

R：先生，聞いたことのない病気があるので教えて下さい．大学の講義では習っていないと思います．

M：PLS は原発性側索硬化症で，上位運動ニューロンの徴候のみ示す病態，PBP は進行性球麻痺で舌萎縮のみ呈する病態です．SPMA は脊髄性進行性筋萎縮症で成人発症する下位運動ニューロン徴候を示す病態で，これらは時間経過とともに他の神経徴候を伴い ALS に移行することがあります．特に PBP はほぼ ALS になります．SBMA は Kennedy-Alter-Sun 病とも呼ばれ，アンドロゲン受容体遺伝子の異常により伴性劣性遺伝形式を示す疾患です．顔面筋の線維束性収縮も伴いやすく，舌萎縮は必発です．女性化乳房など男性ホルモン不足の症状を伴います．HMSN-P は近位型遺伝性運動感覚性ニューロパチーと訳され，常染色体性優性遺伝形式をとります．軽度の感覚症状を伴い，沖縄県と滋賀県に集積しています．Neuropathy（末梢神経障害）に分類されていますが，脊髄前角と後根神経節に病変の主座があり，neuronopathy と表記されるべきです．Postpolio 症候群は，小児期に罹患した急性灰白髄炎（いわゆる小児麻痺）から数十年後に，また別の筋肉が萎縮していく病態です．通常，筋萎縮が起こる部分は一肢であることが多く，多肢に及ぶ時でも，階段的な進行を示します．
　さて，提示症例はどれに該当するでしょう？

R：腱反射亢進や病的反射はないので，PLS ははずれます．ALS は錐体徴候・球麻痺・四肢体幹の筋萎縮のうち，二つ以上揃わないと診断できないので，この段階ではまだ ALS とは診断できません．SBMA については，患者さんが女性なので否定的です．仮に男性であっても，球麻痺がなければ SBMA は考えにくいと思います．Postpolio は小児麻痺がなかったこと，両側下肢に症状が現れたことから異なると思います．結局，残るのは SPMA と HMSN-P になります．

M：すばらしい回答ですね．しかし，家族性の ALS というものもあるので，それも頭の片隅に置いておきましょう．それでは SPMA と HMSN-P を鑑別するために，問診上必要な情報は何でしょう？

R：上の表から考えると，地域性ということになります．この病院は滋賀県東近江市にあるので，HMSN-P かもしれませんね．

M：患者さんのご住所をみると，東近江市在住の方ですね．お話を伺うと，東近江に来られたのは比較的最近で，それまでは神戸におられたそうですよ．

R：それじゃあ HMSN-P とは違ってきます．

M：早合点は禁物です．この方は既婚者で，実家がどこなのか問診で聞かないとわかりません．この方のご実家は沖縄でした．

さて，検査について考えましょう．これまで問診と診察から脊髄前角の運動ニューロンを障害する疾患を鑑別してきました．神経疾患での検査の意味合いは，二つあります．一つは局在診断の確定です．診察で得た異常所見の責任病巣を，電気生理学的検査や画像検査で証明します．もう一つは，疾患そのものを診断するための特異的な検査で，抗体検査や遺伝子診断がそれに該当します．本症例では検査はどのように進めますか？

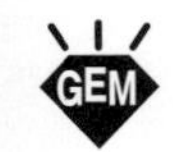

R：まず，神経伝導検査（Nerve Conduction Study；NCS）と針筋電図（Electromyography；EMG）を依頼します．

M：いいでしょう．

NCS は末梢神経の伝導状態をみるための検査で，神経を電気刺激することで，運動神経と感覚神経を別々に検査できます．得られた波形の形態・振幅・速度によって，軸索変性が起こっているのか，脱髄が起こっているのかを判断します．ただし，運動神経の検査で得られる波形は，筋電位（compound muscle action potential；CMAP）なので，筋萎縮が高度の場合には電位がでないから注意が必要です．侵されている神経の分布によって，多発ニューロパチーなのか，単ニューロパチーなのか区別できます．脱髄には 2 種類あり，一旦正常に発達した髄鞘が，何らかの原因で脱髄した場合と，髄鞘形成の段階から障害がある場合に分けられ，NCS での波形にも違いがあります．軸索変性は，血管炎などにより軸索が神経幹で障害をうける場合と，神経細胞そのものの変性により軸索が近位からワーラー変性する場合（neuronopathy）とがあります．

[Box Ⅳ-4-2] 神経伝導検査での異常所見の捉え方

	所見	意味：代表的疾患
脱髄	伝導速度低下（多相性波形）	正常に発達した後の脱髄：AIDP, CIDP
	伝導速度低下（正常波形）	髄鞘形成障害：脱髄型 CMT
	時間的分散（多相性になる）	正常に発達した後の脱髄：AIDP, CIDP
	伝導ブロック	正常に発達した後の脱髄：AIDP, CIDP
軸索変性	振幅低下	軸索数の減少：AMAN, VN, DN, 軸索型 CMT
	誘発不能	振幅低下よりさらに悪化した状態

(AIDP: acute inflammatory demyelinating poluneuropathy, CIDP: chronic inflammatory demyelinating polyneuropathy, CMT: Charcot-Marie-Tooth disease, AMAN: acute motor axonal neuropathy, VN: vasculitic neuropathy, DN: diabetic neuropathy)

EMG は，記録電極を筋に刺入し，筋線維の電気的な活動を直接記録します．NCS と違って，電気刺激は行いません．安静時電位と随意収縮（弱収縮・最大収縮）での筋の活動電位を見ます．筋力低下の原因が，運動神経なのか，筋なのかを鑑別します．さらに運動神経が原因の場合，現在進行形であるのか，検査よりずいぶん前から起こっていたものなのか，ということもわかります．末梢神経なので，時間が経つと，神経終末や損傷部から再生が起こり，一旦脱神経支配 (denervation) した筋線維が再神経支配 (re-innervation) を受けるため，波形が変わってくるのです．一般的に，再生線維は元の神経線維と比較すると，髄鞘が短く，跳躍伝導が遅いと考えられます．神経幹からの再生の場合，再生線維が長いため，損傷部分から筋までの間に，伝導時間の差が生じ，筋線維の発火のタイミングがずれるため，多相性の波が記録されます．これは NCS の検査で脱髄性のニューロパチーで観察される時間的分散と同様の機序です．正常の神経終末部から脱神経支配になった筋線維に新たな分枝を伸ばす再生 (terminal sprouting) が起こる場合には，筋線維間での発火のタイミングはそれほどずれないため，正常な波形として記録されます．しかし，一つの筋単位 (motor unit potential; MUP) が大きくなるため，高電位になります (giant spike, single oscillation).

[Box Ⅳ -4-3] 針筋電図の異常所見

	安静時	弱収縮	強収縮
筋原性変化	ー	低振幅，短時間	早期動員
急性神経原性変化	fibrillation, p-wave	ー	干渉不良
慢性神経原性変化	ー	高振幅，多（単）相	干渉不良

さて，NCSとEMGは提示症例ではどうなると予想されますか？

R：どの病気も脊髄前角ニューロンが減るので，NCSではCMAPが小さくなり，HMSN-Pでは感覚誘発電位も小さくなります．EMGでは，この症例は慢性の経過をたどっているようなので，慢性の神経原性変化が出ると思います．

M：惜しいですね．CMAPはよほど進行して筋萎縮が進んでからでないと低下しません．EMGでは，慢性の経過ですが，病勢が止まったわけではないので，急性・慢性の双方の所見が出るのが特徴です．

この症例のNCSでは，運動神経は異常なかったのですが，感覚神経の誘発電位が，正中・尺骨・腓腹神経のいずれでも低電位でした．EMGや髄液検査など進めていくために入院精査を勧めましたが，それ以後来院されなくなりました．

この患者さんは，家族歴と生活歴からHMSN-Pであろうと推測されましたが，家族歴・生活歴に特記事項がなければ，CIDPも鑑別に挙げられます．CIDPは，大量ガンマグロブリン製剤の点滴で症状が改善するので，見落としがないよう，NCSや髄液検査をしなければなりません．

高価値な医療と低価値な医療 High-value Care & Low-value Care

High Value Care：

● 進行性の筋力低下を主訴に来院した患者の責任病巣を推定（局在診断）し，原因と成りうる疾患の鑑別診断を列挙できる．

● 鑑別診断を狭めていくための臨床検査を計画できる．

Low Value Care：

● 神経内科や整形外科に丸投げする．

Glossary

ALS：

初期からすべての神経徴候が出揃っているわけではなく，最後まで鑑別診断から外せない．ただ，初期から患者にALSの可能性について説明することは患者の不安を増すだけで，慎重な姿勢も重要である．頚椎症と診断され，手術も受けたにもかかわらず，症状が進行し，ALSと最終診断された症例は数多い．沖縄や滋賀ではHMSN-Pについて熟知していなければならないが，人々の移動により集積地以外でも新規発症がおこる．筆者自身，滋賀県で二人の沖縄由来のHMSN-P患者と遭遇している．

Short Lecture：HMSN-Pの地域性について

HMSN-Pはそもそも沖縄県でその集積が報告され，鹿児島大学神経内科から全世界に向けて発信された疾患である[1)]．その後，滋賀県にも家系があることが知られるようになり，沖縄型・滋賀型と呼ばれ，同一の遺伝子異常であるのか，その由来は一つであるのかが関心事項であった[2)]．その後，滋賀県下において就労のため来日していた日系ブラジル人が沖縄由来のHMSN-Pであることがわかり，かつて政府によって推奨された移民政策によりHMSN-Pが南米へ拡がる原因になったことがわかった．特に沖縄からの移民は多く，この政策によるHMSN-Pの拡がりはさらに多いものと予見された[3)]．実際，この論文を見た患者家族が，自分の家族の抱える病気がHMSN-Pではないかというメールが著者の下に寄せられ，それがきっかけで2家系目の日系ブラジル人HMSN-Pが発見された[4)]．同様に，米国からも沖縄型HMSN-Pが報告された[5)]．近年，HMSN-Pの原因遺伝子がTRK-fused geneであることが判明し[6)]，遺伝子診断により，韓国[7)]・イラン[8,9)]から非日系のHMSN-Pが報告された．

Recommendations

・進行性の筋萎縮を伴う筋力低下を主訴とする患者では，CIDP・多巣性運動性ニューロパチー (MMN; multifocal motor neuropathy)・家族性アミロイドーシスなどの末梢神経障害と，脊髄前角に病変の主座をもつ運動ニューロン病を鑑別に挙げなければならない．免疫療法が有効な CIDP や MMN は必ず除外しなければならない．

References

1）Takashima H, Nakagawa M, Nakahara K, et al. A new type of hereditary motor and sensory neuropathy linked to chromosome 3. Ann Neurol. 1997;41:771-780.

2）Maeda K, Kaji R, Yasuno K, et al. Refinement of a locus for autosomal dominant hereditary motor and sensory neuropathy with proximal dominancy (HMSN-P) and genetic heterogeneity. J Hum Genet. 2007;52:907-914.

3）Maeda K, Sugiura M, Kato H, et al. Hereditary motor and sensory neuropathy (proximal dominant form, HMSN-P) among Brazilians of Japanese ancestry. Clin Neurol Neurosurg. 2007;109:830-832.

4）前田憲吾，川合寛道，真田充，Patroclo C. 日系ブラジル人における近位型遺伝性運動感覚性ニューロパチー． 末梢神経 . 2009;20:68-71.

5）Campellone JV. Hereditary motor and sensory neuropathy with proximal dominance (HMSN-P). J Clin Neuromuscul Dis. 2013;14:180-183.

6）Ishiura H, Sako W, Yoshida M, et al. The TRK-fused gene is mutated in hereditary motor and sensory neuropathy with proximal dominant involvement. Am J Hum Genet. 2012;91:320-329.

7）Lee SS, Lee HJ, Park JM, et al. Proximal dominant heresitary motor and sensory neuropathy with proximal dominance association with mutation in the TRK-fused gene. JAMA. Neurol 2013;70:607-615.

8）Alavi A, Shamshiri H, Nafissi S, et al. HMSN-P caused by p.Pro285Leu mutation in TFG is not confined to patients with Far East ancestry. Neurobiol Aging. 2015;36:1606:e1-7.

9）Khani M, Shamshiri H, Alavi A, et al. Identifivation of novel TFG mutation in HMSN-P pedigree: Emphasis on variable clinical presentations. J Neurol Sci. 2016;369:318-323.

（前田　憲吾）

Case Presentation

Case Ⅳ－4　The First Examination of Motor Neuron Diseases

A patient, a 45-year-old married woman, who was an office worker, had experienced difficulty putting stress on both legs. It had gradually become so severe as to be unable to stand up without using something on which her feet could be firmly placed. She had often experienced cramps, however could stand on tiptoe. She did not feel numbness. She did not have any problem using her hands up to that point. She did not have any medical history for particular diseases or injuries. However her father had difficulty in waking when he was about the same age and had become bed ridden and died.

Highlight

The differential diagnosis of patients complaining of weakness and muscle wasting includes motor neuron diseases and muscular dystrophies. Electromyography is useful for identifying the responsible lesions (motor neurons at the spinal anterior horn or muscles). Nerve conduction studies are necessary for the diagnosis of motor neuropathies including chronic inflammatory demyelinating polyneuropathy, multifocal motor neuropathy, Charcot-Marie-Tooth diseases, and hereditary motor and sensory polyneuropathy with proximal dominancy (HMSN-P)). Existence of spondylotic changes of the vertebra might complicate the diagnosis. Medical history interviews are important for diagnosing hereditary motor neuron diseases such as familial ALS, spinobulbar muscular atrophy, and HMSN-P.

5

パーキンソン病の初診のハイバリューケア

□臨床指標 (Clinical Indicator) と■基準 (Criteria)
□ ふるえを主訴に来院した患者の鑑別診断
■ 治療可能な病態を見逃さない
■ 錐体外路症状を呈する疾患の鑑別診断が挙げられる
□ 適切な検査が行える
■ 画像検査

CHALLENGE CASE

患者：64歳　男性

病歴：3か月くらい前から右手がふるえることに気付いた．最近は，紐を結んだり，ボタンを掛けたりするのに手間取る．

Tutorial

総合内科外来にて，指導医（M：神経内科専門医）
初期研修医（R）

M：さて，次の患者さんは右手のふるえを主訴に来られましたが，上の病歴は患者さんが自発的に述べられただけのものです．問診で，当方から患者さんから聞き出さなければいけないことは何かありますか？

R：どんな症例でも，家族歴・既往歴や現在の服薬内容を聴取する必要があると思います．

M：そうですね．ご家族には神経疾患の方はおられず，今までこれといった大病や外傷もなく，現在，定期薬はないようです．それでは，ふるえを含めた不随意運動について診察のポイントを尋ねましょうか．

R：不随意運動については習いました．振戦・舞踏病・アテトーゼなどがあります．不随意運動の起こる部位，内容について診ます．

M：他にも，ミオクローヌス・バリスム・アステリキシス・ジストニアなどがあります．体のどこに出現しているのか，律動的かそうでないか，どのような状況で起こるのか，速い動きかゆっくりした動きか，といった点に着目します．君たちが最初から，専門用語で整然とした記載ができるとは思っていません．自分の言葉で，不随意運動を丁寧に記述することが最も望まれます．でも，君たちの世代ではほぼ全員がスマートフォンを持っているでしょう．患者の同意を取って，動画を保存しておいて下さい．不随意運動は，その時にしか出現しない場合もあり，後から専門医に見てもらうためにも動画は必要です．

さて，診察所見を提示しましょう．

CHALLENGE CASE

診察所見：

脳神経系

外眼筋：注視障害なし，顔面：やや仮面様であるが麻痺はない

舌：萎縮なし

運動系

右手に安静時振戦あり，右上下肢に筋固縮あり，粗大筋力の低下なし

感覚系

しびれなどの自覚症状なし

腱反射

左右差なく正常，ホフマン反射・バビンスキー徴候は陰性

協調運動

指鼻・膝踵テストは正常，Romberg 徴候陰性

歩行

やや小刻みで軽度前傾姿勢，右手の振りが小さい

言語

明らかな構音障害や失語はなし

M：さて，診察所見を見て，診断はどうですか？

R：典型的なパーキンソン病 (PD) だと思います．

M：そうですね．PD という病名が上がったところで，改めて問診で聞いておくことはありませんか？

R：特に思いつきません．

M：PD は 19 世紀初頭にイギリスの神経医 James Parkinson が「振戦麻痺」として初めて報告した病気で，長らく運動症状しか注目されていませんでした．最近は PD の非運動症状もだいぶんわかってきています．運動症状の出現する前から，嗅覚低下や REM 睡眠行動異常があることが多く，それらについては問診で聞いておくのがよいですね．

さて，それでは PD 診断のための鑑別診断を挙げて，ひとつずつ説明してみて下さい．

R：うーん，PD は安静時振戦・筋固縮・無動があり，この症例に当てはまると思います．他には…

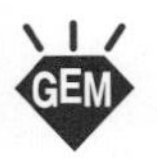

M：鑑別診断が出てきませんか？

薬剤性パーキンソン症候群：定期薬がないことから否定されますが，原因薬剤を中止すれば 2～3 週間で改善するので，知っておいてください．原因には，抗精神病薬のハロペリドール・チアプリド・リスペリドンなど，制吐剤のメトクロプラミド，うつ薬のスルピリドなどが多いです．アルツハイマー病治療薬の塩酸ドネペジルも原因の一つになりえます．

正常圧水頭症 (NPH)：歩行障害・尿失禁・認知症が 3 徴で，身体所見にあまり左右差はありません．
進行性核上性麻痺 (PSP)：振戦は普通見られず，核上性の注視障害（特に垂直性）と無動（すくみ足）が顕著です．
大脳皮質基底核症候群 (CBS)：症状の左右差が顕著ですが，振戦はほとんど出ません．皮質症状（失行・失認・失語など）を伴います．

多系統萎縮症 (MSA)：錘体外路所見のほかに，小脳症状または自律神経症状を伴いますが，初期には症候学的にPDと鑑別することが困難なことがあります．
血管性パーキンソン症候群：脳梗塞の既往や生活習慣病の合併があります．

さて，次はどうやって診断を確定するか，他の疾患を除外していくかになります．どのように検査を進めますか？

R：頭部のMRIを撮ります．

M：何のために？最近は患者さんもPCなどで自分の病気を予め調べてきたりします．どのような目的でどんな検査をするのか，患者さんが聞いてきますよ．

R：PDでは中脳黒質のドーパミン産生ニューロンが減ると習ったので，その部分が萎縮すると思います．

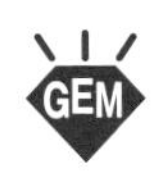

M：今の回答では0点ですね．PDで特異的なCT・MRI所見はありません．多発脳梗塞が大脳基底核にないか，他のパーキンソン症候群を示す変性疾患の特徴がないかなど，他疾患の除外のためにMRIを撮ります．多系統萎縮症の一型である線条体黒質変性症では，被殻外側にT2強調画像で高信号になるスリット状変化がみられます．進行性核上性麻痺では，矢状断面で中脳被蓋の萎縮がありHummingbird signと呼ばれます．大脳皮質基底核症候群では大脳皮質に左右差が顕著な萎縮がみられます．正常圧水頭症では，脳室拡大や頭頂部がぎゅっと押し込められたような画像が見られます．最近は，MRIの他にも診断に有用な画像検査がありますが，知っていますか？

R：RI検査だったと思いますが，詳しく知りません．

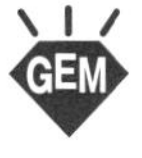

M：まず，一つ目はMIBG心筋シンチです（**Glossary**参照）．RIで標識したMIBGは交感神経節後線維の神経終末に取り込まれます．心筋にもこの線維は存在します．PDでは早期から，この取り込み障害が報告されています．当然ですが，レヴィ小体が出現する疾患，つまりレヴィ小体型認知症や純粋自律

神経不全症にも共通の所見です．検査実施にあたっては，虚血性心疾患や糖尿病の併存がないことが前提です．

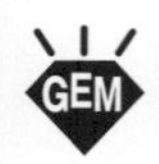

二つ目は，**脳血流シンチ**です．この検査は，特にMSAやPSP，CBSとの鑑別に重要です．MSAでは小脳血流量の低下，PSPでは前頭葉血流低下，CBSでは大脳血流量の著明な左右差が特徴的です．

三つ目は，**DAT SCAN**とよばれる最も新しいシンチです．線条体にあるpostsynaptic neuronのもつドーパミントランスポーター(DAT)の発現を可視化した検査です．DATの低下するのは，PD・PSP・MSA・CBSで，低下しないものは本態性振戦・薬剤性パーキンソン症候群です．錘体外路症状を呈する神経変性疾患の中での鑑別にはもう一つ不向きな検査だと思います．

さあ，これで君も今度同じような患者さんが来られても，一通りの初診をこなせますね．

高価値な医療と低価値な医療 High-value Care & Low-value Care

High Value Care：

- PDに関して，適切な問診と身体所見がとれる
- 画像診断を適切に依頼できる

Low Value Care：

- 十分な診察をせず，不適切な診療科（整形外科·脳神経外科·心療内科など）に紹介する

Glossary

シンチグラフィーの活用：MIBG心筋シンチ・脳血流シンチ・DAT SCANは，いずれもPDやパーキンソン症候群，またアルツハイマー病やレヴィ小体型認知症の鑑別に有用である．

Short Lecture：PD の薬物治療の大原則

PD 治療薬は最近随分と増えて，神経内科以外の医師からは，初期対応はできても，治療までは踏み込めないとの声もある．種類だけでも，レボドパ・ドーパミン作動薬・抗コリン薬・塩酸アマンタジン・MAO-B 阻害薬・COMT 阻害薬・ゾニサミド・アデノシン A2A 受容体阻害薬などがある．これらの薬剤から，何を最初に使うのかを決めるのには，患者の年齢が最も大切である．70 歳までの若い症例にはレボドパ以外から，70 歳以降の高齢者にはレボドパから用いるというのが原則である．レボドパは，最も生理的かつ有効性の高い薬剤であるが，使用開始後 5 年くらいで，薬効時間短縮やジスキネジアなどのいわゆる日内変動が現れる．そのため，若年患者ではレボドパは後年のためにとっておくことにする．一方，高齢者では薬剤による精神症状（幻覚や妄想）が現れやすく，精神症状の最も出にくいレボドパを主体とした治療が最初から必要である．

Recommendations

·錐体外路症状（パーキンソニズム）を主訴に来院された患者さんの初診では，薬剤性パーキンソン症候群から除外を進めよう．
· 錐体外路症状を呈する PD 以外の神経変性疾患の臨床的特徴を知り，診察で要領よく鑑別を進め，MRI や SPECT，MIBG 心筋シンチグラフィーなどの画像検査で確実にこれらを除外しよう．
· ただし，神経変性疾患の MRI では，病初期には教科書的な特徴が欠落していることも多く，即断はできない場合もあることを知っておく必要がある．

References

1）難病情報センターホームページ：パーキンソン病（指定難病 6）
http://www.nanbyou.or.jp/entry/314

（前田 憲吾）

Case Presentation

Case Ⅳ－5　The First Medical Examination for Parkinson's Disease

A patient, a 64 year-old male, had noticed trembling of his right hand from three months before his visit. He reported that recently it was taking more time and effort for him to tie strings or to fasten buttons.

Highlight

At the diagnosis for Parkinson's disease (PD), the presence of extrapyramidal signs including resting tremor, rigidity, and akinesia are the most important. Clinical interviews are necessary for the exclusion of drug-induced parkinsonism and non-motor symptoms of PD. Neurological examination should be performed to ascertain the existence of other neurological signs. These signs include gaze palsy or freezing gait for progressive supranuclear palsy, remarkable laterality and the presence of cortical symptoms including apraxia, aphasia, or cortical sensory deficit for corticobasal syndrome, cerebellar or autonomic dysfunction for multiple system atrophy, visual hallucination for dementia with Lewy bodies. Adequate neuroimaging tests should be ordered for the differential diagnosis (MRI, single photon emission computed tomography, cardiac MIBG scintigraphy, dopamine transporter SPECT).

第 5 章

糖尿病・内分泌領域

1　高齢者の糖尿病管理のハイバリューケア

2　高血糖高浸透圧症候群のハイバリューケア

3　糖尿病の管理・患者教育のハイバリューケア

1

高齢者の糖尿病管理のハイバリューケア

□臨床指標 (Clinical Indicator) と■基準 (Criteria)

□ 高齢者の糖尿病患者の診療を適切に実施できる

- ■ 高齢者の糖尿病患者の管理目標・治療方針を適切に設定できる
- ■ 自己管理が困難な場合は，家族のサポートや，訪問看護などの社会資源を用いる．

CHALLENGE CASE　その1

外来通院中の80歳の女性．
同じ敷地内に息子夫婦が住んでいるが，一戸建ての住宅に独居で生活している．家人によると，食欲旺盛であり，部屋には処方された薬が大量に残されているとのこと．
糖尿病外来通院中だが，ここ数か月で血糖コントロールの悪化がみられており，HbA1cは8.5%である．
BMI 30の肥満があり，内服はαグルコシダーゼ阻害薬を3錠分3毎食直前，スルフォニルウレア(SU)のグリメピリド1mgを2錠分2朝夕後，DPP4阻害薬のシタグリプチン50mgを1錠分1朝後が投与されている．

Tutorial　その1

総合内科外来にて，指導医（M）
初期研修医（R）

M：血糖コントロールが悪化してきている原因は何だと思いますか？

R：以前は御自身で調理され，食事に注意されていた方ですが，ここ最近は，食べたものを忘れるようになり，食事摂取量も増えているようです．食事療法が不十分であることに加えて，内服アドヒアランス不良がコントロール悪化の原因と思います．

M：おそらく，認知機能の低下が病状を悪化させているようですね．治療にあたって，家族の協力は得られそうですか？

R：残念ながら，息子夫婦は共働きで，あまり協力は望めないようです．内服の自己管理も難しそうです．

M：緊急性はありそうですか？

R：尿中，血中ケトン体の有意な上昇や脱水症状はなく，バイタルサインも問題なく，全身状態も良好ですので，緊急性はないと考えます．CPI(C-peptide index) は 1.8(ng/mg) で（**Box V -1-2** 参照），インスリン分泌は保たれていました．

M：幸いインスリン分泌能は保たれているので，インスリン注射の必要性は低いようですね．血糖不良の原因が認知症に関連した自己管理能力の低下にあるようですが，ほかの可能性は考えられませんか？体重の変化はありませんか？

R：体重の変化が本人や家族に聞いてもはっきりしないのですが，以前から太り気味で最近特に太ったようすではないそうです．

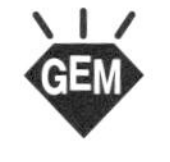

M：血糖悪化の原因でもっとも多いのは食事や身体活動といった生活習慣に起因するものですが，膵がんなど悪性腫瘍が隠れていないかは気をつけましょう．意図的でない体重減少が伴えばなおさらですが，好発年齢と思われる例は太っていても膵がんは否定できませんのでスクリーニングしておいた方がいいでしょう．

認知症の評価はどうですか？

R：はい，加齢に伴うものかと思います．

M：糖尿病では，アルツハイマー型認知症のほか，脳血管性認知症も増加します．これらの混合例も多いです．最近比較的急に悪化したのであれば，水頭症や慢性硬膜下血腫などの treatable dementia の除外のため，頭部の CT か MRI といった画像検査を一度は行うべきでしょう．

さて，あなたの初期評価のように生活習慣の変化が血糖悪化の原因だったとして，この例の場合どう対応していきますか？

R：見守りが必要そうですが，家族も忙しそうなので，訪問看護が必要だと思います．

M：そうですね．しかし，このような ADL が自立しているような例では通常手厚い訪問看護はあまり期待できません．まずは当事者である家族に協力を要請し，さらにケアマネージャーとも受けられる介護サービスについてよく相談する必要があります．このときに我々は明確な治療方針を提示する必要がありますが，それは実現可能なものでなければ意味がありません．家族にはたとえば，家に間食を置かないようにする，薬の服用を確認するなどのお願いをすることが考えられますね．

薬はこのままでいいですか？

R：残薬が多いそうです．整理したいです．

M：そうですね．服薬回数が多いのでこれを整理したいところです．しかし，コントロールを改善しつつ，薬を整理するのは，難しいですね．

ところでこの方は低血糖の可能性はありませんか．低血糖は食欲亢進，体重増加の原因になります．

R：HbA1c が悪化しているのに，低血糖の可能性があるのですか？

M：HbA1c が低いほど低血糖のリスクが上昇する．このことに異論はないと思いますが，低血糖を起こすほど HbA1c がむしろ上昇してくる例がたまにあります．

HbA1c は変動する血糖値の平均を反映するが，変動の波の高さを反映しない．低血糖の後には，強い空腹感による過食や，交感神経，アドレナリンの上昇も相まってより強い血糖上昇が引き続いて起きやすいことから，一層高い波になって，人によってはHbA1cがむしろ上昇してくる例もあります．このような例においてはまず低血糖をなくすことが重要です．

これを見つけるには，詳細で具体的な問診と観察が必要ですが，疑えば，保険適応の問題はありますが，在宅での血糖測定や持続血糖モニター（CGM）などのデバイスが検出には有効です．

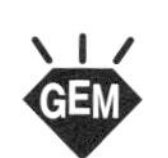

低血糖を起こしやすい薬物としてインスリン注射，SU薬が挙げられます．とくに高齢者においては腎機能が潜在的に低下している場合が多く，薬物代謝能力が低下し，低血糖を起こしやすいと考えられます．とくに**SU薬は効果が数日にわたって遷延する**リスクがあり，注意が必要です．しかし，一方で，これらの薬は低血糖以外の副作用に乏しいため，処方制限の多い高齢者においては用量に注意しつつ上手に使っていく必要があります．SU薬のなかではグリクラジドが代謝産物には血糖降下作用が無く，血糖降下作用自体も比較的弱いので推奨されます．10～20mg/日の少量で用いることが多いです．

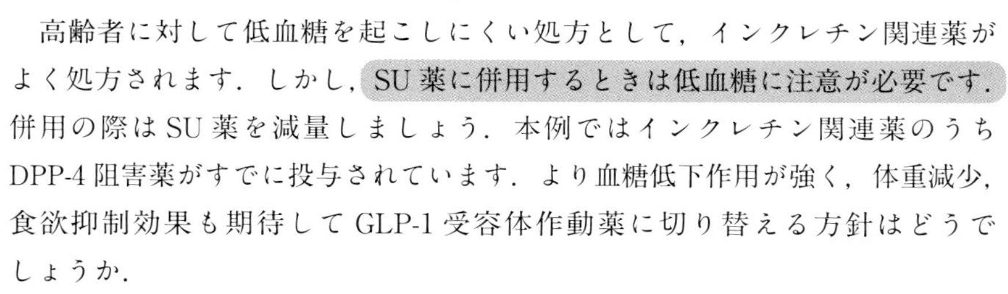

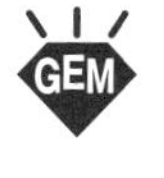

高齢者に対して低血糖を起こしにくい処方として，インクレチン関連薬がよく処方されます．しかし，**SU薬に併用するときは低血糖に注意が必要です．**併用の際はSU薬を減量しましょう．本例ではインクレチン関連薬のうちDPP-4阻害薬がすでに投与されています．より血糖低下作用が強く，体重減少，食欲抑制効果も期待してGLP-1受容体作動薬に切り替える方針はどうでしょうか．

同時に内服薬を整理し，服薬回数の多いαグルコシダーゼ阻害薬を中止，SU薬はグリメピリド0.5～1mg分1朝食後またはグリクラジド10～20mg分1朝食後に減弱，減量し服用回数も減らします．残る問題はGLP-1受容体作動薬の投与方法です．この薬剤は皮下注射しか投与方法がありません．合法的に施注可能なのは，本人，看護師，医師です．自己注射が困難で，家族のサポートも十分得られないような場合には，訪問看護等を利用して，医療スタッフに投薬をお願いするのも一つの手です．現在，週一回の投与でよい製剤も発売されており，本例のような要介護高齢者に盛んに処方されつつあります．GLP-1製剤の効果や忍容性に関しては，若年者と高齢者の間で差がないという報告[1]もあります．しかしながら，フレイルのあるような方には注意が必要ですし，嘔気・嘔吐などの消化器症状が強く出てしまい，中止せざるを得ない方もいますので，各個人に即した治療法を選択することが大事です．

CHALLENGE CASE その2

糖尿病罹病歴の長いやせ形の小柄な85歳の女性．血糖コントロールはHbA1cが8%台で推移していた．グリメピリド3mgを外来にて処方されていたが，発熱，食欲低下をきたし緊急入院となった．急性腎盂腎炎＋敗血症＋ケトアシドーシスと診断され治療を受け，何とか一命を取り留めた．HbA1cは10%に悪化していた．画像検査では膵がん含めた悪性腫瘍は認めず．

Tutorial その2

R：インスリン分泌能は… CPI(C-peptide index)は0.6(ng/mg)でした．グルカゴン負荷試験も行い，Δ CPRが0.7ng/mLと1を下回りインスリン分泌能の低下がみられました．抗GAD抗体は陰性でした．

M：長年，SU薬で治療されてきた2型糖尿病患者で，内因性インスリン分泌能が低下しSU薬がだんだん効かなくなってきたいわゆる2次無効の状態ですね．このような場合，血糖不良により易感染性をきたし，いったん感染症が成立すると敗血症やケトアシドーシスといった致命的な病態に陥ることがしばしばあります．本例は今後，インスリン注射が必要だと思われます（インスリン適応に関しては**Box V-1-1**参照）．

退院後在宅に戻る方針のようですが，ご家族はインスリン注射についてどう考えておられますか？

R：認知機能の低下もあり，インスリン自己注射は難しいですし，できれば内服に戻せないかと希望されています．うーん．どうしたらよいのでしょうか．

M：本例のように，インスリン依存状態あるいはそれに近い状態の場合，無理やりSU薬などの内服薬に戻すことは望ましくないと思われます．1日1回でいいのでインスリン注射が必要でしょう．持効型インスリンのみで血糖コントロールが不十分であればインクレチン関連薬などの併用を試みましょう．インスリンを補うことで栄養状態の改善，ひいてはフレイル，サルコペニアの進行予防にも効果が期待できます．
ところで，この方のコントロール目標はどの程度に設定しますか？

R：HbA1c 7% 未満ではないのですか？

M：違います．この方の糖尿病合併症はどの程度ですか？

R：軽度の単純網膜症があります．腎症は 2 期で動脈硬化性病変も年齢の割に強くないようです．

M：慢性合併症はごく軽度であったわけですね．ではこの方が将来，生きているうちに糖尿病の合併症が進行して失明や腎不全などに陥る可能性は高いですか？この方が血糖コントロールを必要とする主な理由はこうした慢性合併症の進行を危惧してではありません．動脈硬化の進行予防においても，脂質や血圧の管理のほうが効果は速やかではっきりしています．それよりも，今回のようなケトアシドーシスや重症感染症といった急性の合併症を予防するのが主目的になります．HbA1c7% 未満というのは慢性合併症進行予防のために目標とすべき

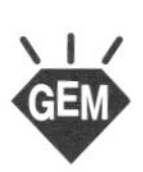

[Box V -1-1]　インスリン適応

インスリン療法の絶対適応
① 1 型糖尿病を含むインスリン依存状態
② 高血糖性昏睡　（糖尿病ケトアシドーシス等）
③ 重度の肝障害，腎障害を合併し，食事療法でコントロールが不十分なとき
④ 重症感染症，外傷，中等度以上の外科手術（全身麻酔施行例など）のとき
⑤ 妊婦の糖代謝異常（糖尿病合併妊娠や妊娠糖尿病）に対する血糖コントロール
⑥ 高カロリー輸液時の血糖コントロール

インスリン療法の相対的適応
① インスリン非依存状態であっても著明な高血糖（空腹時血糖値 250mg/dL 以上，随時血糖値 350mg/dL 以上）を認める場合や，ケトーシス傾向を認める場合
② インスリン以外の薬物では良好な血糖コントロールが得られない場合
③ やせ型で栄養状態が低下している場合
④ ステロイド治療時に高血糖を認める場合
⑤ 糖毒性を積極的に解除する場合

（文献 2) より一部改変）

値であって，この方にそれを当てはめると，持効型インスリンを増量するあまり，低血糖発作を来す可能性があります．血糖測定の値を見つつ低血糖を起こさない程度にコントロールを「個別に」設定してあげる必要があるのです．2016年に日本糖尿病学会と日本老年医学会の合同委員会は高齢者糖尿病の血糖コントロール目標について病態に応じた目標HbA1c値を提示しました[3)]．これについては後でも触れますが，この表を参考にして個別に設定してあげましょう．

さて話を戻しますが，インスリンが必要であることを家族に十分説明して，家族に打ってもらう様指導する必要がありそうですね．くれぐれも，内服に戻さぬようお願いしますよ．たとえ，HbA1cが8%をこえたり，時には9～10%に達したりしていても，少量でもインスリンの投与がある人とない人とでは先ほど述べた急性合併症の重篤度や発生頻度が全然違うと感じています．こういうインスリンの効果を私は「インスリンの下支え」効果と呼んでいます．そのために，家族への指導，そして家族の介助に期待できない場合は，介護保険等を使った社会資源の活用を模索し，必要な人にインスリン治療が受けられる環境を我々医療者が整えてあげることが，手間のかかることではありますが，極めて重要であると日々痛感しています．

（後日）

R：この方のケアマネージャーさんから質問がありました．この方の注射は週1回になりませんか？とのことでした．この方は退院後週3回程度デイサービスに通う予定で，その施設に勤務する看護師が施注してあげると言っているそうです．GLP-1受容体作動薬には週1回投与のものがありますが，インスリンにはそのようなものはないので無理ではないかと答えました．

M：そうですね．現在発売されているインスリンは作用時間が長いもので42時間程度のものがありますが，認められた用法は1日1回の投与です．しかし，これを1日おきに週3回打って安全性や効果を検討する研究も見受けられます．Tightなコントロールを目指すと低血糖が増加するようですが[4)]，「インスリンの下支え」を目的として最低限の量にとどめればリスクをベネフィットが上回るのではないかと思っています[5)]．はやく，このような用法が認められる製剤の開発が進めばいいなと願っています．

もう一つの解決法は，合法的に施注できる人を拡大する方法です．たとえば，一定の基準で認定を受けた介護福祉士などに対して施注を認めるようにする等の方法が考えられます．今後高齢者の糖尿病患者が増加するなか，解決すべき喫緊の課題ではないかと考えています．

高価値な医療と低価値な医療 High-value Care & Low-value Care

High Value Care：

● 高齢者糖尿病の治療方針はそれぞれの病態，低血糖リスク，サポート体制などを考慮して，安全かつ実現可能な方針を個別に設定するべきである．

● 個々の社会背景・生活環境を念頭に，必要に応じて社会資源のサポートを用いる．

Low Value Care：

● 認知機能の低下した独居老人に，誰が施注するのかを考慮せずにインスリン4回打ちを導入するなど，本人のADLや社会背景を考慮しない治療法．

● 本人が注射できないという理由だけで，インスリン治療を断念し，病態にそぐわない内服治療を選択する治療方針．

Glossary

C-peptide と CPI(C-peptide index)：

C-peptide は膵β細胞から分泌される蛋白．インスリンの前駆物質であるプロインスリンが酵素によるプロセッシングを受け，インスリンとC-peptideは1対1の割合で産生される．外因性にインスリンを投与された状態でも，内因性インスリン分泌を評価することができる．血清，尿中ともにインスリン分泌の指標となるが，現在は国際的には血清C-peptideが基準として用いられることが多い．

[Box V -1-2] 2型糖尿病において良好な血糖コントロールを達成するためにインスリン治療を必要とするC-peptide, C-peptide indexのカットオフ値

	最適値	特異度90%値
空腹時血清C-peptide (ng/mL)	1.75	1
C-peptide index (ng/mg)	1.1	0.7

最適値の感度は70%, 特異度は66%
特異度90%値はこの値以下であれば, ほとんどの場合インスリンを必要とするカットオフ値を示す.

(文献6) より引用)

C-peptideとともに, インスリン分泌の指標として用いられるのが, C-peptide indexで空腹時に同時測定した血中C-peptide (ng/mL) / 血糖 (mg/dL) × 100で計算される.

2型糖尿病において, インスリン治療を必要とする, C-peptide, C-peptide indexのカットオフ値を**Box V -1-2**に示す[6]. ただし, C-peptideのみで判断することは困難であり, 個々の症例ごとに, 治療経過などを総合的に判断する必要がある.

Short Lecture

高齢者の血糖コントロールはどの程度に設定すれば良いか?

2016年に糖尿病学会 老年学会から「高齢者糖尿病の血糖コントロール目標」(以下「高齢者目標」) **(Box V -1-4)**[3] が発表されました.

熊本宣言 **(Box V -1-3)**[3] でHbA1cの目標値がわかりやすくなったところが,「高齢者目標」の表が出てまたわかりにくくなったとの声を何度か耳にしました.

しかし, 私はそう思いません. 少し長くなりますが説明させてください.

1型糖尿病のDCCT研究[7]や2型糖尿病のUKPDS[8], Kumamoto Study[9]などにみられるように, 1990年代にHbA1cの値をより低くコントロールするほど最小血管合併症の発症・進行が抑制されるとの成績が相次いで発表されて以来, HbA1cを下げることが糖尿病診療の至上命題となっていた時代がありました. しかし, 大血管症 (心筋梗塞など) や死亡率を有意に改善するという成績が得られない時期が続きました．これに対して，その答えとなる成績が2000年代にはいって出てきました．1つはDCCTやUKPDSなど1990年代のコホートをさらに追跡を続けた結果，より厳しいコントロールを受けていた群において，当初差が見えなかった大血管症やさらには死亡率にも好影響が現れてきたのです[10, 11]．その一方で，より正常に近いHbA1cを目標として血糖をもっと厳しくコントロールすれば大血管障害にも短期間で明らかな効果があらわれてくるのではないかとの考えがあって，これを検証するために大血管症ハイリスクの患者に対して，ACCORD研究[12]が実施されたわけです．正常値に相当するHbA1cを目標に比較的短期間で血糖をコントロールすると逆に死亡率が上昇するというショッキングな結果でした．

以前より，糖尿病専門医にとっては血糖を急激に下げることで，網膜症が急に悪化したり，神経障害が急に悪化して足を痛がったりするのを経験していましたので，やはり過激なことはいけないなあと改めて認識する出来事でした．こうした成績を踏まえてわかったことは，発症初期の糖尿病患者においては出来るだけ低いHbA1cを目指して早期にコントロールすることで

[Box V -1-3]　熊本宣言 2013

血糖コントロール目標

目標	コントロール目標値[注4)]		
	血糖正常化を目指す際の目標[注1)]	合併症予防のための目標[注2)]	治療強化が困難な際の目標[注3)]
HbA1c(%)	6.0 未満	7.0 未満	8.0 未満

治療目標は年齢，罹病期間，臓器障害，低血糖の危険性，サポート体制などを考慮して個別に設定する．

注1）　適切な食事療法や運動療法だけで達成可能な場合，または薬物療法中でも低血糖などの副作用なく達成可能な場合の目標とする．

注2）　合併症予防の観点からHbA1cの目標値を7%未満とする．対応する血糖値としては，空腹時血糖値130mg/dL未満，食後2時間血糖値180mg/dL未満をおおよその目安とする．

注3）　低血糖などの副作用，その他の理由で治療の強化が難しい場合の目標とする．

注4）　いずれも成人に対しての目標値であり，また妊娠例は除くものとする．

（文献3）より引用）

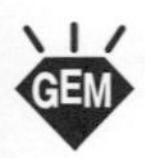

合併症の予防効果が期待できるが，大血管障害，死亡率への影響はざっと10年経たないとあらわれてこないということ．つぎに，糖尿病罹病歴が長くなって合併症リスクがすでに高まっていると，低血糖を避けつつ緩やかに血糖をコントロールすることが望ましい，ということです．2012年（2015年改訂）のADA/EASDのposition statementがこれを非常にうまく表現しています．**(Box V -1-5)**[13] 以前より私はご高齢の方や余病のために余命の限られた方にはそれとなく緩めのコントロールを実施していましたが，このステートメントが出されたときに，それを明示していることに感服し，「こっそりじゃなくて堂々と緩めていいんだね」と心を強くしたものでした．追って日本でも2013年に熊本宣言が発表され **(Box V -1-3)**，HbA1cの数値目標の目安が分かりやすく示されました．しかし，表はわかりやすくなりましたが，主治医に求められていることは決して簡単ではないことに留意すべきです．その意味は表の下の注釈にあります．すなわち，「治療目標は年齢，罹病期間，臓器障害，低血糖の危険性，サポート体制などを考慮して『個別に』設定する．」と書いてあります．

地域の研究会等でこのことを解説いたしますと，「何歳ぐらいが目安ですか？」などという質問が，よくありました．実年齢より，見た目の年齢が大事ではないかと思うなどと説明しておりましたが，近年話題のFrailty（フレイル）がこれをうまく表現するものではないかと考えています．

[Box V -1-4]　日本糖尿病学会・日本老年学会「高齢者糖尿病の血糖コントロール目標」2016

患者の特徴・健康状態		カテゴリーⅠ ①認知機能正常 かつ ② ADL 自立		カテゴリーⅡ ①軽度認知障害～軽度認知症 または ②手段的 ADL 低下，基本的 ADL 自立	カテゴリーⅢ ①中等度以上の認知症 または ②基本的 ADL 低下， または ③多くの併存疾患や機能障害
重症低血糖が危惧される薬剤（インスリン製剤，SU薬，グリニド薬など）の使用	なし	7.0%未満		7.0%未満	8.0%未満
	あり	65歳以上75歳未満 7.5%未満 (下限 6.5%)	75歳以上 8.0%未満 (下限 7.0%)	8.0%未満 (下限 7.0%)	8.5%未満 (下限 7.5%)

（文献3) より引用）

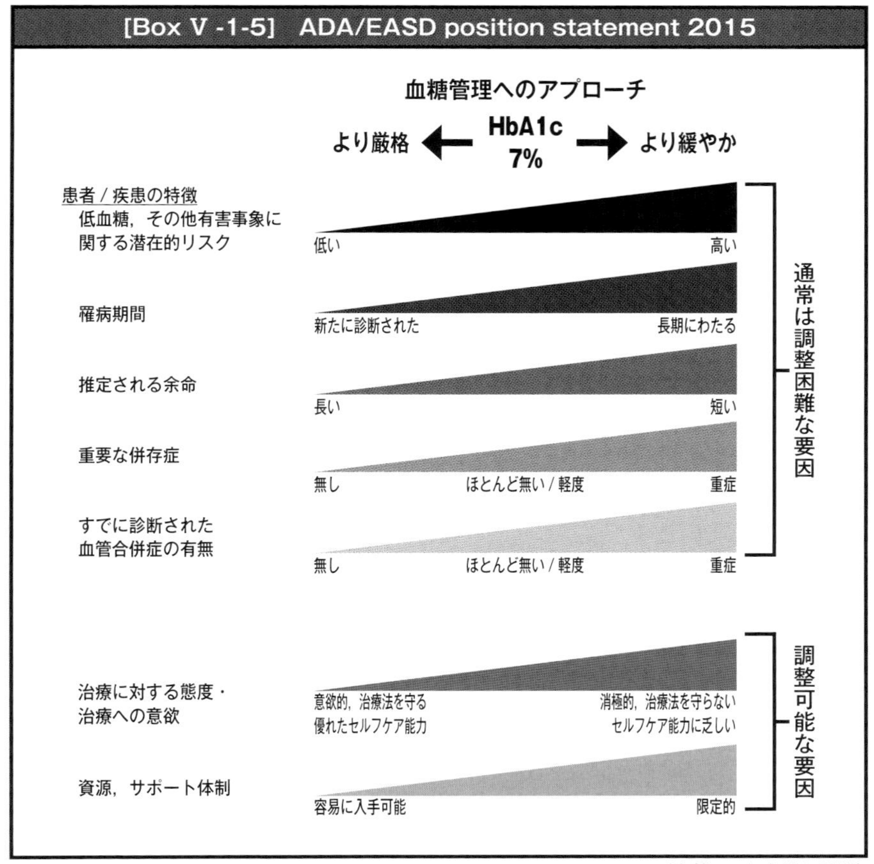

（文献 13）を参照し翻訳）

以後私はADA/EASDのposition statementと熊本宣言を参考に，患者中心の視点で個別の目標値を設定して診療にあたってきました．2016年に「高齢者目標」の表（**Box V -1-4**）が日本から発表されて自分のやっていることが大体表の内容にほぼ当てはまっておりましたので安心したとともに，個別の目標値を設定するうえで一層わかりやすくなったと感じました．

皆さんにおいては，表に縛られるようなことはナンセンスであり，目標値の個別設定において参考にするといったスタンスで使っていかれたらいいのではないかと思っています．ただし，個別の目標値を緩めのコントロールに設定するということは，「下支えのインスリン」を中止して経口薬のみに変えてしまうこととは全く意味が違うということを，念のため申し添えておきます．

参考に，海外より提示されている高齢者糖尿病の血糖コントロール目標も紹介します **(Box V -1-6)**[14～16]．共通することは，入浴，排泄などのBADL(basic ADL)，外出，買い物などのIADL(instrumental ADL)，フレイルなどの有無を基に，目標値を設定していることですが，我が国のものはさらに治療薬による低血糖のリスクにより表を細分化している点が異なります．

[Box V -1-6] 海外の高齢者糖尿病のコントロール目標

European Diabetes Working Party for Older People2011（文献 14）	単一システム障害で他の大きな併存疾患がない患者	フレイルのある患者（要介護，多くの併存疾患，認知症，施設入所の患者）	
	HbA1c 7.0～7.5%	HbA1c 7.6～8.5%	
IDF Global Guideline for Managing Older People with T2D 2013（文献 15）	自立した患者	機能的に依存した患者	フレイルまたは認知症
	HbA1c 7.0～7.5%	HbA1c 7.0～8.0%	HbA1c 7.0～8.5%
ADA consensus report 2012（文献 16）	病状が複雑でない	複雑な病状	非常に複雑な病状
	健康状態 良好 認知機能低下なし ADL 低下なし	中等度障害 軽～中等認知症 IADL 障害	高度障害 中～重症認知症 BADL 低下 長期施設入所者 末期慢性疾患
	長い推定余命	中等度の余命	短い推定余命
	HbA1c < 7.5%	HbA1c < 8.0%	HbA1c < 8.5%

Recommendations

・高齢者の糖尿病患者に対しては，個々人の治療経過，病態，また社会背景や生活環境を考慮し，低血糖に注意しつつ症例にあった個別の治療目標を設定し治療にあたる．

References

1）Bode BW. Comparison of the efficacy and tolerability profile of liraglutide, a once-daily human GLP-1 analog, in patients with type 2 diabetes ≧ 65 and <65 years of age: a pooled analysis from phase Ⅲ studies. Am J Geriatr Pharmacother. 2011; 9 423-33.

2）日本糖尿病学会 (編・著).　糖尿病専門医　研修ガイドブック　改訂第 7 版 , 診断と治療社 , 2017.

3）日本糖尿病学会（編・著）.　糖尿病診療ガイドライン , 南江堂, 2016.

4）Zinman B et al. Efficacy and safety of insulin degludec three times a week versus insulin glargine once a day in insulin-naive patients with type 2 diabetes: results of two phase 3, 26 week, randomised, open-label, treat-to-target, non-inferiority trials. Lancet Diabetes Endocrinol, 2013; 1: 123-31.　(PMID: 24622318)

5）紀田　康雄ら . 長時間持続型インスリン , デグルデク隔日投与が著効した認知症と精神疾患合併重症糖尿病の 1 例 . 京都医学会雑誌 . 2014; 61(1) : 39-42.

6）Funakoshi S. Utility of indices using C-peptide levels for indication of insulin therapy to achieve good glycemic control in Japanese patients with type 2 diabetes. J Diabetes Invest 2011; 2: 297-303.

7）The DCCT research group. The effect of intensive treatment of diabetes on the development and progression of long-term complications in insulin-dependent diabetes mellitus.　N Engl J Med .1993; 329: 977-86. (PMID 8366922)

8）UKPDS group. Intensive blood-glucose control with sulphonylureas or insulin compared with conventional treatment and risk of complications in patients with type 2 diabetes (UKPDS 33). UK Prospective Diabetes Study (UKPDS) Group.Lancet 1998; 352: 837-53. (PMID 9742976)

9）Ohkubo Y et al. Intensive insulin therapy prevents the progression of diabetic microvascular complications in Japanese patients with non-insulin-dependent diabetes mellitus: a randomized prospective 6-year study. Diabetes Res Clin Pract 1995;28:103-17. (PMID 7587918)

10）The DCCT/EDIC Research Group. Association between 7 years of intensive treatment of type 1 diabetes and long-term mortality. JAMA 2015; 313: 45-53. (PMID 25562265)

11）Holman RR et al. 10-year follow-up of intensive glucose control in type 2 diabetes. N Engl J Med 2008; 359: 1577-89. (PMID 18784090)

12）The ACCORD study group. Effects of intensive glucose lowering in type 2 diabetes. N Engl J Med. 2008;358:2545-59. (PMID 18539917)

13）Inzucchi SE et al. Management of hyperglycemia in type 2 diabetes, 2015: a patient-centered approach: update to a Position Statement of the American Diabetes Association and the European Association for the Study of Diabetes. Diabetes Care 2015; 38:140-149 (PMID: 25538310)

14) Sinclair AJ. European Diabetes Working Party for Older People 2011 clinical guidelines for type 2 diabetes mellitus. Executive summary. Diabetes Metab. 2011; 37: S27-38

15) IDF Global Guideline. Managing Older People with type 2 Diabetes. International Diabetes Federation, 2013: 30-34.

16) Kirkman MS. Diabetes in older adults. Diabetes Care. 2012; 35: 2650-2664.

（前野　恭宏・中泉　伸彦）

Case Presentation

Case V − 1　Management of Elderly Patients with Diabetes

A patient, an 80-year-old female, lived alone in a home next to her son's family. They said that she had a good appetite and there were a lot of remaining drugs in her room which had been prescribed for her. She had visited an outpatient diabetes clinic. However, her blood glucose management had worsened in these several months. Her HbA1c was 8.5%. She was obese with a BMI of 30. Her medications were as follows：α -glucosidase inhibitors 1 tablet 3 times a day just before meals, Glimepiride (Sulfonylurea) 1 mg 1 tablet twice a day after breakfast and supper and Sitagliptin (DPP4 inhibitors) 50 mg 1 tablet once a day after breakfast.

Highlight

Elderly people with type 2 diabetes should have their physical, cognitive, and social status individually assessed. Their risk factors of hypoglycemia should also be evaluated.

Accordingly, an individualized treatment policy should be determined with a patient-centered approach.

2

高血糖高浸透圧症候群のハイバリューケア

□臨床指標 (Clinical Indicator) と■基準 (Criteria)
□ 高血糖高浸透圧症候群に適切に対応する.
■ インスリン開始のタイミングを適切に判断する
■ 電解質補正に注意する

CHALLENGE CASE　抗がん剤治療中に著明な高血糖を認めた症例

患者：60 歳代　男性

肺転移を伴う直腸がんに対して，消化器外科外来にて抗がん剤治療中であった．糖尿病と診断されていたが，食事療法のみで経過観察されていた．夏の暑い時期に，のどが渇くため，ソフトドリンクを 1 日 3 L 以上飲んでいた．受診 1 週間前より，口渇，多尿がみられ，3kgほどの体重減少を認めた．外科受診日の血液検査で随時血糖 730mg/dL と著明高値であり，当科コンサルトとなった．

身体所見 身長 175 cm 体重 73 kg
血圧 140/93 mmHg　脈拍 98 / 分　呼吸回数 20 回 / 分　体温 36.8℃
意識清明
肺音 清
心音 整，雑音なし
腹部 平坦，軟，圧痛なし
腸蠕動音 正常
舌乾燥あり，毛細血管再充満時間 2 秒以下，腋窩湿潤，皮膚ツルゴール低下なし

Tutorial　その1

総合内科外来にて，指導医（M）
初期研修医：R

R：糖尿病の既往があって，ソフトドリンク多飲を契機に，高血糖をきたしています．ソフトドリンクケトーシスが疑われます．

ケトン体は…．尿ケトンは陰性，血中総ケトンも440μmol/L程度で，有意な増加は見られません．

M：血液ガスはどうでしょうか．血清浸透圧も計算してみましょう．

R：血ガスは…　pH 7.42　pCO_2 40 mmHg　HCO_3 24 mmol/Lでした．血清浸透圧は344mOsm/kgH_2Oと高値です．

高血糖高浸透圧症候群（hyperglycemic hyperosmolar syndrome; HHS）の所見に合致します **（Box V -2-1）**．治療は，補液とインスリンですね．

M：その通りHHSの診断ですね．糖尿病性ケトアシドーシスが絶対的なインスリン枯渇であるのに対して，HHSは部分的なインスリン作用不足で，脂肪分解によるケトン体産生を抑制することはできても，血糖上昇を抑えるのには不十分な状態です．高血糖により血清浸透圧の著しい上昇がみられ，通常高度の脱水が合併し，この病態に関与しています．

2009年のAmerican Diabetes Association (ADA)のガイドラインには，輸液，インスリン，カリウム補正，アシドーシス補正がそれぞれ独立して記載されていますが，2012年にイギリス（Joint British Diabetes Societies Inpatient Care Group）から出されたガイドライン[1)]には，こうあります．

「著明な高ケトン血症があれば（3ヒドロキシ酪酸が1000μmol/L以上），相対的なインスリン不足が示唆されるため，すぐにインスリン投与を開始するべきである．」

「著明な高ケトン血症がなければ（3ヒドロキシ酪酸が1000μmol/L未満），（初期治療として）インスリンを開始するべきではない．」

[Box V -2-1]　DKA と HHS の所見

	DKA			HHS
	軽度	中等度	重度	
血糖（mg/dL）	>250	>250	>250	>600
動脈血 pH	7.25-7.30	7.00-<7.24	<7.00	>7.30
HCO3(mEq/l)	15-18	10-<15	<10	>15
尿ケトン	+	+	+	少量
血中ケトン	+	+	+	少量
血清浸透圧 (mOsm/kg)	様々	様々	様々	>320
アニオンギャップ	>10	>12	>12	様々
意識障害	清明	清明 / 傾眠傾向	昏迷 / 昏睡	昏迷 / 昏睡

（文献 2) より引用）

その理由としては，「補液のみで血糖が低下することに加えて，HHS ではインスリン感受性が高く，インスリン投与により，急激な血清浸透圧の低下をきたす危険性があること．そのため，十分な補液が行われないままインスリン投与することで，血管内から，血管外へ水の移動が起こり，循環血漿量の低下をきたし，その結果，循環不全に陥る危険性があること **(Box V -2-2)**」が挙げられています．

さらに「補液のみで，これ以上，血糖が低下しなくなった時点でインスリンを開始するべき」と記載されています．なので，今回は 3 ヒドロキシ酪酸も低値ですので，まずは補液のみで経過を見てみましょう（**Short Lecture** 参照）．

R：点滴の種類や，速度はどうしたら良いでしょうか？

M：輸液の種類に関しては，議論の最中で，明快な答えは出ていません．イギリスのガイドラインでは 0.9% 食塩水を勧めていますが，0.9% 食塩水で高 Cl 性代謝性アシドーシスが有意に増加することが示されており，今後の研究が待たれます．

速度に関しては，個々の症例において重症度や，心不全の有無などを考慮し，調節することが望ましいと考えられます．その上で，イギリスのガイドラインでは「初めの12時間で予測水分喪失量の50%を補正し，残りの12時間で残りの水分喪失量を補正する」ことが記載されています．一方，ADAガイドライン[2)]には脱水の重症度，血清Na値に合わせて補液速度を調節することが勧められています **(Box V -2-3)**.

R：本症例では心機能，腎機能ともに問題なく，血圧などのバイタルも落ち着いていますので，酢酸リンゲル液100ml/L程度で補液しました．第3病日には血糖200mg/dL台まで低下しましたので，食事再開し，インスリン皮下注射を開始しました．

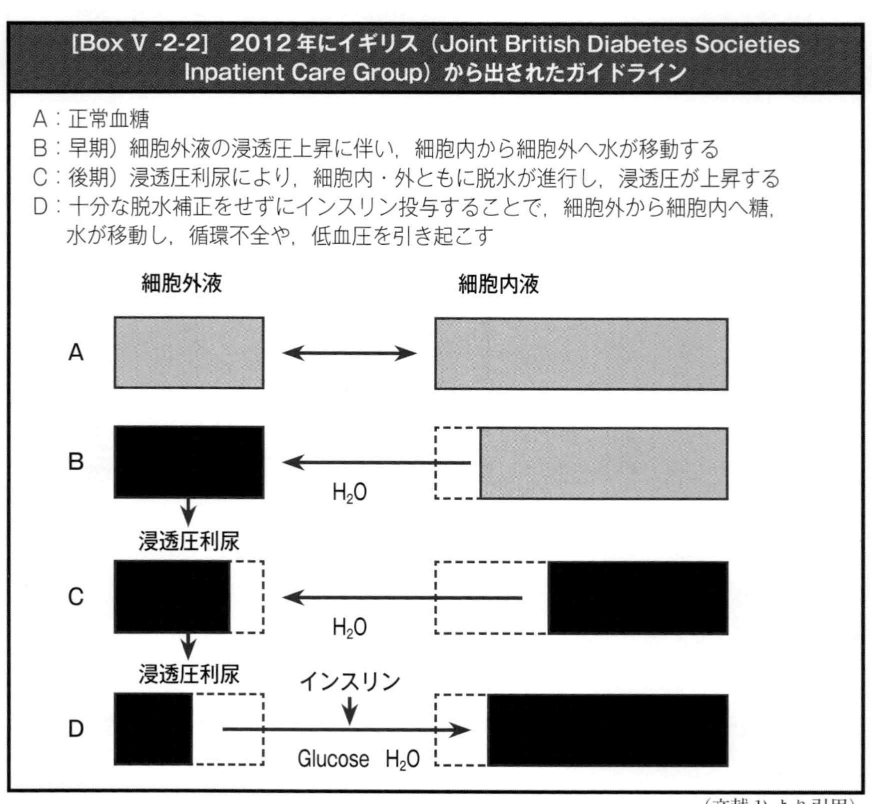

[Box V -2-2]　2012年にイギリス（Joint British Diabetes Societies Inpatient Care Group）から出されたガイドライン

（文献1）より引用）

[Box V -2-3]　ADA ガイドライン：
脱水の重症度，血清 Na 値に合わせて補液速度を調節することが勧められている

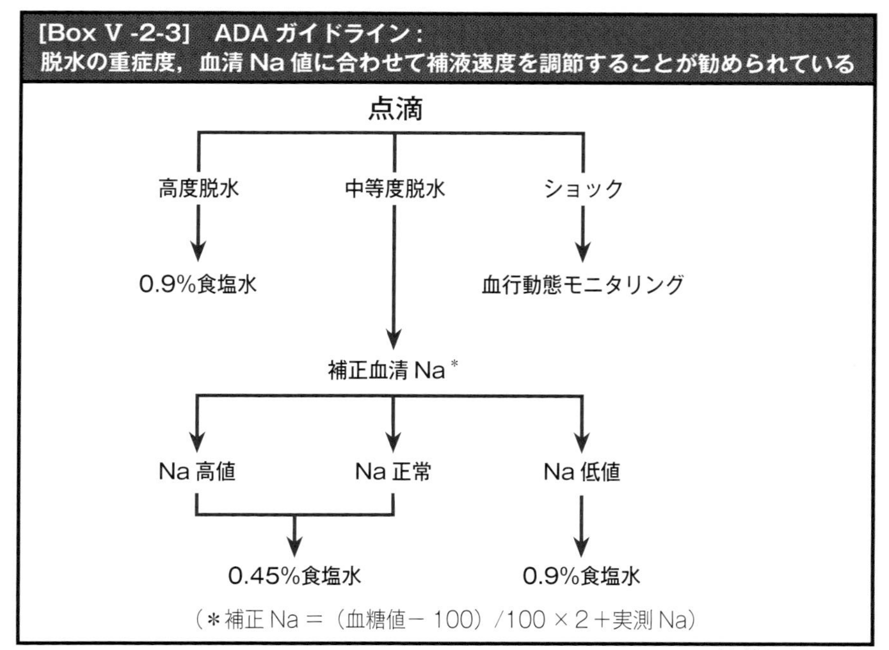

（文献 2) より改変）

CHALLENGE CASE　その 2 意識障害で救急搬送された症例

患者：60 歳代　男性

30 歳時に 2 型糖尿病と診断されたが，治療を自己中断されていた．意識変容，暴力行為のため，当院に救急搬送．血液検査にて著明な高血糖（簡易血糖測定 600mg/dL 以上）を認めため即日入院となった．

身体所見

血圧 200/123 mmHg 脈拍 100 回 / 分　SpO_2 84 % (room air)

意識レベル Ⅱ -10

頸静脈圧上昇あり

肺音：coarse crackles 聴取

心音：整，雑音なし

両下腿に著明な浮腫あり

Tutorial その2

R：著明な高血圧があって，胸部X線で軽度の心拡大で，肺門部の血管陰影の増強がみられます．身体所見と合わせて，心不全が疑われます．

心電図では有意なST変化なく，血液検査では，BNP 947 pg/mL と高値，トロポニンIなどの心筋マーカーは陰性でした．

心エコーでは，壁運動の低下なし，収縮能・拡張能の低下なし，三尖弁逆流なし．高血圧によると思われる壁肥厚あり．

Clinical Scenario 1の心不全と考えて，硝酸薬，酸素投与で治療開始します．

M：意識障害に関してはどうでしょうか．

R：低酸素に対して，酸素8L投与で SpO_2 98% まで改善し，硝酸薬投与後，血圧は150/90 mmHg まで低下しましたが，意識レベルはJCS Ⅱ-10で変化ありません．

M：救急室での簡易血糖測定では血糖が600mg/dL以上で測定不能とのことですが，血液検査での結果はどうでしょうか．

R：血液検査での血糖値は…1238mg/dL．こんな数値見たことありません．

総ケトン体は210μmol/L（3ヒドロキシ酪酸 146μmol/L，アセト酢酸 64μmol/L）であり，有意なケトン体上昇なし．動脈血ガスはpH 7.42, pCO_2 40 mmHg, HCO_3 25.5 mEq/L，アニオンギャップ開大なしで代謝性アシドーシスは認めず，糖尿病性ケトアシドーシスではなさそうです．

血清浸透圧を計算すると347 mOsm/kgH_2O と高値であり，高血糖高浸透圧症候群の診断です（**Box V -2-1**）．

家人によると，10年来の糖尿病罹患歴がありますが，ここ2年間は治療を自己中断されていたようです．

M：意識障害の原因としては，高血糖が最も疑われるようですね．

治療はどうしたら良いでしょうか．

R：HHSの治療は，まず輸液で脱水補正でした．でも心不全もありますし…

M：輸液負荷により心不全が増悪する可能性があり，輸液速度を控えめにして，1日あたり1L程度の補液で開始し，尿量等をみながら必要に応じて速度を調節することにしましょう．

また，血清カリウム3.3 mEq/Lと低値です．インスリン投与により，低カリウム血症の増悪が危惧されますので**(Box V -2-4)**，インスリン投与を開始せず，血液循環動態を保ちつつ，カリウムの補正を行いましょう．

CHALLENGE CASE

経過：

酢酸リンゲル液(K 40 mEq/Lを混注) 40ml/hrで持続点滴を行ったところ，翌日には血糖500mg/dLまで改善．その後もインスリン投与なしで，第3病日には200mg/dL台まで改善．と同時に意識レベルの改善を認めた．経過中，カリウムの著明な低下なし，浸透圧は緩徐に正常範囲内に至った．

R：輸液を行って，循環動態を落ち着かせたところ，インスリン投与なしで血糖が改善しました．

M：心不全を合併した難しい症例でしたが，よく頑張りましたね．

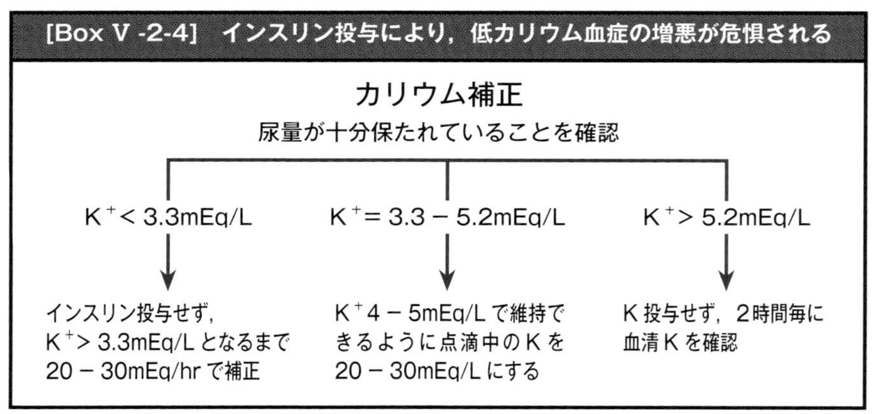

[Box V -2-4]　インスリン投与により，低カリウム血症の増悪が危惧される

（文献2)より改変）

高価値な医療と低価値な医療 High-value Care & Low-value Care

High Value Care：

● HHSの中には，初期治療として補液のみで治療可能な病態があることを念頭に入れておく

● インスリン投与前に，血清カリウムを確認し，適切に補正を行う

Low Value Care：

● 血清カリウムの補正や十分な補液を行わないまま，高血糖に対してインスリン治療を行う．

Glossary

Euglycemic diabetic ketoacidosisとは

正常血糖～軽度の血糖上昇（血糖250mg/dL-300mg/dL以下）で糖尿病性ケトアシドーシスを発症している病態である[4]．

2型糖尿病でSGLT2（Sodium-glucose co-transporter 2）inhibitor内服中や，食事摂取不良な場合，受診前にインスリン注射をしている場合や，妊娠中などで認めることがある．

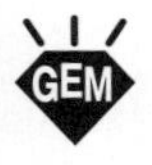

著明な高血糖を認めないため，診断が遅れることがあり，注意が必要である．正常血糖であったとしても，インスリン治療中の患者，SGLT2阻害薬内服中の患者に嘔気，嘔吐，倦怠感の症状があれば，血中ケトン体を測定するべきである．

Short Lecture

尿ケトンでケトアシドーシスの診断は可能？

ケトン体にはアセト酢酸，3ヒドロキシ酪酸，アセトンの3種類がある．

アセトンは揮発性で呼気のケトン臭の原因となるが，血中にはほとんど存在しない．

尿ケトンはニトロプルシッド法で測定しており，アセト酢酸に反応するが，3ヒドロキシ酪酸には反応しない．また，アセト酢酸は尿中で放置すると非酵素的にアセトンに変化し揮発するため，新鮮な尿で検査する必要がある．

糖尿病性ケトアシドーシスでは，3ヒドロキシ酪酸が有意に増加し，3ヒドロキシ酪酸/アセト酢酸比が3倍以上になることが多い．そのため，典型的ではないが，尿ケトン陰性でも重度のケトーシスである可能性は否定できず，血液中のケトン体（特に3ヒドロキシ酪酸濃度）を評価する必要がある．

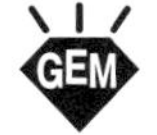

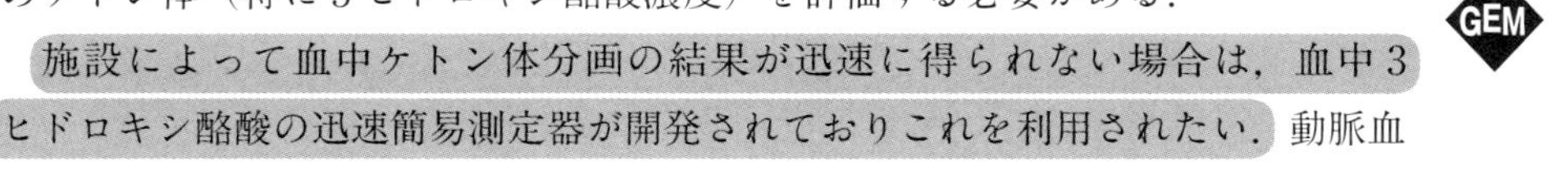

施設によって血中ケトン体分画の結果が迅速に得られない場合は，血中3ヒドロキシ酪酸の迅速簡易測定器が開発されておりこれを利用されたい．動脈血ガス分析でアニオンギャップ開大性の代謝性アシドーシスの存在を確認することでケトン体の増加を推定することはできるが，他の病態すなわち，乳酸アシドーシスやある種の薬物中毒の合併を否定するのはときに困難である．また，嘔吐症や過換気等による代謝性，呼吸性アルカローシスの合併で動脈血ガス分析の結果が非典型的（ときにはアルカレミアを呈する）となることがあり[5]，見逃しを防ぐためにも，血中ケトン体を直接測定することを推奨する．

Recommendations

・高血糖性高浸透圧症候群の治療において，循環動態の維持，血清カリウム値の補正に注意しながら，治療を行う．そのうえで，インスリン開始のタイミングを適切に判断する．

References

1）Joint British Diabetes Societies Inpatient Care Group. The management of the hyperosmolar hyperglycaemic state (HHS) in adults with diabetes 2012 Diabet Med. 2015 Jun;32(6):714-24.

2）Kitabchi AE, et al. Hyperglycemic crises in adult patients with diabetes. Diabetes Care. 2009; 32: 1335-1343.

3）MunroJF, et al. Euglycaemic diabetes ketoacidosis. British Medical Journal. 1973; 2: 578-580.

4）Peters AL. Euglycemic diabetic ketoacidosis: a potential complication of treatment with sodium-glucose cotransporter 2 inhibition. Diabetes Care. 2015; 38: 1687-1693.

5）Zonszein J, Baylor P: Diabetic ketoacidosis with alkalemia-A review. West J Med. 1988; 149:217-219.

（中泉　伸彦・前野　恭宏）

Case Presentation

Case V − 2　Management of Hyperosmolar hyperglycemic state

A patient, a male in his sixties, had undergone anti-cancer therapies for his colorectal cancer accompanied with lung metastases in a digestive surgery clinic. He had been diagnosed as having diabetes, and followed-up by just diet therapy. In summer he drank more than 3 L of soft drink because of his thirst. He felt dry mouth and polyuria a week before his visiting the clinic and he had found a 3 kg weight loss. On the visiting day of the clinic, he was found having a marked elevation of casual blood glucose level, 730mg/dL, so that he was consulted to an outpatient clinic of diabetes.

Case Presentation

His physical findings were as follows;
Height 175 cm, body weight 73 kg, blood pressure 140/93 mmHg, pulse rate 98/minute, respiration rate 20/minute, and temperature 36.8℃ .
His consciousness was alert, heart sound was regular, without murmur. His abdomen was flat and soft, without tenderness. His bowel sound was normal. His tongue was dry. His capillary refilling time was less than 2 seconds. His arm pit was wet. His skin turgor wasn't diminished.

Highlight

Principles of HHS treatment are to restore the abnormalities of hemodynamics, electrolytes and osmolality. Thus initiate the treatment with fluid infusion therapy. In a non-ketonemic situation, insulin infusion should be started if the blood glucose level does not fall enough with the fluid infusion therapy.

3

糖尿病の管理・患者教育のハイバリューケア

□臨床指標 (Clinical Indicator) と■基準 (Criteria)

□ 検診で指摘された糖尿病疑いの患者に適切に対応する.

- ■ 糖尿病と診断をつけて結果を正しく患者に説明できる.
- ■ 疾患の特徴, 治療の意義と方法を明確に伝え, 治療を開始することができる.

CHALLENGE CASE 1

患者：50歳代　男性

会社の健診で異常値を指摘され, 総合内科外来に受診. 結果は以下の通り

身長	168cm	ALT	10 IU/L
体重	73kg	AST	15 IU/L
BMI	25.9kg/m^2	FPG	105mg/dL
腹囲	94cm	HbA1c	6.9%
血圧	145/93mmHg	TG	200mg/dL
尿蛋白	陰性	HDL-C	38mg/dL
尿潜血	陰性	LDL-C	140mg/dL
尿糖	1+		

身体所見　特記すべき異常なし

タバコ　20本/日

アルコール　機会飲酒のみ

Tutorial

総合内科外来にて，指導医（M：糖尿病専門医）
初期研修医（R）

M：健診の結果にはどんな問題点が見られますか？

R：肥満，高血圧，糖尿病，脂質異常症があると思います．

M：糖尿病と診断できますか？

R：HbA1c が 6.5% 以上あるので糖尿病といっていいのではないでしょうか？

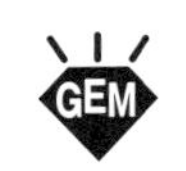

M：糖尿病の診断の基本は，慢性の高血糖を確認することです．HbA1c の高値は通常では慢性の高血糖を意味しますが，ときに，別の原因でも異常値をとることを知っておきましょう **(Box V -3-1)**．したがって，糖尿病の診断は，HbA1c の値のみでは確定できなくて，必ず血糖値の上昇を直接確認する必要があります．逆に，HbA1c の値がなくても，血糖値を別々の日に測定するなどして，慢性の高血糖を示せば糖尿病と診断できます **(Box V -3-2)** [1]．このかたは，糖尿病の可能性が濃厚ですが，空腹時血糖値は基準値をみたしていませんので，後日，随時血糖値を測定するか，できれば 75g 経口ブドウ糖負荷試験（OGTT）を実施するのが良いでしょう．この時，血糖値と同時に血中インスリン値 (IRI) を負荷前と負荷後 30 分で測定するようにしています．これにて，インスリン分泌能や抵抗性の指標がいくつか算出できます **(Box V -3-3)**．

あわせて，眼科に眼底検査を依頼しましょう．眼底に糖尿病性の変化が明らかであれば，糖尿病の確定診断につながるばかりか，その合併症の評価も行ったことになります．

[Box V -3-1]　HbA1cと平均的な血糖値とが乖離する可能性のある主な疾患・状況

疾患・状況	HbA1cの乖離方向
急速に改善した糖尿病	高値
急速に発症・増悪した糖尿病	低値
鉄欠乏状態	高値
鉄欠乏性貧血の回復期	低値
溶血	低値
肝硬変	低値
透析	低値
エリスロポエチンで治療中の腎性貧血	低値
失血後	低値
輸血	低値
異常ヘモグロビン症	高・低いずれの可能性もあり

（文献1）より引用）

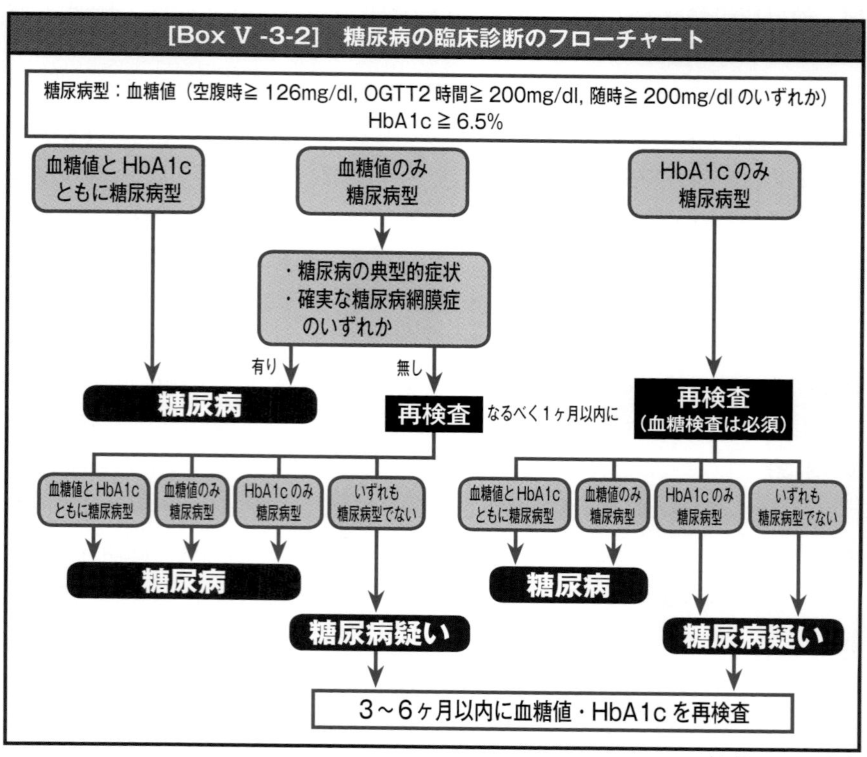

（文献1）より引用）

[Box V -3-3]　血中インスリン値 (IRI) を負荷前と負荷後 30 分で測定

HOMA-R=FPG(mg/dL) × fasting IRI(μU/mL) / 405
(1.6 以下が正常，2.5 以上でインスリン抵抗性)
インスリン分泌指数 = Δ IRI[30 分値 -0 分値]/ Δ Glu[30 分値 -0 分値]
(0.4 以下でインスリン初期分泌の低下があり，境界型を示していても将来糖尿病への移行が高率である.)

(後日)

R：OGTT の結果が出ました（**Box V -3-4**）.

[Box V -3-4]　OGTT の結果

Time（分）	0（負荷前）	30	60	120
Glu（mg/dL）	101	164	234	215
IRI（μ U/mL）	11	36		

HOMA-R=101x11/405=2.7
インスリン分泌指数 =(36-11)/(164-101)=25/63=0.4

M：では，どのような結果説明を行いますか？

R：OGTT 2 時間値が 200mg/dL 以上ありますので，糖尿病の診断がつきます．HOMA-R でインスリン抵抗性が示唆され，インスリン分泌指数をみるとインスリン分泌の低下も関与しているようです．

M：糖尿病初診時に栄養指導の手配（**Glossary** 参照），まだであれば眼科へのコンサルト，また，その日でなくても近いうちにその他の合併症の評価も一通り行いましょう．検査では，抗 GAD 抗体を測定し緩徐進行 1 型糖尿病（SPIDDM）（**Glossary** 参照）の除外診断をしておくのがよいでしょう．

R：いっぱいすることがありますね．

M：その通りです．しかも，通常このような病状の方は，検査値異常があるのみで，自覚症状を伴わないので，病識に乏しいという特徴があります．しかし，本例は糖尿病に加え，高血圧，脂質異常症も合併しており，喫煙習慣もあります．虚血性心疾患のハイリスク患者と思われます．病気の特徴を説明し，治療に必要な自己管理のための知識を提供し，食事療法を実体験し，合併症の評価も一通り効率よく行い，治療方針を決定するという目的で，糖尿病教育入院があります．ただでさえ，自覚症状に乏しいのに，入院となると時間的，経済的制約のため同意される方は限られていますが，今後ずっと続いていく糖尿病治療において最初にきっちりと教育することは，教育効果も高いことが知られており，非常に有効です．

R：最初が肝心なんですね．

M：糖尿病教育入院の発祥の国，米国では現在は教育入院に保険が支払われないそうで，連日３日間の外来通院によるプログラムが考案されています[2)]．日本では教育入院も保険診療が可能ですので，当院をはじめ各施設でクリニカル・パスなどを導入し，効率よく検査や指導ができるようなプログラムを整備しています．患者教育においては管理栄養士，看護師，薬剤師，理学療法士，臨床検査技師といった多職種で構成されるチーム医療であたることが望ましいといわれており，当院でもそのような形式をとっています．

R：多くのスタッフが手分けして患者教育に携わっていくことで，効果的な指導を行うわけですね．でも，それだけ人手と時間をかけていては大変ですね．もっと効率よい方法はないのですか？たとえば，IT を利用した e-learning はないのでしょうか？

M：いい質問ですね．患者教育に費やすスタッフの人件費，労働時間を考えると，今後もっと効率的な方法を開発していかなければなりません．パソコン，スマートホンを利用した教育用プログラムやアプリなどが考案されてきつつあります．教育や自己管理を補完する働きのあるものは出てきているようですが，人対人のかかわりを通じた指導に匹敵したりこれを上回ったりする効果のあるソフトはまだないように思われます．その大きな理由は，人対人の指導においては，その人の置かれている病状，心理状態，社会的背景をも考慮して，療養行動に良い変化が現れるようきめ細かな対応が可能だからでしょう．機械にそこまでの能力はまだありません．2015 年にでたメタアナリシスでも，行動介入で人との接触時間が 10 時間以下のプログラムにはほとんど効果が無かったとの結果がでており，人対人の指導の重要性を示していると思われます[3)]．

R：この患者様はお仕事が忙しくて，入院は無理だとおっしゃっています．外来で指導します．

M：治療の必要性は理解してもらえましたか？

R：はい，糖尿病はほっておくと合併症が出るので，それを予防するために治療が必要と説明しました．合併症のうち，網膜症，腎症，虚血性心疾患のことを具体的に説明しました．

M：自覚症状では状態がわからない病気なので，元気だと思っても内科と眼科に定期的に通院して検査を受ける必要がある，ということを強調するのがいいでしょう．それから，説明しながらキーワードだけでもいいので手書きで紙に書いて最後にそれを渡してあげるとあなたの気持ちが伝わりやすいと思います．治療はどうしますか？

R：食事療法と運動療法ですよね．ちょっと説明したのですが，「そんなことより薬で何とかならないか？」と問われました．

M：2 型糖尿病治療においては，薬物療法は食事療法や運動療法の補助にはなるが，その替わりには決してならないことを強調しましょう．この方は食事療法で体重を減らすことがまず必要ですね．禁煙指導，虚血性心疾患や進行した網膜症がないようであれば運動指導もしたいところですが，重要と思われることから先に説明し，あとは本人の説明への反応，表情，理解度などを見極めつつ，説明のタイミングを判断しましょう．栄養指導はどのように指示しますか？

R：指示カロリー＝標準体重× 25 － 30kcal（ただし標準体重＝(身長(m))^2 × 22）塩分 6 グラム / 日ですので，
この方の場合，

標準体重＝ 1.68 × 1.68 × 22 ＝ 62kg
指示カロリー＝ 62 × 29 ≒ 1800 kcal

でどうでしょうか．

M：いいですね．80kcal を 1 単位と考えますので，22 単位（1760kcal）塩分 6 グラムで栄養士さんに説明してもらう様指示しましょう．

しかし，話を聞いていると，言われた通りのことを実行できなさそうですね．あくまで治療の主体者は患者さんですから，本人ができないと思っていることを押し付けても実行してくれず，治療効果も上がりません．治療の必要性は理解されているようですから，治療のために生活の中で何ができるのかを相談して一緒に探してあげる姿勢がいいのではないでしょうか．その結果で，かりに何らかの薬物療法が最初から始まることとなったとしても，それはそれでよいでしょう．何の説明もなく薬だけ始まるのとは全く意味合いが違います．こういう治療方針の決定法を Patient-centered approach と呼びます[4)]．Patient-centered approach で方針を決めた場合，唯一の正解は存在せず，答えはある程度の幅の中から，ケースバイケースに選ばれてゆくはずです．

高価値な医療と低価値な医療 High-value Care & Low-value Care

High Value Care：

● 糖尿病患者をみつけたら，ただちに治療に必要な自己管理教育を開始する．患者の主体的な治療行動をうながすために，Patient-centered approach が望ましい．

Low Value Care：

● 糖尿病初診時に，疾患の特徴や治療の目的，方法を十分説明せず，安易な投薬のみで帰してしまう．

● 糖尿病初診時に，検査値から，まだ薬はいらないよ，との判断を説明し，疾患の特徴や治療の目的，方法を十分説明しないまま，帰してしまう．

Glossary

糖尿病療養指導士（Certified Diabetes Educator; CDE）：

管理栄養士，看護師，薬剤師，理学療法士，臨床検査技師といった職種から糖尿病療養指導の専門家としての資格を認定する制度が我が国では2000年度に始まった．これまでに，19000人以上のCDEJ（CDE Japan；local CDEと区別するため，CDEJと呼ぶ）が誕生した．また，各地域において独自にCDEを認定するLocal CDEの制度をとる所も増えてきている．

緩徐進行1型糖尿病（Slowly Progressive IDDM; SPIDDM）：

一見2型糖尿病の病像をとるが，膵島関連自己抗体が陽性で，経過とともにインスリン分泌が年単位で低下していき，数年後にインスリン依存状態に至る病態．インスリン治療により膵β細胞の温存効果が期待できると考えられている．2型糖尿病の初診時や，経過中に明らかな理由なく血糖コントロールが悪化してきたときに抗GAD抗体でスクリーニングをかけるのが良いと考える．肥満例のなかにも隠れているので，注意が必要である．

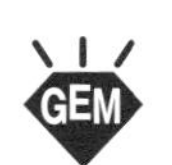

Short Lecture：糖尿病診療における患者教育の重要性

糖尿病診療に患者教育が必要だと認識し，最初に教育入院を実践したのは「糖尿病臨床の父」として現在も敬われている，米国BostonのElliott P. Joslin医師(1869-1962)である．彼は「糖尿病教育は糖尿病治療の一部にすぎないのではなく，治療そのものである.」と語ったと言われている．ちょうどこの時期はインスリン注射が開発され，それまでやせ細って死にかけていた1型糖尿病の子供たちがこの薬によって命をよみがえらせていく奇跡を目の当たりにしていた1920年代のことである．Joslin医師の名を冠した糖尿病学のBible的text,

「Joslin's Diabetes Mellitus」[2]には，患者教育の重要性について以下のような点が説明されている．

Education improves well-being and QOL.
Education improves self-care management.
Education improves metabolic control.
Education enhances the prevention and early detection of complications.
Education decreases costs of care.

（文献2）より引用）

そして，米国社会の多様性や医療財政の状況もふまえて次のように結論付けている．

「チーム医療でなされる有効な教育プログラムは，教育介入の費用対効果の意識が高まるなかで，社会が背負う財政上の重荷が増すととらえるのではなく，格安な買い物であると認識されるべきである．

糖尿病患者教育サービスは，良質な医療をすべての人にいきわたらせるという努力の主要な構成要素であり，すべての糖尿病者がアクセスできるものでなければならない．」

この精神を我々も踏襲し，当院の糖尿病教室は参加資格に制限を設けず，市民にオープンとしている．

糖尿病は自覚症状に乏しいため，病状が患者に理解しがたく，治療の必要性すら説明しないと伝わらない疾患である．しかも，その治療は日常生活と密接に関連する食事療法，運動療法が基本である．早期に介入して達成し得た良好な血糖コントロールの福音はその後10年以上にわたって持続することはUKPDSなどの研究によって示され，Legacy effectといわれている[5]．治療効果も自分ではわかりづらい中，日々の生活を治療のために自己管理し続けるためには，強い動機付けとその継続が必要となってくる．したがって，治療のために必要な，そして動機づけのために必要な，疾患に対する知識の提供は糖尿病と診断されたその時から，いや，その時にこそ必要だと考える．

糖尿病初診時に，検査結果から，「まだ薬はいらないよ」との判断を説明し，疾患の特徴や治療の目的，方法を十分説明しないまま，安易に帰してしまうと，次回再診の指示も忘れて来なくなってしまい，数年後すっかり病気が進行してやってくる，という悲劇につながる．一方で，薬を出しておけば再診してくれるからと，内服薬を処方して，疾患の特徴や治療の目的，方法を十分説明せず，自己管理の重要性を十分知らされないまま治療が始まってしまうと，いずれ薬が効かなくなって，薬が増えていったり，それでも病状が悪化したりしていく．そうなってから改めて教育をうけて出直しても失われた過去は戻ってこないのである．

Recommendations

・すべての糖尿病患者に対し，治療に必要な知識を提供し，治療に必要な生活習慣を実行してもらうため，自己管理教育が必要であり，それは初診時から開始すべきである．

・患者指導や治療方針決定のプロセスは患者の主体性を引き出すためにPatient-centered approach で行う．

References

1）清野　裕, 他 . 糖尿病の分類と診断基準に関する委員会報告（国際標準化対応版）. 糖尿病 . 2012; 55 (7): 485-504.

2）Kahn CR et al. Joslin's Diabetes Mellitus 14th Edition, p597-610, Lippincott Williams & Wilkins, 2005.

3）Pillay J et al. Behavioral programs for type 2 diabetes mellitus: a systematic review and network meta-analysis. Ann Intern Med. 2015; 163:848-860. (PMID 26414227)

4）Inzucchi SE et al. Management of hyperglycemia in type 2 diabetes: a patient-centered approach. Diabetes Care. 2012; 35: 1364-1379. (PMID 22517736)

5）Holman RR et al. 10-Year follow-up of intensive glucose control in type 2 Diabetes N Engl J Med. 2008; 359: 1577-1589. (PMID 18784090)

（前野　恭宏）

Case Presentation

Case V − 3 High-value Care for Diabetes Self-management Education

A patient, a male in his fifties, was found to have abnormalities in the health examination at his company, and visited an outpatient clinic of general internal medicine.
His physical findings and laboratory tests were as follows:

Height	168cm	ALT	10 IU/L
Body weight	73kg	AST	15 IU/L
BMI	25.9kg/m^2	FPG	105mg/dL
Girth of the abdomen	94cm	HbA1c	6.9%
Blood pressure	145/93mmHg	TG	200mg/dL
Urine protein	negative	HDL-C	38mg/dL
Urine occult blood	negative	LDL-C	140mg/dL
Urine glucose	1+		

There weren't any abnormalities to report in his physical findings.
Smoking history: 20 cigarettes a day
He was a social drinker.

Highlight

Diabetes self-management education is an integral element in the treatment of diabetes. In order to gain the knowledge required for treatment and to develop the life habits required to perform self-management, the education should be started at the time of diagnosis for all people with diabetes.

第６章
救急領域

1　救急外来における多発外傷の
ハイバリューケア

2　救急外来における薬物過量内服・薬物中毒の
ハイバリューケア

3　敗血症の初期対応のハイバリューケア

1

救急外来における多発外傷のハイバリューケア

□臨床指標 (Clinical Indicator) と■基準 (Criteria)

□ 救急搬送される多発患者の状態を適切に診断できるか？
- ■ ホットラインの救急隊情報から判断し，輸液，酸素投与などのプレホスピタルケアの指示をだすことができる．
- ■ 傷病者が到着するまでの時間を有効に活用し，感染予防，検査機器や輸液の準備・ドクターを集めるなどの準備ができる．
- ■ 外傷初期診療ガイドラインに沿った診療ができる．
- ■ 蘇生の必要な病態に対して，適切な蘇生が実施できる．
- ■ 生理学的異常，解剖学的異常の順番で検査を実施し，専門的治療が必要な病態を見つけだすことができる．

□ 救急搬送された多発外傷症例に帯する適切な検査·処置を理解しているか？
- ■ 組織酸素化を維持するための気管挿管の適応を理解しているか．
- ■ 大量出血時の理論的な輸血を理解しているか．
- ■ 大量出血時のIVR, damage control surgeryの必要性を理解しているか．

CHALLENGE CASE　その1

救急隊ファーストコール：

40代男性の交通外傷で高リスク受傷機転の傷病者（高エネルギー外傷傷病者から呼び方の変更[1)]）の受け入れ要請です．普通乗用車と軽乗用車の交差点内での衝突事故で，普通乗用車の運転者です．現場の状況より両車輛とも50～60km/hrで走行中の衝突事故で，交差点内から車輛が道路脇の田んぼに転覆している状態です．交差点から車輛までは20mほどの距離があります．傷病者は車内に閉じ込められており，救出に15分ほど要しそうです．意識は清明ですが，胸部痛と呼吸苦を訴えており，救出次第セカンドコールを入れます．

CHALLENGE CASE　その1

M：わかりました．受け入れ可能です．救出できたらバイタルサインとおおまかな損傷部位を連絡してください．

救急隊セカンドコール：
救出完了しました．胸郭動揺はありませんが，かなりの呼吸苦を訴えております．血圧は120/90mmHg，脈拍は120回/分，SpO_2は90%しかありませんでしたので，リザーバーマスク12L/分で高濃度酸素投与し，現在SpO_2 95%です．呼吸回数は24回/分と頻呼吸です．また，左下腿が変形しており骨折と思われますが，活動性の出血はありません．全身固定（全脊柱固定より呼び方の変更[1)]）と頸椎カラー装着して10分で搬送可能です．

M：了解しました．呼吸状態とモニターを継続して搬送してください．できる限り傷病者は愛護的にあつかい，血圧低下しショック状態が疑われる場合にはルート確保してください．

Tutorial 1（傷病者受け入れと初期評価，primary survey）

ER指導医（M）と
初期研修医（R）

M：かなりの重症傷病者のロードアンドゴー症例です．JATEC（Japan Advanced Trauma Evaluation and Care）の診療手技に則り[2)]，生理学的異常を見つけ出し，蘇生処置が必要な場合には実施していきましょう．

R：高リスク受傷機転の外傷症例の受け入れですね．では準備して待機しましょう．超音波のスイッチをいれておきます．蘇生用具一式，モニター，酸素は準備できています．念のため加温した乳酸リンゲル液（500mL）を2本準備しておきます．放射線科に電話してすぐにポータブルX線撮影ができるようにしておきます．先生と私で最初は対応可能かと思います．もちろん感染防御についてはいつも通りでお願いします．

M：救急隊情報からどのような損傷を疑っていますか？

R：気道 (A：airway) の異常はなさそうです．呼吸 (B：breathing) の異常（頻呼吸，SpO_2 低下）と胸部痛があるとのことですので，胸部外傷が主たる損傷と思います．循環 (C：circulation) の異常として，血圧低下はみられないようですが，頻脈となっているためショックの可能性があると思います．現在のところ意識 (D：disability, dysfunction of CNS) の異常はなさそうです．

M：そうですね．B の異常がありそうですので，迅速な対応が必要であると予想できますね．ところで，どれくらいの出血が生じれば血圧の低下がおこるか理解できていますか？

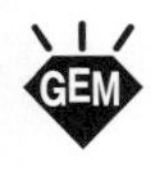

R：循環血液量の 30% 程度の出血があれば血圧低下が起こると理解しています[3]．体重 70kg の傷病者では 1,500mL ほどの出血が起こらなければ血圧低下には至らない可能性があります．情報では，この傷病者の血圧は維持できているようですが，脈拍が増加し，脈圧が狭くなっているために，それに近い出血量が予想されます．ショックに十分に注意したいと思います．

M：血圧低下はかなりの出血量がないと惹起されませんので，脈拍数や脈拍の強度，末梢冷感を察知することが重要ですね．また，意識レベルからもショックを疑うことが大切です．救急車が到着しました．初期評価をお願いします．

R：発声可能で会話は成立します．末梢はじっとり冷感があり，脈は若干微弱です．ショックと判断します．頻呼吸も認めており，B と C に異常があると判断します．

EM：B と C の異常ですね．初療室でできる限りの蘇生を行いましょう．

R：救急隊の方，シートベルト装着はどうでしたか？エアバッグは作動していましたか？ガラスの破損はありましたか？

救急隊：シートベルトは装着されていました．エアバッグは運転席，助手席側とも作動しています．ガラスは前方と運転席側が破損していました．車輌は前方と右側方が大破していました．

R：キャビンの変形はどうでしたか？

救急隊：幸いにキャビンの変形はなく，身体の挟まれはありませんでした．

—救急隊により初療室に搬入—

R：病院の酸素につけかえてください．衣服を脱衣してモニターを装着してください．イモビライザー，固定ベルトについては頭側からアンパッケージして下さい．

M：傷病者が不穏な場合には特に注意が必要ですね．イモビライザー装着状態で傷病者が暴れると頸椎損傷を悪化させる可能性がありますね．Primary survey を続けて下さい．

R：発声は名前が言えますので OK です．B の評価をします．胸郭の動きは左右差なく,胸の挙がりも問題なさそうです．左側胸部に打撲痕がみられます．呼吸回数は 1 分間に 30 回弱と促迫しています．SpO_2 は 10L リザーバーマスクで 92% と酸素化不良です．呼吸音は左でやや減弱していると思います．打診では前胸部に明らかな鼓音や，側胸部に明らかな濁音は認めません．胸郭動揺は認めませんが，左側胸部の肋骨部で圧痛があります．

M：B の生理学的評価は胸部診察だけでよかったでしょうか？

R：頸部の診察を忘れていました．頸静脈の怒張はみられません．呼吸補助筋（胸鎖乳突筋）を使った努力様呼吸となっています．触診で気管は正中，皮下気腫は認めません．

M：そうですね．外傷症例で頸静脈怒張がみられた場合にはどのような状態が予想されますか？

R：閉塞性ショックを考えます．外傷症例では心タンポナーデや緊張性気胸を疑わなければなりません．当然，血圧低下や脈圧減少にも注意します．

M：この傷病者では SpO_2 低下と努力様呼吸，呼吸数増加，左呼吸音の減弱が有意所見として挙がりますね．高濃度酸素投与で SpO_2 が維持できていますので，PS（primary survey）の評価を継続していきましょう．

R：では続いてCの評価に移ります．皮膚はじっとり湿潤しており，120回程度の頻脈です．一見したところ，明らかな外出血はみられず，血圧は115/90mmHgとやや低下傾向です．CRT（capillary refill time）は2.5秒と延長がみられます．ショック状態と考えますので，末梢ルートを2本，両側の正中より確保して下さい．

M：この時点でショックと判断することは重要ですね．末梢ルートを確保する際に，可能な限りの血液検査もしておきましょう．できれば，太い静脈留置針を用いて，造影用のチューブを装着しておいた方が良いでしょうね．初期輸液として1,000mLの急速投与を行いましょう．次に画像診断を施行していきましょう．

R：では，FASTを行います．心嚢液貯留は認めず．Morison窩に液体貯留なし，右胸腔にも液体貯留なし．脾臓周囲に液体貯留を認めませんが，左胸腔に若干の液体貯留の疑いがあります．膀胱直腸窩に液体貯留なしです．左胸腔の液体貯留が気になります．

M：胸腔の液体貯留は血胸である可能性が高いので，あとでCTが必要ですね．技師さんが待っていてくれますのでX線撮影をしましょう．

R：胸部臥位X線では左のX線透過性が低下していると判断します．大量血胸が疑われます．Bの異常をきたすような多発肋骨骨折，大きな肺挫傷は認めません．

M：もう一度傷病者を観察して，フレイルチェストのないことを確認してください．

R：吸気で陥没するような呼吸形態は認めません．フレイルチェストはないと判断します．X 線透過性低下と FAST（focused assessment with sonography for trauma）の結果も合わせると血胸があると思います．幸い，血圧低下には至っておらず，脈拍も落ち着いてきているので，輸液継続で診療を続けます．

M：もし，頻脈の悪化や血圧低下が起こっていたらどう対処しますか？

R：大量血胸であれば，初期急速輸液を継続しながら，胸腔ドレナージを施行したいところですが，この症例では輸血の準備を整えたいと思います．

EM：もし血圧低下が起これば，胸腔ドレナージが必要ですね．骨盤 X 線はどうでしたか？

R：不安定型の骨盤骨折はなさそうです．大量出血をきたすとされる大量血胸，腹腔内出血，骨盤内出血のうち，腹腔内出血と骨盤内出血は除外できたと考えてよさそうです．

M：現在のところ，初期輸液 1,000mL で血圧は 130/80mmHg，脈拍は 90 回程度まで改善していますので，D の評価にすすみましょう．

R：GCS は呼びかけで開眼するので E3，会話は成立するので V5，指示動作に従えますので V6 の 14 点です．瞳孔は左右差なく，3mm，3mm で対抗反射は迅速です．切迫する D（GCS8 点以下）の異常はありません．

M：かなり呼吸が促迫しているためにしんどそうですが，切迫する D はないようですね．急いで頭部 CT を撮影する必要はなさそうです．

R：E の評価ですが，全身脱衣にて左側胸部に打撲痕を認めます．活動性出血はなし．左下腿が軽度変形しており骨折を疑いますが，こちらも活動性出血はなく，腫脹も軽度ですのでシーネ固定をしておきます．体温は 36.3℃と低下を認めませんが，保温しておきましょう．

M：それでは PS の総括をし，その後の指示を出してください．

R：A の異常はなし．B は SpO_2 低下，呼吸数増加，胸部 XP で左肺 X 線透過性低下より血胸を疑います．C は搬入当初は脈拍数増加と軽度の血圧低下を認めましたが，初期輸液療法に反応しています．そのため，左胸腔ドレナージは未施行です．D は GCS14 点で，瞳孔反応正常，麻痺もありません．E は左側胸部に打撲痕，左下腿に変形がありますが，活動性出血はなく，シーネ固定しています．引き続き，secondary survey に移ります．

Tutorial 2（secondary survey：SS）

M：AMPLE（アレルギー，内服，既往症・妊娠，最後の食事，事故の様相）の聴取から行ってください．切迫する D を認めないために SS の最初に頭部 CT の撮影は必要ありませんね．

R：本人から聴取可能ですので，聞いてみました．アレルギーや既往症はないようです．最後の食事は昨夜 22:00 頃で，ぼんやりしていて車線をはみ出してしまったようです．意識消失はなかったと訴えています．

M：では全身の解剖学的評価をしていきましょう．

R：頭部・顔面は変形や腫脹を認めず．上顎骨・下顎骨の動揺もありません．鼻腔からの出血や，歯牙の動揺もなく，耳鏡で観察しても外耳道出血や鼓膜内血腫はありません．

M：鼻腔，口腔，耳腔の観察も忘れずにできていますね．

R：頸部ですが，PS と大きな変化はありませんが，努力様呼吸が若干改善しています．

M：それだけでよかったでしょうか？後頸部の圧痛の有無は必ずチェックしてください．頸椎カラーを外したときに鎖骨の動揺のチェックもお願いします．

R：両者とも異常はありません．胸部のチェックに移りますが，呼吸回数は

26回と増加してきました．胸骨正中部に圧痛があります．疼痛のためか呼吸が浅くなっています．左呼吸音がやや減弱し，左側胸部の打診で濁音を認めます．先ほどよりも悪化していますので，バイタルサインを再度チェックしてみます．

M：SSで新たな異常が出現したときや，傷病者の状態が悪化したときにはバイタルサインの再チェックでしたね．

R：SpO_2の低下が出現しています．10LリザーバーマスクでSpO_2は88%しかひろえません．血圧も90/55 mmHgと低下がみられます．左大量血胸の影響と考え，緊急左胸腔ドレナージを行います．ひとまずRBC6単位を緊急オーダーしておきます．

M：緊急出血時の輸血ですが，もし大量輸血になる場合にはRBC輸血だけでよかったでしょうか？大量出血，大量輸血時の注意点として，赤血球と新鮮凍結血漿，血小板の比率に関する研究がされています．血液の喪失，輸液による希釈が血液凝固障害を助長するため，そのダメージを最小限に食い止めようという考え方です．その比率については様々なデータがありますが[4)]，北米での前向き観察研究で，多発外傷傷病者の最初の6時間に赤血球輸血と新鮮凍結血漿輸血を1:1で行う群の方が，FFPを少なく投与する群に比較して死亡率が低いといったデータがでています[5)]．さらに，血小板を加えたデータとしても，RBCに対してFFPが1:1に近い方が止血の得られる割合が高いとしています[6)]．

R：ドレナージされる血液量で判断したいと思いますが，よろしいでしょうか．28Frのドレナージチューブを左中腋下線第4肋間より挿入しました．最初に800mLの血液が流出しました．それ以上の血液の流出はほぼなさそうで，空気の流出もありません．持続吸引してモニターしたいと思います*．
（＊補記　この症例ではRBC4単位の輸血を行った．大量輸血とはならず，FFPの投与は必要としなかった．）

M：相当量の出血がありますので，開胸止血が必要な場合も考慮して胸部外科のDr.には声をかけておいたほうが良さそうですね．ドレナージ後のバイタルサインはどうですか？

R：呼吸回数は20回程度に改善しています．SpO_2も97%と改善しました．大量血胸に対するドレナージの蘇生効果と思われます．バイタルサインが安定しましたのでSSを続行したいと思います．SSの胸部X線読影では，左大量血胸と左側胸部の肋骨骨折が3本ほどありそうです．縦隔拡大（大動脈損傷のサイン）や横隔膜上のX線透過性亢進（気胸のサイン）も認めません．12誘導心電図では軽度の洞性頻脈を認めるのみです．

M：SSが終了したら，FACTで胸部損傷を詳細に評価しましょう．

R：腹部ですが，腸蠕動音の低下はなく，圧痛や鼓腸は認めません．2回目のFASTでも腹腔内や骨盤腔内に液体貯留はありません．左胸腔の液体は減少している印象です．

骨盤X線で前方成分，後方成分の再チェックをしましたが問題ありませんので，骨盤の触診をしましたが，骨盤動揺や圧痛はありません．積極的に頸椎損傷や骨盤内損傷を疑う所見がありませんので直腸診は割愛します．左下肢の変形については単純骨折の疑いがありますので，あとでX線撮影を追加します．コンパートメント症候群を疑うような高度な腫脹や，足背動脈の触知不能所見はありません．また，背面観察を行いましたが，異常はなく，ログロール前後のバイタルサインの変化も認めませんでした．

M：非常に系統立てた診療ができていると思います．最後に神経学的評価を再度行って，FACTと左下肢のX線撮影を施行しましょう．整形外科と胸部外科の介入が必要と思われるため，念のためにコールしておきましょう．

CHALLENGE CASE　その2

FACTでは左第6肋骨から第8肋骨の骨折と血胸および肺挫傷を認め，ドレナージチューブは良好な位置に挿入されていた．また，胸骨に骨折を認め前縦隔に血腫を認めたが，造影CTで造影剤の血管外漏出像は認めなかった．左下腿XPで脛骨腓骨骨折を認めたが，偏位は軽度であり，整形外科医師によると整復後の固定で経過観察するとのことであった．

Tutorial　3

M：高リスク受傷機転の多発外傷症例を診療する上で，注意する点を整理しておきましょう．特に内科志望の研修医の先生や，内科診療に携わっている若手の先生にとってJATECの受講は外傷診療のみならず，内因性救急疾患を扱う上でも参考になる事項がたくさん含まれており有益なものと思います．外傷診療で重要なことはチーム医療で行う意識（危ないことを全員が危ないと感じる）と，系統立った診療につきます．一つの損傷に固執することで，生理学的兆候を全体としてとらえられなくなることが危険です．

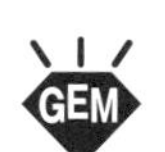

R：しかし，骨折や外出血などの目に見える損傷があれば，すぐに注意がいってしまうことも事実です．外出血に対しては圧迫止血で十分と理解しているのですが，やはりPSで生理学的兆候を十分にとらえ，異常を見つけたときには蘇生が行えるように努力することが最優先事項なのですね．

M：気道Aに異常があれば，当然気道確保をすることになりますが，用手的気道確保，経口気管挿管の順番でアプローチできますね．それでも気道確保できなければ，外科的気道確保（輪状甲状靱帯穿刺・切開）を躊躇せず行うことが重要です．

また，診療中にも確認しましたが，出血性ショックの場合には出血源として大きく3つの部位が考えられます．初期輸液に反応しない出血性ショックの場合にはどのような対応をすべきでしょうか？

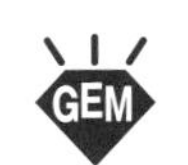

R：胸腔内大量血胸，腹腔内出血，骨盤腔内出血ですね．RBCの輸血，FFPの投与をできるかぎり1:1の比率で投与しながら，止血法を考えます．放射線科医と相談しIVR（interventional radiology）の可能性を探るとともに，damage control surgeryの時期を逃してはいけないと思います．また，組織の酸素化を改善するために気管挿管は必要と考えています．

M：気管挿管で低酸素による組織障害を予防することは重要事項ですね．気管挿管の適応はとして重度の意識障害，コントロールの難しい出血性ショック，フレイルチェストなどが挙げられますね．PSの蘇生において忘れてはならないポイントです．

PSでバイタルの安定が得られればSSで解剖学的異常を検索します．もし，SSで新しい異常を発見した場合にはどのように対処しますか？

R：そのときにはバイタルサインを再チェックし，異常がなければそのままSSを継続します．バイタルサインに異常がみられれば，PSに戻り，Aから再確認していきます．

M：バイタルサインの異常を即座にとらえることに注意することですね．この傷病者はFACTで胸骨骨折がありましたが，エアバッグ損傷ではよくみられる損傷ですね．前縦隔血腫を随伴することがほとんどですが，保存的加療で改善すること多いですね．幸いに肝損傷や碑損傷などの腹腔内重要臓器に明らかな損傷はみられませんでした．FASTを繰り返し行うことで，腹腔内出血性病変の出現を見逃さないことも大切です．

高リスク受傷機転の多発外傷傷病者の生存率，社会復帰率向上のために組織酸素化の維持を念頭に置いて診療することが大切ですね．

高価値な医療と低価値な医療 High-value Care & Low-value Care

多発外傷傷病者のHigh Value Care / Low Value Care

High Value Care：

- JATEC診療手技に則った系統的な診療が行える．
- PSで蘇生の必要な病態を見つけ出し，適切な蘇生処置が行える．
- SSで新たな異常が発見されたときには，バイタルサインのチェックが行える．
- 大量出血傷病者の輸血に際して，RBCとFFPの投与を理論的に行える．

Low Value Care：

- 目に見える損傷部位にとらわれるばかりに，全身の生理学的兆候の異常に注意がいかない．

● 気管挿管の適応を理解しておらず，組織の酸素化悪化を招いてしまう．

Recommendations

・高リスク受傷機転の多発外傷傷病者をチーム医療の一員として，系統立てた診療（PS，SS）ができるようになろう．

・一つの損傷にとらわれず，生理学的兆候の異常に対して蘇生処置を行っていくことが，生存率，社会復帰率の向上につながることを理解しよう．

References

1）一般社団法人 JPTEC 協議会：JPTEC ガイドブック改訂第 2 版，へるす出版，2016.

2）日本外傷学会外傷初期診療ガイドライン改定第 5 版編集委員会：外傷初期診療ガイドライン改定第 5 版，へるす出版，2016.

3）American College of Surgeons Committee on Trauma. Trauma Evaluation and Management (TEAM): Program for Medical Students; Instructor teaching guide. American College of Surgeons, Chicago, 1999.

4）Borgman MA, Spinella PC, PerkinsJG, et al. The ratio of blood products transfused affects mortality in patients receiving massive transfusions at a combat support hospital. J Trauma 63: 805-813, 2007

5）Holcomb JB, del Junco DJ, Fox EE, et al. The prospective, observational, multicenter, major trauma transfusion (PROMMTT) study. JAMA Surg. 2013;148: 127-136.

6）Holcomb JB, Tilley BC, Baraniuk S, et al. Transfusion of plasma, platelets, and red blood cells in a 1:1:1 vs a 1:1:2 ratio and mortality in patients with severe trauma. JAMA. 2015; 313: 417-482.

（五月女　隆男）

Case Presentation

Case Ⅵ－1 High Value Care and Low Value Care for Patients with Multiple Trauma

A first call from a rescue worker：This is a request of acceptance for a wounded person; a male in his 40s with trauma resulting from a traffic accident having high risk mechanism injuries.
This is an automobile crash between a passenger car and a light passenger car at a crossing, and the wounded person is the driver of the passenger car. From the situation, it is recognized that the crash might have happened while both cars were running at about 50 to 60 km/hr. The car is overturned in a paddy field at the side of the road. The distance from the crossing and the car is around 20m. The wounded person is confined in the car, it will take around 15 minutes to rescue him. His consciousness is clear, however he is complaining chest pain and dyspnea. I will send a second call as soon as we removed him from the car.
ER physician：OK. We can accept him. After his removal, tell us his vital signs and the location of his principle injured areas.
A second call from a rescue worker：We succeeded in removing him. He didn't have the flail chest, however he complained the severe dyspnea. His blood pressure was 120/90mmHg, and his heart rate was 120/minute. His SpO_2 was just 90%, so that we provided him with high oxygen concentration of 12/L by non-rebreather mask. His SpO_2 is 95% now. The respiratory rate is 24/minute, tachypnea. Also his lower leg seems to be misshapen so there might be a fracture, however there isn't any active bleeding. We can carry him to the emergency room in ten minutes by holding the general body, and cervical collar attached.
ER physician：OK. Carry him while continuing to monitor the respiratory condition. Also deal with him as carefully as possible, and secure an appropriate blood flow rate if you suspect that he is in a state of shock with low blood pressure.

The Focused Assessment with CT for Trauma (FACT) revealed fractures of the sixth rib and the eighth rib, the hemothorax and a lung

Case Presentation

contusion, however a drainage tube was inserted at the appropriate position. Also fractures at the sternum and the hemothorax at the anterior mediastinum were recognized, however the contrast CT didn' t show the any image of the extravasation of the contrast medium. The X-ray examination of the left leg showed fractures of the fibula, however the fracture displacement was so mild that an orthopedic physician advised him to follow up by receiving a cast after the swelling reduces.

Highlight

High value care for patients with multiple trauma at emergency outpatient clinics is as follows.

1) To perform systematic clinical practice according to the medical procedures of Japan Advanced Trauma Evaluation and Care (JATEC).
2) At the primary survey (PS), to resuscitate properly, understanding the pathology which is necessary to resuscitate.
3) At the secondary survey (SS), when discovering a novel abnormality, to check vital signs.
4) If necessary to administer blood and fresh frozen plasma in the transfusion for patients with massive bleeding.

Low value care for patients with multiple trauma at emergency outpatient clinics is as follows.

1) To overlook abnormalities of physiological symptoms of the whole body by paying attention to only the visible injury sites.
2) To cause worsening tissue oxygenation by not understanding the adaptation of tracheal intubation.

It is necessary to master systematic clinical practice concerning PS and SS as a member of a medical care team for patients with multiple trauma having high risk mechanism of injury. It is important to focus not only on the obvious injury, but to resuscitate properly, by understanding the pathology which is necessary to resuscitate. This can lead to improved survival rates and the social return rate.

2

救急外来における薬物過量内服・薬物中毒のハイバリューケア

□臨床指標 (Clinical Indicator) と■基準 (Criteria)

□ 救急搬送される意識障害患者に適切に診断できるか？

- ■ 意識障害の原因を AIUEOTIPS で鑑別できる．
- ■ 救急隊および家人からの情報収集を速やかに漏れなくできる．
- ■ 薬物中毒症例の初期対応が適切にできる．

□ 救急搬送された薬物中毒（薬物過量摂取）症例に帯する適切な検査・処置を理解しているか？

- ■ 症例への初期対応だけでなく，将来的に起こると予想される事象に適切に対処できる．
- ■ 原因薬剤の特性について調べることができる．
- ■ 体内から過剰薬物を除去する方法について理解している．

CHALLENGE CASE　その1

薬物過量内服を繰り返している30代女性．約3時間前に友人にこれから薬をたくさん飲むと自ら電話．心配になった友人が女性宅を訪れ，昏睡となっているところを発見し救急要請．救急隊現着時には数種類の薬物の空ヒートが300錠分ほど机上にあり，傷病者はJCS-Ⅲ-100で痛み刺激がようやく入る状態．バイタルサインに異常は認めず，そのまま側臥位で病院へ救急搬入．

Tutorial　その1

救急科専門医（M）と
初期研修医（R）

R：バイタルサインはBP 130/78 mmHg，HR 82/min，SpO_2 99%（室内気），呼吸回数22回/min，体温36.2℃で安定しています．GCS（E2V2M5）9点，瞳孔は左右とも2mmで縮瞳気味です．急性薬物中毒の傷病者ですので，まず胃洗浄が必要と考えます．先日，一度胃洗浄をしたことがあるので，やらせてもらえませんか？

M：バイタルサインに問題のないことは理解しました．ただ，GCS9点の意識障害の原因は本当に急性薬物中毒なのでしょうか？

R：まず，現場の状況より一番に薬物過量内服に間違いないと思います．ホットラインで救急隊に薬物の空ヒートを持参するように伝えましたので，それを確認したいと思います．しかし先生の言われるように，意識障害の鑑別を同時にすすめたいと思います．

M：そうですね．救急搬入傷病者の場合には診断と治療を同時にすすめることが重要です．意識障害の鑑別をすすめながら，バイタルサインの異常に対応し，適切な処置を行うことが必要ですね．特に呼吸状態の変化には十分に気をつける必要があります．嘔吐をしても誤嚥しにくい体位をとることも重要ですし，すでに誤嚥を起こしている可能性もあります．

R：では，血液検査と輸液静脈路確保を行います．血液検査は血液一般と生化学，NH_3をオーダーします．また，動脈血ガス分析を行います．デキスターで血糖チェックもお願いします．輸液は細胞外液でお願いします．意識障害についてはカーペンターの分類によりAIUEOTIPS（**Box Ⅵ-2-1**）で考えていきたいと思います．

[Box Ⅵ-2-1]　AIUEOTIPS（アイウエオチップス）

A	Alcohol	急性アルコール中毒，Wernicke 脳症
I	Insulin	低血糖，高血糖
U	Uremia	尿毒症
E	Encephalopathy Electrolytes	髄膜炎，脳炎，肝性脳症 電解質異常
O	Oxygen Overdose	低酸素血症，高二酸化炭素血症，一酸化炭素中毒 薬物中毒
T	Trauma Temperature	外傷 体温異常（熱中症，低体温症）
I	Infection	感染症
P	Psychiatric	精神疾患
S	Shock Seizure Stroke	ショック てんかん クモ膜下出血，脳梗塞

M：アルコールについては薬物過量内服者で同時併用していることが多いので注意が必要です．当院でも薬物過量内服症例の約 35% がアルコールを同時摂取しているというデータが出ています．アルコール依存から脳症を起こすような症例はそんなにありませんが，急性期での薬物過量の症状を修飾することがあります．アルコール臭はしませんでしたか？まず血糖値を確認することは重要ですね．意識障害傷病者の場合には救急隊が血糖測定していることもあります．動脈血ガス分析は電解質異常やアシドーシスの存在を迅速に評価できることから，たいへん有用なツールですね．

R：画像診断は頭部 CT，それから胸部 X 線の撮影をしたいと思います．薬剤性の心電図異常をチェックする意味で 12 誘導心電図もオーダーします．

M：麻痺症状については評価困難であり，頭部 CT の撮影は頭蓋内病変の検索に必要ですね．GCS が 9 点ありますので，頭部 CT を急いで撮影する必要はありませんが，どこかで撮影するのが良いでしょう．胸部 X 線については誤嚥の確認のためにも大切ですし，今後起こってくる誤嚥性肺炎の対照画像にもなるため撮影しておくのがよいでしょう．

ところで，胃洗浄については本当に必要でしょうか？薬物過量内服時の胃洗浄はその適応について論じられています．厳密な時間の制限はありませんが，胃洗浄で除去できる薬剤量はあまり期待できず，リスクの方が上回る可能性があります．救急隊と友人の証言では内服時刻はおおよそ3時間前と推測され，有効な胃洗浄は約1時間以内と提言されているものを超過しています．よほどのことがない限り，薬剤はすでに溶解していると思われます．胃洗浄中に嘔吐・誤嚥を起こすことを考慮すれば，積極的適応はないものと判断してよいですね[1)]．

輸液が確保できれば画像を撮影してHCU（high care unit；高度治療室）に入室させましょう．

CHALLENGE CASE　その2

先ほどの薬物過量内服の30代女性はHCUに入室し，徐々にその詳細が明らかとなった．他院で処方されているベンゾジアゼピン系睡眠薬（エチゾラム0.5mg）を約60錠，非ベンゾジアゼピン系睡眠薬（ゾルピデム10mg）を約30錠内服しているとのことであった．希死念慮が強く，たびたび薬物過量内服を繰り返しており，3歳の子供の世話もいい加減になり，夫も仕事に安心して行くことができずに困っているとのこと．夫に電話をかけたが，たびたびのことなので，仕事が終わってから病院に来るとの情報．頭部CTでは異常所見みられず，胸部X線でも明らかな誤嚥性肺炎を示す像は認めず．SpO_2も特に低下することなく経過．12誘導心電図でQTcの延長を認めた．

Tutorial　その2

M：エチゾラムとゾルピデムを過量服薬したとのことですが，それらの薬剤について調べておく必要のある項目は何ですか？

R：それぞれの薬剤の分子量，最高血中濃度到達時間，半減期，代謝経路を調べておきました．エチゾラムの分子量は343で，最高血中濃度到達時間（Tmax）は3.3時間，半減期（T1/2）は6.3時間，主に肝臓のチトクローム

P450で代謝されます．ゾルピデムの分子量は765で，Tmaxは0.7～0.9時間，T1/2は約2時間，エチゾラム同様に肝臓のチトクローム P450で代謝を受けます．

M：ゾルピデムは比較的早く代謝されると思われますが，エチゾラムはもう暫くかかりそうですね．ところで，両薬剤のタンパク結合率はどの程度ですか？万が一の場合に備えて調べておいてください．

R：エチゾラムのタンパク結合率93%で，ゾルピデムのタンパク結合率94.5～96.0%です．どうしてタンパク結合率が重要なのですか？

M：両薬剤ともタンパク結合率が高いので，中毒症状が高度になった場合には困りますね．分子量が小さくてもタンパク結合率が高ければ，透析や間歇的（持続的）血液濾過透析：I(C)HDFでの除去効果が期待できないということです．すなわち，血漿交換や血液吸着でないと除去できないことになります．血液中に存在する薬剤はごく一部にすぎませんから，体内での分布様式を知ってくことも重要です．薬物中毒症例に急性血液浄化療法で薬剤を除去する方法はどのようなものがあるのでしょうか？

R：分子量が小さくタンパク結合率の低い物質で，分布容積（Volume of distribution; Vd）の小さい物質は，透析やI(C)HDFでの除去が可能であると思います．

M：そうですね．アルコール類やリチウム製剤は分子量も小さくタンパク結合率もほぼゼロです．また，Vdも小さいのでHDでの除去効果が十分に望める物質ですね．

R：分子量が小さく，タンパク結合率が低くても，Vdが大きいと血管内から体内の組織に薬剤が移行しており，血管内に存在する薬剤量が少ないため簡単には除去不可能と思います．体内から除去するとすれば，どうしたらよいのでしょうか？

M：CHDFはHDに比較して処理血液量や透析液流量に劣るため，一見効果がなさそうに思えますが，Vdが大きく，体内組織に移行してしまった薬剤に対して時間をかけて除去するという効果があります．もちろん，急速に薬剤血中濃度を減少させることは困難ですが，HDの設備がない施設でも試してみる価値はあります．

分子量の比較的大きな物質では，まず活性炭を使った直接吸着療法を試みるのも一つの方法です．直接灌流カラム（ヘモソーバCHS，メディソーバDHP-1）を使用するため，施行が簡便であり，臨床工学士と相談して施行するとよいでしょう．活性炭表面のporeに疎水結合で非特異的に分子量5,000程度の物質までを吸着し，吸着率もかなりの高率です．分子量が10,000を超える物質の吸着除去は不可能であり，アルブミン結合率の高い物質の除去効果は限定されるといえます．タンパク結合率が高い場合には理論的には血漿交換が効果的です．しかし新鮮凍結血漿（FFP）を使用するためのウイルス感染のリスクやアレルギー反応のことを考えると，最終手段といえます．ただし，血漿交換の場合もVdが大きいと，時間をかけて施行する必要があります．体内組織に移行してしまった薬剤を一旦血管内に引き込まないといけないからです．通常おこなわれるような2時間程度の血漿交換では一時的に薬剤血中濃度は低下しますが，薬剤の体内組織から血管内への移動がおこり，一時的効果に終わってしまいます．そのため，緩徐式血漿交換（4～8時間）が効果的であり，数日間連続して施行することがすすめられます．

M：ところで，心電図の異常で注意しておく必要があるのはどのような所見なのでしょうか？

R：すぐに調べてみます．Critical Careの論文[2)]によると，①aVR誘導におけるR波＞3mm，R/S比＞0.7，②QRS幅＞100msec，③QTC＞500msecが相関性は薄いですが，薬剤性不整脈の発現に関係があるようです．

M：そうですね．薬剤性QT延長は周知のところですが，QRS幅やaVR誘導に着目することも重要ですね．この症例ではいずれもみられていませんが，モニターすることは必要でしょう．

この症例では低体温は合併していませんでしたが，薬剤過量内服から時間が経過して発見された場合には，低体温や高体温・熱中症の合併にも注意する必要がありますね．冬期に暖房のない部屋で数時間放置された症例では体温が

30℃以下になっている症例もあります．典型的なＪ波を呈する場合もありますが，高度徐脈や心室性期外収縮にも注意が必要といえます．

R：先日救急搬送された患者さんが低体温症でした．高度の徐脈を呈していたために，一時的経皮ペーシングのバックアップをとりましたが，幸いにも復温で改善しました．血液凝固異常もみられましたが，改善しています．後にベンゾジアゼピンの大量内服と判明しましたが，このような症例があることにも留意する事項として勉強になりました．

M：そのほかに長時間放置された症例で留意する点はありますか？

R：昨年，同じ体位で長時間放置された抗精神病薬過量内服症例を受け持ったことがあります．血清CPKが15,000 IU/Lと異常高値であり横紋筋融解症の状態でした．それにより急性腎傷害AKI（Acute Kidney Injury）をきたしており，腎補助療法としてCHDF（持続的血液濾過透析；continuous hemodiafiltration）を施行しました．CHDFでミオグロビンを除去することは不可能ですが，電解質・体液量管理の目的でCHDFを施行しました．悪性症候群との鑑別が難しかった症例と記憶しています．

M：高熱，意識障害，錐体外路症状，自律神経症状に白血球増多，筋原性酵素上昇がみられれば当然，悪性症候群を疑う必要はありますね．昨年の症例は高熱や錐体外路症状，筋硬直所見がなかったので，横紋筋融解症として治療したのですね．判別に困るような症例ではダントロレンナトリウムを投与することも考慮すべきですね．

CHALLENGE CASE その3

この女性患者は翌々日には意識レベルが回復し，座位で食事もとれるようになった．しかし，起死念慮が強く表情もうつろなままである．担当医との会話もとぎれとぎれであり，しきりに“生きている意味がない”，“迷惑をかけるから死んでしまいたい”などの発言がみられた．HCU看護師は一般病棟に転棟させるのも危険であると判断し，担当医に早期の退院を勧めた．

Tutorial　その3

R：意識障害も改善し，食事も摂取できるようになり，利尿も十分についていることから退院させようと思っています．ご主人に迎えに来てもらえるように連絡してみます．

M：そのまま自宅への退院で大丈夫ですか？

R：何度か精神科専門医の診察を受けているようですが，一向に改善がみられていないようですので，ご主人も精神科受診に非協力的のようです．もう一度，精神科受診を説得するべきでしょうか？

M：少なくとも地域連携室から精神科専門医の受診の予約を取得してもらう必要はあります．起死念慮に対して継続加療を行うことは必須ですし，入院診療可否の判断も一任する方向で考えましょう．そのうえで退院日時を調整することが望ましいですね．当院には精神科がないため退院調整には苦労を要しますが，救急科としてもそこまではする必要があるでしょう．また，前医に薬物過量内服をおこなったことをフィードバックしておくことも大切です．具体的な内服量や行った処置をサマライズしてFAXで送付しておきましょう．

Short Lecture：急性薬物中毒の最近の話題

急性薬物中毒についての最近の話題について概説します．

胃洗浄について：胃洗浄については富岡が救急医学の特集のなかで総括しているため[1)]，参考にされるとよいでしょう．胃洗浄についてのPosition Statementとしては，EBMとして胃洗浄手技を論じた場合に，胃洗浄は急性薬物中毒症例の予後を改善するエビデンスに乏しく，逆に合併症を増加させる可能性があるため，日常診療においてむやみやたらと行うものではないとしています[3)]．日本中毒学会が推奨する急性中毒の標準治療に準じて行うことが求められます．

脂肪乳剤投与の効果について：脂溶性の高い薬剤への脂肪乳剤投与の有効性を示した論文もあります[4,5]．循環が安定せず緊急蘇生を要する場合には，20%脂肪乳剤を投与することで，脂肪乳剤に原因薬剤が移行し薬物血中濃度をさげる方法です．薬物血中濃度の低下作用だけでなく，その他の効果も関与している可能性が示唆されていますが，その使用法については，ガイドライン[6,7]を参考にするとよいでしょう．三環系抗うつ薬のほかに，抗不整脈薬やβ遮断薬，カルシウム拮抗薬などの薬剤にも効果があると考えられています．現時点では薬物過量内服による急変時に限られるかもしれませんが，今後は循環状態の安定しない症例にも使用される可能性を秘めています．

硫酸マグネシウムの効果について：三環系抗うつ薬による不整脈の管理に，硫酸マグネシウムが有効であるとの研究もあります[8]．炭酸水素ナトリウムはQRS幅が100msec以上の心電図異常や不整脈症例に有効とされてきましたが，炭酸水素ナトリウム単独投与のコントロール群に比較して追加で硫酸マグネシウムを6時間毎に1g投与した群の方がICU在室期間の短縮がみられています．

ホメピゾールの効果について：旅館や料理に用いられる固形燃料の主成分はメタノールであり，子供が誤って口にすることもあります．頭痛や嘔気症状のほかに視神経症状が出現した場合や，循環・呼吸障害，痙攣などが出現した場合には，メタノールの分子量は小さいことから，急性血液浄化療法とくに透析が有効とされてきました．さらに，エチレングリコール，メタノール中毒に対するホメピゾールの有効性について論じられてきています．本邦においては2015年から使用可能となりましたが，エチレングリコールの消失半減期を短縮させる効果が認められています[9]．特に幼少児で急性血液浄化療法の施行に困難が伴う場合には，非常に有効な手段といえます．

高価値な医療と低価値な医療 High-value Care & Low-value Care

High Value Care：

- 胃洗浄の適応を理解したうえで，施行するか否か検討する．
- 薬物中毒患者の心電図異常を理解し，緊急時に対応できる．
- 薬物中毒患者への急性血液浄化療法の適応を理解し，必要時に施行できる．

Low Value Care：

- 全ての薬物中毒患者に胃洗浄を施行する.
- 退院時に精神科コンサルトなしで帰宅させる.

Recommendations

・薬物中毒患者の初療から集中治療に至るまで，原因薬剤の特性を考慮して診療できるようになろう.

References

1）富岡譲二. 中毒標準治療セミナーの概要と急性中毒診療の minimum requirements.　救急医学 . 2015; 39: 778-784.

2）Buckley NA, Chavalier S, Leditschke IA, et al. The limited utility of electrocardiography variables used to predict arrhythmia in psychotropic drug overdose. Clit Care. 2003; 7(5) R101-107.

3）Vale JA. American Academy of Clinical Toxicology, European Association of Poisons Centres and Clinical Toxicologists: Position statement: Gastric lavage. J Toxicol Clin Toxicol. 1997; 35: 711-719.

4）Cave G, Harvey MG: Should we consider the infusion of lipid emulsion in the resuscitation of poisoned patients? Crit Care. 2014; 18: 457.

5）Weinberg GL. Lipid emulsion infusion: Resuscitation for local anesthetic and other drug overdose. Anesthesiology. 2012; 117: 180-187.

6）AABGI. AABGI Safety Guideline: Management of severe local anesthetic toxicity. 2010

7）Neal JM, Bernards CM, et al. ASRA practice advisory on local anesthetic systemic toxicity. Reg Anesthe Pain Med. 2010; 35: 152-161.

8）Enamhadi M, Mostafazadeh B, Hassanijirdehi M: Tricyclic antidepressany poisoning treated by magnesium sulfate: A randomized, clinical trial. Drug Chem Toxicol. 2012; 35: 300-303.

9）Levine M, Curry SC, Ruha AM, et al. Ethylene glycol elimination kinetics and outcomes in patients managed without hemodialysis. Ann Emerg Med. 2012; 59: 527-531.

（五月女 隆男）

Case Presentation

Case Ⅵ－2 Drug Overdose and Drug Addiction at Emergency Outpatient Clinics

High value care for patients with drug addiction at emergency outpatient clinics is as follows.

1）To decide whether stomach pump should be administered or not, by considering its adaptation.

2）To act properly in an emergency, by understanding any abnormalities in the electro-cardiogram of patients with drug addiction.

Low value care for patients with drug addiction at emergency outpatient clinics is as follows.

1）To perform stomach pump to all patients with drug addiction.

2）To have patients go home without psychiatric consultation.

In clinical practice when dealing with drug addiction emergencies, it is necessary to carefully consider the specific characteristics of the drug the addict is using when having their first examination in the intensive care unit.

3

敗血症の初期対応のハイバリューケア

□臨床指標 (Clinical Indicator) と■基準 (Criteria)

□ 敗血症を見逃さない，早期認知する
- ■ 敗血症の新定義を熟知する
- ■ 呼吸数は必須
- ■ 感染症を見たら qSOFA スコアを意識する

□ 感染症のフォーカス，起因菌の推定を怠らない
- ■ 抗生剤開始前に培養検体を確保する
- ■ グラム染色をする
- ■ 早期に広域抗生剤を開始し，早期に deescalation する

CHALLENGE CASE

患者：67 歳　男性，特記すべき既往歴はない，アルコール多飲なし．

病歴：来院数日前より咽頭痛あり，来院当日より右関節痛を自覚した．救急外来にて体温 39.6℃と発熱認め，右膝関節の腫脹，発赤，疼痛，熱感あり，細菌性右膝関節炎と診断され同日入院した．

本項では，地域の中核病院の総合外来・夜間当直において，感染症・集中治療非専門医，初期研修医等がいかに敗血症を見逃さず，初期対応を行い，専門医へ引き継げるかに焦点を当て解説したい．

Tutorial

総合内科外来にて，指導医（M）
初期研修医（R）

R：発熱，右膝関節痛にて時間外 walk in された 67 歳男性の患者さんです．生来健康で，昨日から 38℃台の発熱を認めています．悪寒戦慄もあり，しんどそうです．数日前から咽頭痛があったみたいです．右膝関節の腫脹，熱感，発赤，圧痛を認めます．その他に明らかなフォーカスはなさそうです．細菌性膝関節炎だと思います．

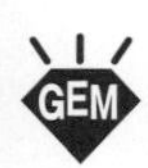

M：先生，バイタルは確認しましたか？先ずはバイタルサインが重要です．

R：意識清明で，体温 39.6℃，血圧 92/56mmHg，脈拍 110bpm/ 分，SpO_2 98% room air です．

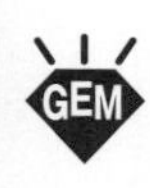

M：高熱を認めます．血圧も低めですし，普段の血圧がどのくらいか確認が必要ですね．頻脈もあり，収縮期血圧と逆転が見られますね．SpO_2 は保たれていますが，呼吸数はどうですか？呼吸数は非常に重要なバイタルサインの一つです．必ず取るようにしましょう．

R：呼吸数は 24 回でした．頻呼吸も認めます．普段の収縮期血圧は 140mmHg くらいだそうです．

M：意識障害はなく，普段の血圧より 40mmHg 以上の低下を認め，収縮期血圧は 100mmHg 未満です．呼吸数は 24 回と 22 回を超えています．感染症疑いの患者さんで，qSOFA2/3 点となり，早急な対応が必要です．

R：qSOFA って何ですか？

M：qSOFA とは ICU などで使用する SOFA スコアを簡略化したものです（**Box Ⅵ-3-1**）．

[Box Ⅵ-3-1]　SOFAスコア

	0点	1点	2点	3点	4点
呼吸器 PaO_2/F_1O_2 (mmHg)	≧400	< 400	< 300	< 200 ＋呼吸補助	< 100 ＋呼吸補助
凝固能 血小板数（× 10^3/μL）	≧150	< 150	< 100	< 50	< 20
肝臓 ビリルビン（mg/dL）	< 1.2	1.2－1.9	2.0－5.9	6.0－11.9	> 12
循環器	MAP ≧ 70mmHg	MAP < 70mmHg	DOA < 5 or DOB	DOA5.1－15 or Ad ≦ 0.1 or NOA ≦ 0.1	DOA > 15 or Ad > 0.1 or NOA > 0.1
中枢神経 Glasgow Coma Scale	15	13－14	10－12	6－9	6－9
腎 クレアチニン（mg/dL） 尿量（mL/日）	<1.2	1.2－1.9	2.0－3.4	3.5－4.9 <500	3.5－4.9 <500

DOA：ドパミン，DOB：ドブタミン，Ad：アドレナリン，NOA：ノルアドレナリン

2016年2月に発表されたSepsis-3[1)]（**Glossary**参照）では，敗血症は“life-threatening organ dysfunction caused by a dysregulated host response to infection”と定義されます．臓器障害の定義はSOFAスコアが2点以上増加するものとされています．SOFAスコアとはSequential（Sepsis-related）Organ Failure Assessment scoreを指し，呼吸，肝臓，腎臓，循環，凝固，意識をそれぞれ重症度に応じて点数化したものです．感染症でSOFAスコア2点以上の増加で敗血症確定となります．ただ，敗血症の初期対応において，SOFAスコアはすぐに計算できないため，診療所，救急外来など，ICU外で敗血症を見逃さないためにSepsis-3でquick SOFA（qSOFA）が提唱されました．

・意識内容

・呼吸回数22回／分以上

・収縮期血圧100mmHg以下

各1点で計算し，満点3点となります．2点以上で敗血症疑いとなります．

ICU外でのシチュエーションで，qSOFA 2点以上では1点以下と比較し，院内死亡率が3倍から14倍に跳ね上がるとされています．ICU以外の救急外来や診療所ベースなど，プライマリ・ケアの現場において，この3変数が

非常に重要となります．したがって，呼吸数を取らなければ話になりません．感染症を疑えば，直ちにこの3変数を取り，2点以上であれば敗血症を疑い，さらに精査していきます．

R：つまり，今回のような救急外来での状況で，この症例では敗血症の可能性が高く，SOFAスコアにて各臓器障害の有無を確認するんですね．

M：そうです．動脈血液ガス分析を行い，P/F ratioにて呼吸状態を評価します．採血にてPlt数，Bil，Creを測定し，凝固系，肝機能，腎機能の評価を，平均動脈圧，乳酸値を測定し，循環動態を評価します．GCSにて意識状態の評価も行います．SOFAスコアにて2点以上で敗血症と診断されれば，死亡率は10%と言われます．さらに敗血症性ショックでは死亡率40%以上です．いかに敗血症を見逃さず，初期対応が重要かがわかります．ただSOFAスコアのための検査と並行し，すぐにしなければならないことがあります．

R：抗菌薬と輸液ですね．

M：そうです．敗血症では診断後，早期に抗生剤を開始しなければなりません．1時間遅れるごとに，死亡率が上昇していきます[2)]．ただ，抗菌薬を使う前に必ずするべきことがありますよね．培養検査です．院内院外を問わず，培養検査をせずに抗菌薬が開始されているのが散見されます．

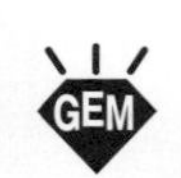

敗血症かどうか問わず，細菌感染症と考え，抗菌薬を使う前にはまずフォーカス，ターゲットを考え，培養を取る癖をつけましょう．培養を待てない場合もあります．今回のような敗血症や，細菌性髄膜炎はその代表です．これらの疾患は前述のように抗生剤開始までの時間が予後に大きく影響します．NEJMのSepsisの総説[2)]においても，敗血症と考えた時点から45分以内に培養検査，1時間以内に抗菌薬を開始すべきとされています．ただし，培養を取るために抗菌薬開始を遅らせてはなりません．血液培養は迅速に取れるため，せめて血液培養2セットは取りましょう．敗血症，敗血症性ショックでは菌血症を合併している可能性が高く，起因菌同定のために抗菌薬投与開始前に血液培養を行うべきとされています[3)]．今回の症例では右膝関節にフォーカスがありそうです．関節穿刺を行い，関節液の性状を確認し，グラム染色によって，ターゲットを絞りましょう．グラム染色は施設によっては夜間，時間外の場合はすぐにできない場合もあります．

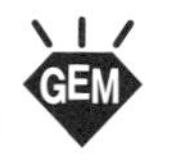

あらかじめ，**自分で染色できるように手技，設備を確認しておくことも重要です．**

R：わかりました．血液培養を2セットとり，関節穿刺を行いました．関節液のグラム染色でレンサ球菌様のGPCを認めました．ただクラスター形成もあり，ブドウ球菌の可能性も否めません．サンフォード感染症治療ガイド2017を見ると，急性単関節炎であれば，CTRX+VCM，敗血症で原因不明，皮膚感染由来ではMEPM+VCMが第一選択とされています．考えられる起因菌をカバーできるMEPM+VCMで開始し，起因菌判明次第deescalationしようと思います．

M：de-escalationも重要ですね．敗血症患者においてde-escalationはICU滞在期間や90日死亡率に影響しないとするRCT[4]や，院内死亡率を減らすことを示した報告もあります[5]．良い対応だと思います．ではICUに入室し，治療していきましょう．

これまでをまとめると，救急外来で感染症疑いの患者さんが来院し，すぐさまqSOFAを取りました．2/3点と敗血症疑いであり，SOFAスコア確認のため血液検査，また血液培養2セットを採取しました．ここまで45分以内にできるのが理想です．時間の余裕があれば抗菌薬開始前に，余裕がなくても初期対応の後，フォーカスである関節穿刺を行い，グラム染色します．広域抗菌薬投与は敗血症認知後，1時間以内に開始しましょう．抗菌薬の選択についてはサンフォード感染症治療ガイド2017などを参照しましょう．血圧低下や乳酸値＞2～4 mmol/L（18～36mg/dL）であれば生食やリンゲルを30mL/kgを概ね1時間程度で輸液します．

R：以前はEGDTが推奨されていたと思いますが，確か標準治療と比較して有意差が出なかったと聞いたことがあります．

M：先生，よく勉強していますね．先生のおっしゃる通り，ProCESS試験，ProMISe試験，ARISE試験といったRCTで，EGDTによって90日死亡率，28日死亡率の改善効果を認めなかったと報告されています．これらを受け，日本版敗血症ガイドライン2016においてもEGDTを実施しないことを推奨しています．また敗血症性ショック治療に伴う過剰輸液が予後を悪化させる可能性が指摘されており[6]，心機能や，測定可能であれば，乳酸値なども指標にしながら，過剰な輸液を避ける必要もあるかと思います．

CHALLENGE CASE

症例の経過：

本症例は関節穿刺にて膿の排出を認め，グラム染色にてレンサ球菌様のGPCを多数認めた．また入院翌日には血液培養塗抹にて同様の菌を認め，後にA群レンサ球菌（emm1型）と判明した．来院数日前より咽頭痛の訴えがあったことから，扁桃炎から菌血症，細菌性膝関節炎，敗血症を来した劇症型A群溶連菌感染症と考えられた．入院後，GCSの低下，呼吸不全，肝機能障害，腎機能障害，Plt低下など多臓器不全を来しSOFA 12点であった．一時的にCHDF，人工呼吸管理等を要した．

高価値な医療と低価値な医療 High-value Care & Low-value Care

High Value Care：

- 呼吸数を含めたバイタルサインで敗血症を見逃さない
- 抗菌薬開始前に培養を取る
- フォーカス，ターゲットを考え，広域カバーの抗生剤で開始し，早期にdeescalationする
- グラム染色をし，ターゲットを狭める努力をする

Low Value Care：

- バイタルサインを測定しない，呼吸数を測定しない
- 発熱を全て細菌感染症と考え，抗菌薬を開始する
- 培養を取らず，起因菌が不明のまま

Glossary

Sepsis-3 での敗血症，敗血症性ショックの定義（Box Ⅵ -3-2）：

ICU 患者では SOFA スコアが qSOFA や SIRS よりも院内死亡率を反映し，ICU 外での患者は qSOFA が SOFA スコアよりも死亡率予測に有用であったことから，ICU と ICU 外では診断基準が異なる[7]．早期認知，早期対応するために，qSOFA はシンプルな 3 変数となっており，実用的である．地域の中核病院や診療所ベースでは，感染症を疑う患者では常に意識したい指標である．

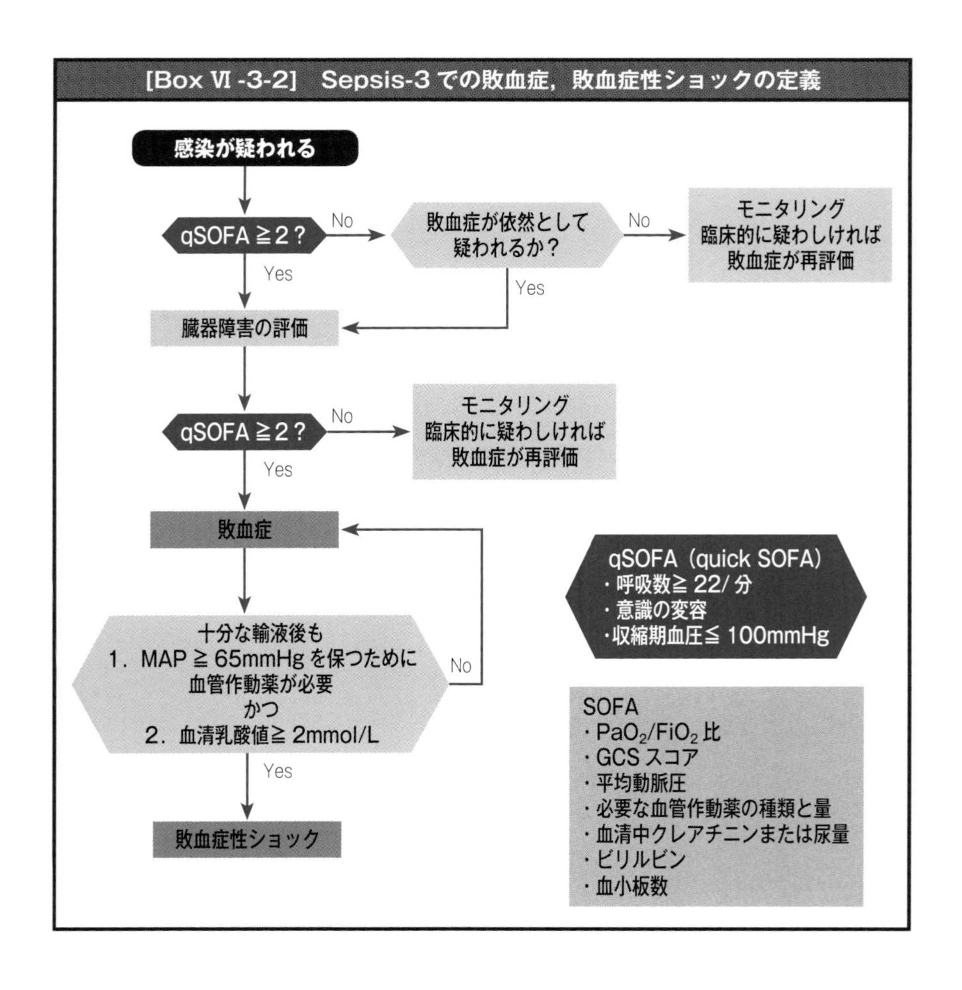

Short Lecture：新敗血症定義の問題点

Sepsis-1の定義では8人に1人，SIRS陰性の重症敗血症（旧定義）を見逃していた[8)]．また炎症に重点を置いた診断であるとの批判もあった．それらを踏まえ，Sepsis-3にて新しく定義されたが，新定義では，診断の大前提が感染症，感染症を疑う患者であるため，そもそも感染症を見逃さないための個人の能力，主観に左右される．SIRS同様に特異度が低い可能性も残る．非集中治療専門医には馴染みのないSOFAスコアが診断のために必要であり，その内容を熟知している必要がある．市中の中核病院などで敗血症を担当する非専門医，総合診療医は多いと思われる．このような問題点も考慮したうえで，敗血症を見逃さないために，新定義をうまく臨床に応用したい．

Recommendations

・まずは感染症であることを認識する．
・感染症患者ではqSOFAを用いて，早期に敗血症疑いか認知する．
・疑いが強ければSOFAスコアにて各種臓器障害を確認し，敗血症を確定する．
・遅延なく培養，特に血液培養検体を確保し，考えられる菌をカバーできる広域抗菌薬を早急に開始する．同時にショック，循環動態の評価を行い，30mL/kgのリンゲル液を1時間程度で投与を行う．

References

1）The Third International Consensus Definitions for Sepsis and Septic Shock (Sepsis-3). JAMA. 2016;315(8):801-810

2）Angus DC, Tom van der Poll. Severe sepsis and septic shock. Engl J Med 2013; 369:840-851

3）Musher DM, Montoya R, Wanahita A. Diagnostic value of microscopic examination of Gram-stained sputum and sputum cultures in patients with bacteremic pneumococcal pneumonia. Clin Infect Dis. 2004; 39: 165-9.

4）Leone M, Bechis C, Baumstarck K et al. De-escalation versus continuation of empirical antimicrobial treatment in severe sepsis: a multicenter non-blinded randomized noninferiority trial [published erratum appears in Intensive Care Med 2014; 40:1794]. .Intensive Care Med. 2014;40:1399–408.

5）Garnacho-Montero J, Gutiérrez-Pizarraya A, Escoresca-Ortega A, et al. De-escalation of empirical therapy is associated with lower mortality in patients with severe sepsis and septic shock. Intensive Care Med 2014;40:32–40.

6）Boyd JH1, Forbes J, Nakada TA, et al. Fluid resuscitation in septic shock: a positive fluid balance and elevated central venous pressure are associated with increased mortality. Crit Care Med. 2011; 39: 259-65.

7）Seymour CW, Liu VX, Iwashyna TJ, et al. Assessment of Clinical Criteria for Sepsis: For the Third International Consensus Definitions for Sepsis and Septic Shock (Sepsis-3). JAMA 2016; 315: 762-74.

8）Kaukonen KM, Bailey M, Pilcher D, et al. Systemic inflammatory response syndrome criteria in defining severe sepsis. N Engl J Med. 2015;372:1629-38.

（陌間　大輔）

Case Presentation

Case Ⅵ − 3　Early Stage Sepsis-care

A patient, a 67 year-old male, didn't have any particular matters in his medical history or drinking history. He had a sore throat since several days before, also knee joint pain since the visiting day. At the emergency outpatient clinic, he was found to have a temperature of 39.6℃, the swelling, the redness, the pain and the heat of the right knee joint which was diagnosed as bacterial right knee arthritis. He was admitted to the hospital on the same day.

He underwent the puncture of his joint which drained the abscess. The gram stain showed a lot of streptococci like gram-positive cocci. On the next day of his admission, the blood culture smear showed the similar bacteria which was recognized as the group A streptococci later. Because he'd had a sore throat for several days before visiting, it was considered that he had a severe case of invasive streptococcal infection. This infection come from bacteremia, the bacterial knee arthritis was sepsis originally caused by tonsillitis. After admission, such multiple organ failure, a lowering of Glasgow Coma Scale (GCS), liver dysfunction, renal dysfunction and the lowering of the platelet count appeared. The score of SOFA was 12. He needed continuous hemodiafiltration (CHDF) and an artificial respirator as a transitory measure.

Highlight

A lot of non-intensive care specialists engage in sepsis-care in municipal hospitals. First of all, it's important to recognize patients with infection, if suspected, make sure it's sepsis, by scoring qSOFA, and then SOFA. If sepsis is suspected, it is essential to take a blood sample without delay. Then, use broad-spectrum antimicrobial agents which cover possible bacteria. EGDT is one of the missions in sepsis-care, but individualized care must always be promoted.

第 7 章
総合内科領域

1　急性気道感染症のハイバリューケア

2　検尿異常・血尿のハイバリューケア

3　胸痛のハイバリューケア

4　不定愁訴：全身倦怠感のハイバリューケア

1

急性気道感染症のハイバリューケア

□臨床指標 (Clinical Indicator) と■基準 (Criteria)

□ 外来で遭遇することの多い急性気道感染症に対して適切に対応できる
- ■ 抗菌薬の投与が必要な病態を理解し，妥当な抗菌薬を選択できる．
- ■ 急性気道感染症の経過を患者に説明でき，再受診の指示が適切に行える．
- ■ 患者の不安 (受診理由) を聴取し，その軽減に努める事ができる．

□ 急性気道感染症に類似した症候を呈する重篤な疾患を的確に鑑別できる．
- ■ 急性呼吸器感染症に類似した症候を呈する疾患をあげることができる．

CHALLENGE CASE　その 1

患者：数日前から始まった上気道症状を主訴に総合内科初診外来を受診した 30 歳の男性

(初期研修医の予診より)

受診日 1 週間前頃から，鼻汁と咽頭痛（嚥下時に痛みあり），頭痛，倦怠感が出現した．症状は軽度であり，そのまま会社に出勤していたが，痰が絡む咳が出現するようになった．咳のせいで寝つくまでに時間がかかり，日中にも咳が続くようになった．受診の 3 日前に，近医を受診して，風邪と診断されて総合感冒薬を処方された．その後も咳症状が改善せず，持続している．悪寒戦慄や頭痛，呼吸困難感，胸痛，嘔吐，下痢は伴っていない．水分・食事摂取は良好で，周囲に同様の症状の者はいない．渡航歴なし．喫煙歴あり，普段は 10 本 / 日ほど吸っているが，咳が酷くなってからは本数を減らしている．特に既往歴や薬剤アレルギーなし．

身長 175cm，体重 70kg

血圧 120/72 mmHg，脈拍 66/ 分，呼吸回数 12 回 / 分，体温 37.0 ℃

CHALLENGE CASE　その1

頸部：リンパ節腫大なし　口腔内：明らかな皮疹なし
咽頭：発赤なし，扁桃腫大なし
呼吸音：左右差なし，副雑音認めず，wheeze 聴取せず
心音：整，心雑音なし

Tutorial 1

総合内科指導医（M）と
初期研修医（R）

M：1週間前からの上気道症状で受診して来られた比較的若年の患者さんですね．どのような疾患を考え，診察・検査を行っていきますか？

R：症状に，鼻汁・咽頭痛・咳嗽の3症状があり，ウイルス性の上気道炎，所謂かぜ症候群の経過で問題なさそう．現在は咳症状が強い，38℃以上の発熱，脈拍100回/分以上，呼吸数24回以上といった肺炎を示唆する所見を認めないので，鎮咳薬を処方して経過をみるというのが，最近読んだ米国のガイドラインにも当てはまるのではないかと思うのですが…[1)]．

M：確かに，肺炎を示唆する所見もないし，かぜ症候群もしくは，ウイルス性の急性気管支炎で矛盾はなさそうです．よって，このまま先生の言われる様に，ガイドラインに準拠して対症療法としての処方をして，帰宅してもらってもいいと思います．しかし，当院は総合病院であり，患者さんにとっては，2つ目の医療機関の受診です．診療を行う場所によって，疾患の事前確率や期待される医療は異なります．患者さんの受診理由を聞いてみましたか？

R：いつも咳は数日で治ることが多いと言われていましたし，何か他の病気があるのでは心配されている様でした．また，前回の咳の時は，抗菌薬を飲んだから早く治ったのではないかとも言われていました．

M：そのような受診理由であれば，ガイドラインで推奨されていませんが，胸部X線検査は侵襲も比較的少なく，完全ではありませんが，肺炎の鑑別として，撮影したらどうでしょうか？

R：肺炎像を認めなかったらどうしましょう．症状が強い様ですし，先生は抗菌薬を処方されますか？

M：先生は，このような患者さんの急性気管支炎の咳嗽は何日ぐらい続くと思いますか？

R：…

M：一般的に3週間ぐらい継続することが普通と言われており，この患者さんの経過は，自然な経過と思います．特に喫煙者でもあり，咳嗽が継続している可能性が高いと考えます．このような病態に対する抗菌薬投与は，副作用の観点から益が少ないことが知られています．私は，このようなことをお話しして，患者さんと相談しながら，今後の経過観察・治療方針を決定するようにしています．抗菌薬の投与に関してですが，経過を追っていただき，症状の再燃（咳嗽の増悪，喀痰の増加，発熱の出現等）を示唆する症状があった時は，肺炎の可能性があり，直ちに再受診を指示します[2)]．

R：わかりました．また，喫煙のこと，禁煙のご意思があるかも尋ねたいと思います．

M：いいですね．患者さんは，喫煙による肺疾患（肺がんや，閉塞性肺疾患等）の心配もあるかもしれませんので，咳が改善してからも，一度受診していただくことを薦めることは重要と考えます．

CHALLENGE CASE その2

インフルエンザ流行期の冬の総合内科外来．朝から，もうすでに5～6名のインフルエンザ様の発熱の患者が受診している．

CHALLENGE CASE　その2

（初期研修医の予診より）

38歳の会社員．受診日の前日の夜から，38℃台の発熱が出現．翌日，自宅にあった市販の解熱薬を飲んで，出勤するも改善せず，会社の上司からインフルエンザではないかと言われ，外来を受診した．会社の同僚数人が，ここ数日インフルエンザにて休職中のこと．今まで，検診等で異常を指摘されたことなく，その他，有意な既往歴は認めない．

患者：発熱で受診した38歳女性．

身長160 cm，体重52 kg　意識は清明

血圧100/72 mmHg，脈拍110 / 分 不整なし，体温39.5度

頸部：リンパ節腫大なし　口腔内：明らかな皮疹なし

咽頭：発赤なし，扁桃腫大なし

呼吸音：左右差なし，副雑音認めず，wheeze聴取せず

心音：整，心雑音なし

CVAの叩打痛　両側認めず．

Tutorial 2

R：またインフルエンザの患者さんが来られました．会社の同僚にもインフルエンザが流行しているようですし，患者さんもインフルエンザの検査をしてほしいと言われています．

M：今年は，多いですね（研修医の電子カルテの記載を読む）．この患者さんは，咳嗽，咽頭痛，鼻汁等の上気道症状は言われていますか？

R：そういえば咳などはないと言われていました．

M：インフルエンザは，発熱などの全身症状が強く出るのが特徴の一つですが，もう一つの特徴として，咳嗽を訴える頻度が高い，感冒と比較して，発症の早期から咳嗽が出ることが多いと言われているそうです．私は，インフル

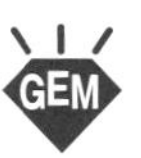

エンザ様の発熱の患者をみた時に，咳嗽を認めないときは注意して診るようにしています．それと，頻脈があり，やや血圧が低めですが，呼吸回数はどうですか？

R：呼吸回数は診ていませんでした．もう一度診察してきます．

しばらくして，

R：呼吸回数は，24回/分で，バイタルを再検すると，血圧 96/60 mmHg，PR 120/分と血圧が低下し，qSOFA スコア2点で，敗血症の可能性が考えられましたので，後期研修医のH先生ともに，輸液を開始して，採血検査，血液培養，尿検査，尿培養，胸部X線検査を行いました．検尿にて，膿尿・細菌尿を認め，腎盂腎炎と診断し，入院していただきました．

R：インフルエンザの流行期にインフルエンザの患者さんが多く来院されると，全ての発熱の患者さんがインフルエンザに見えてきます．申し訳ございませんでした．

M：そうですね．私は，総合内科の務めに，『「風邪」の顔をした重篤な疾患に注意せよが』に挙げられると考えています．私も先生と同じ過ち，すなわち，「早期に鑑別診断を止めてしまう」ということが何度もしてきました．今回は，先生に診察してもらったお陰で，正しく対応できたと思いますよ．

Short Lecture：急性気道感染症の診療ガイドライン

米国の成人急性気道感染症のガイドライン[1)]
我が国　急性気道感染症に関する手引き[2)]

米国（米国内科学会　American college of physician ACP）による High Value Care に基づいた成人急性呼吸器感染症のガイドライン

ACPは，2016年に，Annals of Internal Medicineの誌上に，High Value Careに基づいた成人急性気道感染症の診療ガイドラインを発表している．成人急性気道感染症の診療ガイドラインという側面より，ガイドラインのタイトルAppropriate antibiotics use for acute respiratory tract in infection in adultにあるように，急性気道感染症における適正な抗菌薬の使用への提言が中心となったガイドラインである．

本ガイドラインには，High-Value Care Advice として　4つのAdviceが提言されている．

●**High-Value Care Advice 1**：肺炎を示唆する所見を認めなければ，気管支炎に対して，検査も抗菌薬の投与も行うな．

●**High-Value Care Advice 2**：A群溶連菌による咽頭炎が疑われる時にのみ，溶連菌の細菌学検査を行うべきである．そして，A群溶連菌の感染が確認された時のみ抗菌薬を使用すべきである．

●**High-Value Care Advice 3**：急性副鼻腔炎において，症状が10日以上継続する，重度の症状（39℃以上の発熱，膿性鼻汁，3日異常続く顔面痛），一旦軽快したが再度症状の再燃等の症状がなければ抗菌薬を使用するな

●**High-Value Care Advice 4**：感冒(common cold)に抗菌薬を使用するな．

医療の仕組みや患者の受診行動が，我が国と異なる米国のガイドラインであるが，非常に参考になるガイドラインであり，しかも，High Value Care Adviceという概念も我々も考えるべき概念と思われる．

我が国の急性気道感染症に関する手引き（Box Ⅶ-1-1）

2017年に我が国からも，急性気道感染症に関する提言が，厚労省の研究班から発表された．

この提言は，現在世界規模で行われている薬剤耐性(Antimicrobial Resistance: AMR)対策の一環として，我が国の診療において，適切な抗菌薬使用があまりなされていない外来診療に焦点を当て，急性気道感染症と，急性

下痢症の外来診療における適切な抗菌薬（抗微生物薬）の使用を示したものである．

この手引きは，ACP の High Value Care に基づいたガイドラインも引用されている．さらに，我が国に診療の現状に合わせて，患者への説明の内容例も示されており大変有用である．今後の我が国における急性気道感染症診療におけるリファレンスとなりうる手引きである．ネット上に無料に公開されており，ぜひダウンロードし，パソコン，タブレット，スマートフォンで常時閲覧できるようにすべきと考える．

薬剤耐性 (Antimicrobial Resistance AMR) 対策

抗菌薬の不適切な使用に関連した世界的に増加していることが国際社会において問題になっており，2015 年 5 月の世界保健総会において，薬剤耐性に対するグローバルアクションプランが採択され，加盟各国は 2 年以内に薬剤耐性に関する国家政策を作成することが求められ，厚生労働省も薬剤耐性の対策により一層力を入れるようになったのが，昨今の現状である．具体的には，例えば 2020 年までに，外来での不適切な抗菌薬の使用を 50% 減少させようという目標が掲げられている．

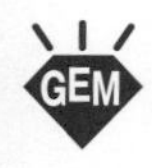

以上のような現状を背景にして，2017 年 6 月 1 日に，抗微生物薬適正使用の手引き（第一版）が発表された．著者は，手引きができたことは画期的であると評価するが，手引きの作成が，我々医療従事者が自発的に作成したものでなく，その作成過程に，所謂　政治主導：外圧が大いに関与していることが，今後の High Value Care の推進に政治主導：外圧の介入を招く先例にならないか憂慮している．

厚生労働省の薬剤耐性 (Antimicrobial Resistance AMR) に関するサイトより
http://www.mhlw.go.jp/stf/seisakunitsuite/bunya/0000120172.html
2017 年 8 月 28 日検索

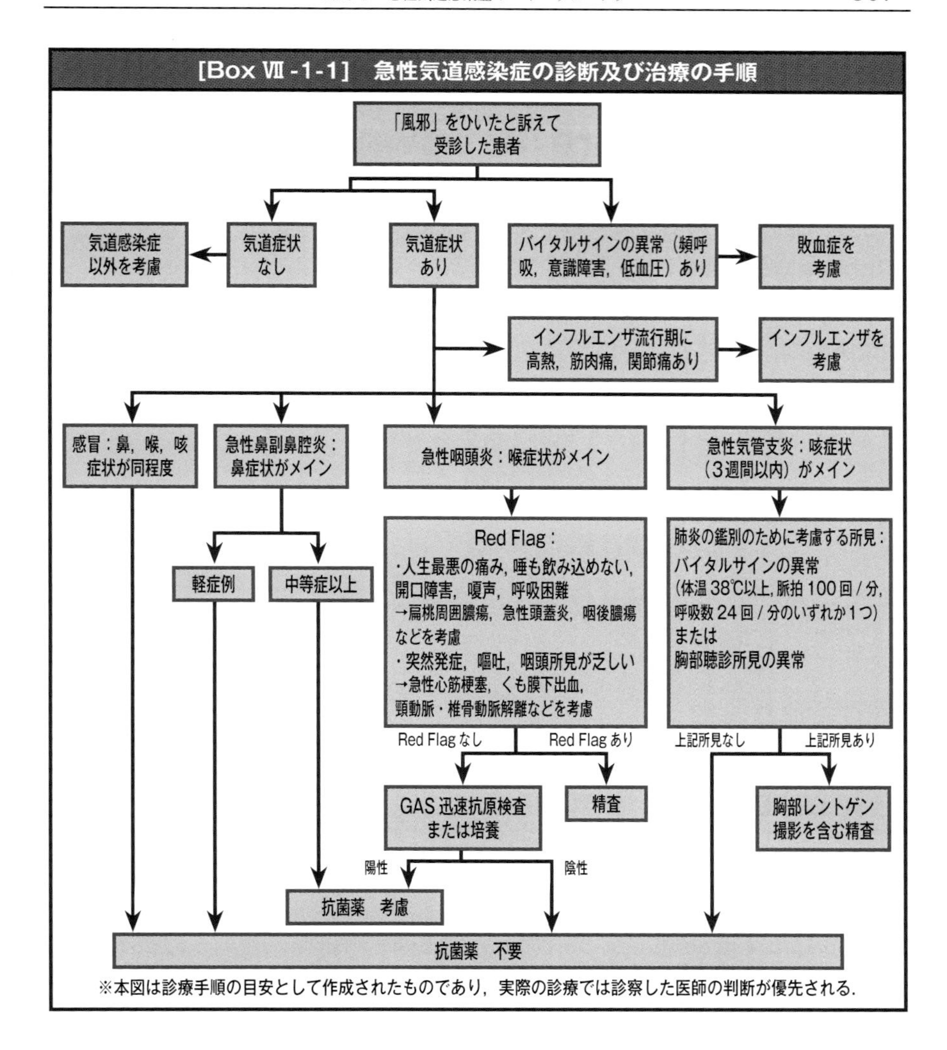

Recommendations

・急性気道感染症を的確に診断し，不要な抗菌薬を処方しないようにしよう．

高価値な医療と低価値な医療
High-value Care & Low-value Care

急性呼吸器感染症におけるHigh Value Care Low value Care

High Value Care：

● 急性呼吸器感染症の病態を的確に診断し，患者に病態・経過・有効な治療法説明する．

● 必要な症例のみに抗菌薬を処方する．

● 急性呼吸器感染症の病態に類似する重篤な疾患を見逃さない．

Low Value Care：

● 発熱を呈する患者全てを感冒と診断し，対応する．

● 全ての急性呼吸器感染症に対して症状緩和や重症化の予防としてルーチンに抗菌薬を処方する．

References

1）Harris AM, Hicks LA, Qaseem A. High value care task force of the american college of physicians and for the centers for disease control and prevention. appropriate antibiotic use for acute respiratory tract infection in adults: advice for high-value care from the american college of physicians and the centers for disease control and prevention. Ann Intern Med. 2016 Jan 19.【PMID:26785402】

2）抗微生物薬適正使用の手引き（第一版）
http://www.mhlw.go.jp/file/06-Seisakujouhou-10900000-Kenkoukyoku/0000166612.pdf
2017年8月28日検索

（一岡 慶紀・杉本 俊郎）

Case Presentation

Case Ⅶ − 1 Acute respiratory infection (ARTI)

A patient, a 30-year-old male, visited an outpatient clinic of general internal medicine with the chief complaint of having upper respiratory tract symptoms which had begun a week before his visit. He experienced a runny nose, a sore throat (which was experienced during swallowing), headaches and a sense of fatigue. Because the symptoms had been mild, he had gone to the office as usual. However at night he had begun to cough with phlegm, and it had taken more time for him to fall asleep due to the cough. Finally he had begun to continue coughing in the day time as well. He visited a clinic near his home, and was diagnosed having caught cold, and was prescribed a combination cold remedy. However the coughing didn' t improve and continued. He didn't experience shaking chills, headaches, dyspnea, chest pain, vomiting, or diarrhea. His fluid and dietary intake were good. There weren't any people around him who had the same symptoms. He didn't have a travel history. He had smoking history. He usually had smoked 10 cigarettes a day, though he had tried to reduce smoking because the cough had gotten worse.
There weren't any matters to report in his medical history and no drug allergies.
His physical findings were as follows:
Height 175cm, body weight 70kg, blood pressure 120/72 mmHg, pulse rate 12/minute, temperature 37.0°
Neck; no enlargement of lymph node. Intraoral; no obvious rashes
Pharynx; no redness, no tonsil enlargement
Respiratory sound; No difference between the left and right, no accessory murmur, no wheeze.
Heart sound; regular, no heart murmur

Highlight

Acute respiratory infection (ARTI) is the most common reason for outpatient visits and antibiotics prescription in adults. Under the present circumstances, antibiotics are often inappropriately prescribed for patients with ARTI. For high value care for ARTI, antibiotics should be prescribed appropriately.

2

検尿異常・血尿のハイバリューケア

□臨床指標 (Clinical Indicator) と■基準 (Criteria)

□ 総合内科外来において，尿異常：血尿に的確に対応できる．
- ■ 試験紙法で陽性（尿潜血）のとき，尿中赤血球の存在を尿沈渣にて確認する．
- ■ 肉眼的血尿を認めた時は，直ちに泌尿器科専門医に紹介する．
- ■ 顕微鏡的血尿への対応を理解する．

□ 総合内科外来において，尿異常：蛋白尿に的確に対応できる．
- ■ 試験紙法で蛋白尿を認めた時，随時尿 g/gCr 法での定量にて尿蛋白排泄量の推測を必ず行う．
- ■ 試験紙法による定性検査の限界を知る．
- ■ 糸球体疾患を疑い，腎臓専門医へ紹介するタイミングを理解する．

本項では，地域の中核病院の総合外来おいて，検診や二次検診で検尿異常を指摘された症例への対応を，過去 10 数年，大学病院で腎臓内科専門医として検尿異常に対応して来た元腎臓専門医としての視点から解説したい．

CHALLENGE CASE　血尿の 2 例

Case 1　患者：19 歳　女性

大学の定期検診で，尿潜血　2++，尿蛋白陰性を指摘された．二次検診のために診療所を受診し，採血にて腎機能異常などの有意な所見を認めなかったが，再度の検尿で，尿潜血　2++，尿蛋白陰性を指摘され，総合内科外来へ紹介され受診した．

今まで，検尿異常の指摘なく，肉眼的血尿の既往なし．既往歴に特記すべきものなし．家族歴に，腎泌尿器系疾患等なし．喫煙なし．外来の自動血圧計測定にて血圧 110/75 mmHg．検診時や現在も，頻尿・残尿感・排尿時痛・発熱等の症状を認めず．当院の検尿検査では，尿蛋白　陰性，尿潜血　2＋尿沈渣にて，赤血球 10-5-10/High powered field (HPF) であった．

CHALLENGE CASE　血尿の２例

Case 2　患者：55歳　男性

職場の定期検診にて，尿潜血　2++，尿蛋白　陰性を指摘．二次検診のために診療所を受診し，採血にて腎機能等有意な所見を認めなかったが，再度の検尿にて，尿潜血　2++，尿蛋白陰性を指摘され，総合内科外来へ紹介され受診した．

肉眼的血尿の既往はないが，過去の検診で数回　尿潜血陽性を指摘されたことあり．その他既往歴に特記すべきものなし．家族歴に，腎泌尿器系疾患等なし．喫煙あり　一日25本×25年．外来の自動血圧計測定にて血圧130/80 mmHg．検診時や現在も，頻尿・残尿感・排尿時痛・発熱等の症状を認めず．

当院の検尿検査では，尿蛋白　陰性，尿潜血 2+ 尿沈渣にて，赤血球 10-5-10/High powered field (HPF) であった．

Tutorial　血尿

総合内科指導医（M：元腎臓専門医）と
初期研修医（R）

R：検診で尿潜血陽性と言われた２例です．尿沈渣にて赤血球が確認されており，顕微鏡的血尿と判断すべきと考えます．

検診で尿潜血陽性と言われる方はかなりおられるような気がしますが，先生，どのように検査していけばいいですか？

M：まず，肉眼的血尿の有無を確認されており，素晴らしい問診ですね．顕微鏡的血尿と肉眼的血尿では，尿路系悪性腫瘍の精査のリスクという点で異なっていますので大変重要なポイントとなります．さらに，試験紙法による尿潜血陽性に対して尿沈渣を施行して，尿中の赤血球の存在を確認してからの顕微鏡的血尿との判断も素晴らしいです．

先生の言われるように検診による尿潜血検査は異常を指摘される人数が多く，どのように精査すべきか私も難しく感じます．欧米や日本でも血尿のガイドラインが提唱されていますが，実臨床でのガイドラインの遵守率が低く問題になっているようです[1,2]．

R：私だけが難しく感じているのではないのですね．

M：Case 1，2のような顕微鏡的血尿の疫学[1]（**Box Ⅶ-2-1**）や，日本の血尿ガイドラインの顕微鏡的血尿に関する推奨[2]（**Box Ⅶ-2-2**）を調べてみました．

R：今回の症例のような検診などで偶然に発見された無症候性顕微鏡的血尿が生命予後に及ぼす影響は不明なんですね．しかし，数%ですが，低いながら尿路系の悪性腫瘍の可能性があるということですね．よって，尿細胞診の検査を行う必要がありますね．

GM：一律的に判断するのではなく，患者の特性を考慮して判断するようにしましょう．Case 1は尿路系悪性腫瘍のリスク（**Box Ⅶ-2-3**）もない若年女性であることから私は，糸球体腎炎の可能性が高いと考えます．このような顕微鏡的血尿を呈するのみの糸球体腎炎について長期に経過を追うと次第に尿蛋白が出現し，末期腎不全に進行する可能性があり，今後これらの点に注意して経過を追うべきと考えます．

また，Case 2も同様に無症候性顕微鏡的血尿でありますが，中年男性の喫煙者であることから，積極的に膀胱鏡や造影CT等の画像検査を行う必要があるのではと私は考えます．

R：症例Bのような症例に，直ちに膀胱鏡や造影CTというのはやや侵襲が大きい検査ではないですか？やはり，尿細胞診をみて異常があれば検査ではダメなのですか？

GM：尿細胞診は，侵襲が少ない検査ですが，尿路系悪性腫瘍に対する感度が26-90%とrule outするには，膀胱鏡（感度>95%）比較して不十分と米国は考えているようです[3]．よって，米国内科学会の無症候性顕微鏡的血尿例に対して尿路系悪性腫瘍精査に関するHigh Value Care (HVC) に基づくガイドライン[4] **(Box Ⅶ-2-4)** にも尿細胞診は最初に用いるべきでないと推奨されています．また，日本のガイドラインにもリスクの少ない例には，先生が言われるように，尿細胞診や超音波検査を施行すべきとされていますが，本例のような高リスク例は膀胱鏡を含めた精査をすべきとなっています．

R：わかりました．それでは，Case 1には，糸球体腎炎の可能性を考え，経過を追うこと，症例Bは尿路系悪性腫瘍精査が必要と判断し，泌尿器科の先生に紹介という方針にします．

患者さんには失礼ですが，何の症状もないのに検診で尿潜血陽性と言われて，がんの可能性もあるから，膀胱鏡が必要では，ビックリされるのではないでしょうか？ さらに，ガイドラインには，検診などで偶然に発見された無症候性顕微鏡的血尿が生命予後に及ぼす影響は不明と記載されていますし，検診で尿潜血検査をする意味あるのですかね？私は疑問に思います．

M：この点は私も同感で，米国内科学会のHVCガイドライン[4]は，無症候の成人における尿路系悪性腫瘍のスクリーニングとして検尿を推奨していません．今後，過剰な検査 (overdiagnosis) を避けるためにこの点を考慮し，変更する（尿蛋白しか検出しない試験紙を検診には用いる等）必要があると私は思います．

[Box Ⅶ-2-1] 顕微鏡的血尿の要因

要因	割合
不明	43-68 %
尿路感染	4-22 %
前立腺肥大	10-13 %
尿路結石	4-5 %
膀胱がん	2-4 %
腎疾患	2-3 %
腎がん	< 1 %
前立腺がん	< 1 %

（文献1から引用 著者改変）

[Box Ⅶ-2-2] 血尿診断ガイドライン 2013 における検診などで偶然に発見された無症候性顕微鏡的血尿（チャンス血尿）の精査に関する推奨

● チャンス血尿が生命予後に影響するか明らかでない．
● 血尿例は，その経過中約 10% が尿タンパク陽性となることが知られており，尿タンパクが陽性となった場合には，将来腎不全になる可能性が高く専門医への紹介を推奨する．
● チャンス血尿例は非血尿例に比べ，長期的には末期腎不全への進展リスクである．
● チャンス血尿例において，再検で血尿を認めた例，尿沈渣中に赤血球が存在しない例には，泌尿器科的精査を推奨しない．
● チャンス血尿例の精密検査で尿路系悪性腫瘍が発見される頻度が数%程度ある．
● 精密検査で異常がなくとも，血尿が消失しないかぎり，泌尿器科的疾患を除外したうえで，年に一度以上の経過観察を推奨する．
● 顕微鏡的血尿が確認された症例には，尿路上皮がんのスクリーニングを推奨する．
● 特にリスクファクターを持つ高リスク例では，膀胱鏡を含めた尿路上皮がんのスクリーニング検査を推奨する．

血尿診断ガイドライン 2013 の推奨にうち本項で取り上げた症例に関するものを列挙した．

（一部著者　改変）

[Box Ⅶ-2-3] 尿路上皮がんのリスク因子

● 40 歳以上　男性
● 喫煙歴
● 化学薬品暴露
● 肉眼的血尿（既往も）
● 泌尿器系疾患
● 排尿刺激症状
● 尿路感染の既往
● 鎮痛薬（フェナセチン）多用
● 骨盤放射線照射既往
● シクロフォスファミド治療歴

（血尿診断ガイドライン　2013 より引用）

[Box Ⅶ-2-4] 米国内科学会 (ACP) が推奨する血尿の尿路系悪性疾患発見のための High Value Care (HVC) advice

● HVC advice 1：病歴聴取時に肉眼的血尿の有無を確認せよ．
● HVC advice 2：無症候の成人のスクリーニング検査に検尿を用いるな．
● HVC advice 3：試験紙法で尿潜血陽性となった時，必ず尿沈渣にて赤血球の有無を確認せよ（> 3 red blood cell/high powered field)．
● HVC advice 4：肉眼的血尿（消失していても）は，必ず泌尿科に紹介せよ．
● HVC advice 5：原因が明らかでない顕微鏡的血尿においても，泌尿科科的精査（膀胱鏡と画像検査）を考慮せよ．
● HVC advice 6：抗血小板薬や抗凝固薬内服中の血尿例においても，血尿の精査を行え．
● HVC advice 7 血尿の（最初の）精査に，尿細胞診や分子マーカーを行うな．
注）本推奨が進める画像検査は，造影 CT 検査である．

（文献 4 より　著者一部改変）

CHALLENGE CASE　蛋白尿の２例

Case 3　患者：25 歳　女性

職場の定期検診にて，尿蛋白 2++，尿潜血 1+ を指摘された．二次検診ために診療所を受診し，採血にて腎機能等有意な所見を認めなかったが，再度の検尿にて，尿蛋白 1+，尿潜血 2++ を指摘され，総合内科外来へ紹介され受診した．

今まで，検尿異常の指摘なく，肉眼的血尿の既往なし．ただ，よく扁桃炎による発熱を経験し，発熱時に，尿がコーラ色を呈していたことが何度かある．既往歴に特記すべきものなし．家族歴に，腎泌尿器系疾患等なし．喫煙なし．外来の自動血圧計測定にて血圧 120/75 mmHg．検診時や現在も，頻尿・残尿感・排尿時痛・発熱等の症状を認めず．当院の検尿検査では，尿蛋白 1+，尿潜血　1+ 尿沈渣にて，赤血球 5-5-5/HPF であった．

CHALLENGE CASE　蛋白尿の２例

Case 4　患者：21 歳　女性

大学の定期検診にて，尿蛋白 2+，尿潜血 陰性を指摘された．二次検診ために診療所を受診し，採血にて腎機能等有意な所見を認めなかったが，再度の検尿にて，尿蛋白 2 +，尿潜血陰性を指摘され，総合内科外来へ紹介され受診した．

今まで，検尿異常の指摘なく，肉眼的血尿の既往なし．既往歴に特記すべきものなし．家族歴に，腎泌尿器系疾患等なし．喫煙なし．外来の自動血圧計測定にて血圧 110/75 mmHg．検診時や現在も，頻尿・残尿感・排尿時痛・発熱等の症状を認めず．当院の検尿検査では，尿蛋白 1+，尿潜血　陰性，尿沈渣にても赤血球や顆粒円柱を認めず．

Tutorial　蛋白尿

R：先生，今度は，検診で蛋白尿陽性の方が紹介されてきました．先程，検診の試験紙法による尿潜血検査のスクリーニングには問題が多いということでしたけど，試験紙法による尿蛋白のスクリーニングについてはどうなんですか？

M：試験紙法による尿蛋白のスクリーニングは，尿潜血検査と異なり，一般健診における試験紙法による定性検査のような比較的精度の低い検査でも，沖縄県からの検討で十分に将来の末期腎不全の発症を予測しうることが示されています[5)] **(Box Ⅶ -2-5)**.

R：では，2例とも，腎臓内科的精査，腎生検も考慮する必要がありますね.

M：ちょっと待ってください．もう少し病歴を詳細にみてみましょう．Case 3は，尿蛋白と尿潜血が陽性，症例Dは尿蛋白のみが陽性ですが，この違いはどうですか？

R：今までそんなこと考えたことがありませんでした.

M：腎臓内科医は，尿蛋白と尿潜血の両方が陽性の場合，尿蛋白量が少なくても糸球体腎炎等の糸球体疾患の可能性が高いと考えます．特に症例Cは，扁桃炎時にコーラ色の尿を呈していたといった肉眼的血尿の存在を示唆するような病歴から，糸球体腎炎で最も多いIgA腎症の可能性を考え精査する必要があると判断します.

一方，尿蛋白のみ陽性のときは…

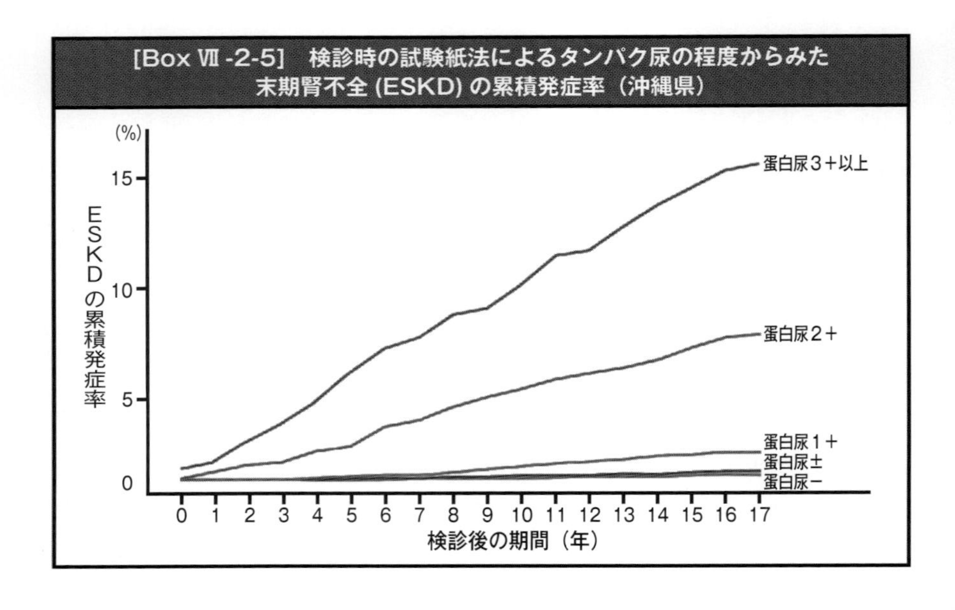

R：あのー，先生よくわからないのですが，検診による試験紙法の蛋白尿の程度は末期腎不全の発症を予測できるということより，尿蛋白のみ陽性の場合でも，腎疾患の存在を考え精査すべきと思うのですが…

M：原則はその通りなのですが，検尿異常の二次精査の診療においては，随時尿の尿蛋白濃度を定性する試験紙法では，尿の濃縮の程度の影響を受けて正確性が低いと考えるべきと私は思います．私は，大学付属病院の腎臓内科外来にて検診で尿蛋白陽性から紹介された症例を多数経験しているのですが，尿蛋白が2++でも，随時尿尿蛋白量：g/gCr（用語解説を参照）にて定量すると，濃縮尿の場合，有意とされる尿蛋白排泄量（0.15 g/gCr）に達していないことが度々ありました．診療所等での二次検診で，試験紙法で陽性の時に尿蛋白排泄量を定量していないと，濃縮尿による偽陽性だったのか，たまたま，自分の外来の時は，尿蛋白が排泄されていなかったか判断できないことになり，今後どのように精査するべきか判断できなくなります．

R：Case 4も今までの尿蛋白陽性が濃縮尿による偽陽性の可能性があると先生はお考えですか？

M：そうですね．蛋白尿陽性と判断する前に，随時尿蛋白定量：g/gCrを行ってから判断すべきと考えます．

R：検診で尿蛋白陽性と言われ，再度，医院や病院で検査を受けてまた尿蛋白陽性と言われたら患者さんは，腎臓が悪いのではないかと大変心配されますので，より正確な検査をすべきという先生のご意見は当然ですね．

GM：そのような現状を踏まえ，日本腎臓学会は，専門施設に紹介する判断基準を示しています[5)] **(Box Ⅶ-2-6)**．尿蛋白定性2+は紹介すべきとありますが，私は，無駄な診療を防ぐためにも，試験紙法陽性例は，全例，随時尿蛋白定量：g/gCr検査を施行と改定すべきと考えています．

以上の考え方で，患者の精査を進めていく，でよろしいですか？

R：蛋白尿の考え方が理解できました．以上の方針で検査を進めていきます．

[Box Ⅶ-2-6] 日本腎臓学会が推奨する尿蛋白陽性例の腎臓専門医への紹介のタイミング

1. 尿蛋白 0.50 g/gCr 以上，または検尿試験紙で，尿蛋白 2+ 以上
2. 尿蛋白と尿潜血がともに陽性 1+ 以上

注 CKD ガイドには，血尿と記載されているが，試験紙法での検査のことであり正確を期すために潜血と改変した．

（日本腎臓学会編 CKD ガイド 2012 より 著者一部 改変）

高価値な医療と低価値な医療 High-value Care & Low-value Care

検尿異常の High Value Care と Low Value Care

High Value Care：

● 尿路系の悪性腫瘍のスクリーングとして，無症候例に検尿を施行しない．
● 肉眼的血尿（その既往）を認めた時は，必ず泌尿器科へ紹介する．
● 試験紙法で蛋白尿を認めたときは，同時に尿蛋白濃度／尿クレアチニン濃度 (g/gCr) の定量検査を行い，尿蛋白排泄量を推測する．

Low Value Care：

● 試験紙法にて尿潜血陽性時，尿沈渣で確認せずに，血尿と診断する．
● 試験紙法にて尿蛋白陽性時，随時尿尿蛋白濃度／尿クレアチニン濃度 (g/gCr) の定量検査をせずに，蛋白尿出現と診断する．

Recommendations

・正しく尿検査を実施・解釈し，腎臓・泌尿科疾患の早期発見に繋げよう．

Glossary

尿潜血と血尿：試験紙法では，尿潜血反応を調べており，尿潜血反応が陽性であっても，必ずしも尿中に赤血球が出現しているわけではなく，血尿と診断するには，尿沈渣検査が必須となる．よって，筆者は尿潜血と血尿という言葉は厳密に使い分ける必要があると考えている．

随時尿における尿中蛋白排泄量定量 g/gCr は，なぜ一日尿中蛋白排泄量の推測できるのか？蛋白尿は，糸球体疾患の診断に有用でばかりでなく，その尿中一日排泄量が治療の効果や予後を判定するのに重要と考えられている．しかし，尿中一日排泄量の測定は蓄尿が必要で煩雑であることから，随時尿蛋白定量 g/gCr が，尿中一日排泄量の推測として用いられている．

一日尿蛋白排泄量＝尿蛋白濃度 ×一日尿量 V
一日クレアチニン排泄量＝尿中クレアチニン濃度×一日尿量 V
一日尿量 V＝一日クレアチニン排泄量／尿中クレアチニン濃度

よって， 一日尿蛋白排泄量 ＝尿蛋白濃度 × 一日クレアチニン排泄量／尿中クレアチニン濃度

成人の一日クレアチニン排泄量は 1 g 程度であり，

一日尿蛋白排泄量＝尿蛋白濃度 × 1g/尿中クレアチニン濃度＝尿蛋白濃度／尿中クレアチニン濃度

となる．このように，尿中クレアチニン濃度で，随時尿蛋白濃度を補正することで，尿の濃縮や希釈の影響を最小限にすることで，尿蛋白濃度を定性的に測定する試験紙法の弱点を克服することが可能と考えらえている．そして，薬剤の効果等検討する大規模な臨床試験において，実測した一日尿蛋白排泄量と随時尿蛋白定量 g/gCr が相関（相関係数が 1 に近い）することが確認されている．

Short Lecture

随時尿における尿中蛋白排泄量定量 g/gCr の落とし穴[6)]

用語解説の項で述べたように，尿蛋白排泄量を評価するために随時尿蛋白定量 g/gCr が，蓄尿による一日尿蛋白排泄量測定に代わって用いられるようになってきているのが現状であるが，注意すべき点が存在する．

まず成人の一日クレアチニン排泄量は 1 g という仮定が問題となる．一般的に 1 日クレアチニン排泄量は個々人の筋肉量に依存し，男性 25mg/kg，女性 20 mg/kg とされており，患者の体格を考慮しないと，随時尿蛋白定量 g/gCr は，一日尿蛋白排泄量を過剰または過小に評価してしまうリスクを常に伴う．また，随時尿におけるクレアチニン排泄濃度も食事や日内変動の影響を受け変化することが知られており注意すべきとされている．

よって，随時尿蛋白定量 g/gCr で尿蛋白が陽性と判断した時には，必ず時間蓄尿で尿蛋白排泄量を再評価すべきことを推奨すべきという意見もある．また，随時尿蛋白定量 g/gCr を測定する時もクレアチニン排泄濃度の日内変動の影響を避けるべく，いつも同じタイミングで評価すべきとされている．

現在，慢性糸球体腎炎や糖尿病性腎症のような糸球体障害を主とした腎疾患において尿蛋白排泄量を減少させることが腎機能保持の代用エンドポイントとして治療目標の一つとなっている．しかし，以上のような随時尿蛋白定量 g/gCr の問題点を理解していないと，欧米人と比較して小柄で肉の摂取が少ない日本人（特に小柄な女性）においては，随時尿蛋白定量 g/gCr を過大に評価し過剰な治療を行う可能性があることを十分に認識して診療に当たるべきである．

注）1 日尿蛋白排泄量の測定が，随時尿蛋白定量 g/gCr 測定と比較して精度の問題が少ない訳ではない．やはり 1 日蓄尿の正確度が常に問題となる（下着に今日は蓄尿と書いてないと正確にできないという意見あり）．夜間尿等の時間尿測定も同様である．筆者は，1 日蓄尿の正確度をみるために，1 日クレアチニン排泄量も同時に測定し，蓄尿検査ごとの変動が少ないことを確認している．

References

1）Sharp VJ Barnes KT, Erickson BA. Assessment of asymptomatic microscopic hematuria in adults. Am Fam Physician. 2013;88 : 747-754.

2）血尿診断ガイドライン編集委員会編．血尿診断ガイドライン　2013

3）Liu J-J, Jones JS, Rao PK . JAMA diagnostic test interpretation Urinalysis in the evaluation of hematuria. JAMA. 2016 ; 315: 2726-2727.

4）Nielsen M, Qaseem A for the high value care task force of the American College of physician. Hematuria as a marker of occult urinary tract cancer; advice for High Value care from the American college of physicians Ann Intern Med. 2016; 164: 488-497.

5）日本腎臓学会編．CKD ガイド　2012, 日本腎臓学会

6）Rodby RA. Timed urine collections for albumin and protein: "The king is dead, Long live the king!" Am J Kid Dis. 2016 ; 68 : 836-838.

（杉本　俊郎）

Case Presentation

Case Ⅶ − 2　High-value care for a patient having abnormalities of urinalysis

A 19-year-old female patient was checked 2+ of urine occult blood reaction and urine protein negative at a regular examination at a university. For a precise examination she visited a clinic where there weren't any significant findings of the renal function and so on. However, by the second urine test, she was checked again having 2+ of urine occult blood reaction and urine protein negative. So she was consulted to visit an outpatient clinic of general internal medicine.

Case Presentation

She had never had any abnormalities of urinalysis, gross hematuria or any other significant matters in her medical history.
There weren't any kidney or urinary system diseases and so on in her family history.
Her blood pressure was 110/75 mmHg as shown from the automatic blood pressure monitor measurement at the outpatient clinic. Both at the initial medical examination and at the consultation at the clinic, she didn't have symptoms such as frequent urination, feeling of incomplete emptying, urinating pain or fever. The results of the urinary tests were urine protein negative, occult blood 2+, and the red blood cells were 10-5-10/High powered field (HPF).

Highlight

Routine urinalysis in adult annual health examinations are performed in Japan. In this section we recommend high value strategies to evaluate urinalysis abnormalities, i.e.., hematuria, proteinuria, or proteinuria and hematuria, in the primary care setting.

3 胸痛のハイバリューケア

□臨床指標 (Clinical Indicator) と■基準 (Criteria)

□ 外来で遭遇することの多い胸痛の診断が可能か？
- ■ 心臓血管由来（冠動脈疾患）による胸痛を見逃さない．
- ■ 外来で遭遇する代表的な胸痛を来す疾患を上げることができる．
- ■ 胸壁由来の胸痛（肋軟骨炎を含む）を診断できる．

□ 外来で遭遇した胸痛症例への適切な検査を理解しているか？
- ■ 症例の検査前確率を意識して検査をオーダーし，結果を判断することができる．

CHALLENGE CASE　その1

患者：受診日の前日の朝から始まった左前胸の痛みを主訴に総合内科初診外来を受診した30歳の女性

受診日前日の朝，起床時に左前胸部の痛みが出現．その後，次第に痛みの増強がみられ刺すような痛みになった．冷汗・悪心・嘔吐・下痢・咳嗽・呼吸苦は伴っていない．身体をひねったり，背筋を伸ばすと痛みが増強する．過去に同様の症状は認めず．喫煙はなし．検診等で高血圧・高脂血症・糖尿病の指摘なし．血縁者に脳心血管疾患を認めず．（初期研修医が聴取した予診より）

我々の東近江総合医療センターは，内科系の初診の患者は，原則，総合内科初診外来にて対応し，総合内科指導医（GM）と初期研修医（R）が協力しながら外来を行っている．

Tutorial その1

総合内科指導医（M）と
初期研修医（R）

M：約24時間継続する胸痛にて受診された症例ですが，どのような疾患を考え，診察・検査を行っていきますか？

R：先日，救急外来担当の時，救急専門医の先生に，Killer 5を見逃すなと教わりましたので，1. 急性冠動脈疾患（acute coronary syndrome 心筋梗塞，狭心症；ACS），2．緊張性気胸，3. 肺塞栓（肺梗塞），4. 大動脈解離，5. 食道破裂 を鑑別するために，12誘導心電図（EKG），胸部X線検査(CXR)，トロポニンI等の心筋バイオマーカーを含む血液生化学検査，必要あれば造影胸腹部CTを撮影したいと思います．

M：まず致死的な疾患を鑑別することは大変重要ですが，総合内科初診外来を受診する患者全てに，先生が考えた検査を行うと“過剰な検査（overediagnosis, medical overuse)”になる可能性が高いですね．Overdiagnosisを避けるためには，まず，疫学を知ることが重要です．胸痛を来す疾患の頻度が，救急外来と総合内科初診外来にて異なるのを知っていますか？

R：今まで，副直としての救急外来でしか胸痛患者を担当したことがなく，受診のシチュエーションの違いで，疾患の頻度が異なるとは考えたことがありませんでした．

M：米国のデータですが **(Box Ⅶ-3-1)** [1]，救急外来においては，先生が言われるようにACSを含む心疾患，肺炎・気胸・肺がん等の肺疾患が主たるものなのですが，総合内科初診外来においては，筋骨格系由来，消化器系由来，精神的疾患由来，非特異的な胸痛の割合が多いようです．特に，呈示症例は心血管疾患のリスクを有していない若年者であり，ACSを含む心疾患である可能性はかなり低いと考えるべきと思います．実際，2012年から2015年の過去3年間，当院で私が担当した総合内科初診外来に，胸痛を主訴で来院された

40歳未満の成人患者（週に2～3例，3年間約300名程度）なかで，気胸3例，不安定狭心症 1例，ウイルス性心筋炎 1例，肺炎・胸膜炎 5例程度であり，先生が挙げた内科症候学の教科書の紙面を多く占めている重篤な転機を来しうる疾患の頻度は，せいぜい数%でした．このようなことを踏まえて，診察をしてみましょう．

[Box Ⅶ-3-1]　米国における総合内科外来と救急外来における胸痛を来す疾患の違い

	胸痛を来す疾患の割合	
	総合内科外来	救急外来
筋骨格系由来	36 %	7 %
消化器系由来	19%	3%
重篤な心疾患	16 %	54 %
急性冠動脈症候群	1.5 %	13 %
肺疾患	5 %	12 %
精神的要因の胸痛	8 %	9 %
非特異的胸痛	16 %	15 %

重篤な心疾患には，急性冠動脈症候群，肺塞栓，心不全が含まれる．
肺疾患には，肺炎，気胸，肺ガンが含まれる．

（文献1より　著者一部改変）

CHALLENGE CASE　その2

総合内科指導医の外来にて

身体所見：身長　160cm 体重　55.0 kg

血圧：120/72 mmHg, 脈拍 66 分　整脈，呼吸回数 12回，体温 36.5 度

呼吸音：左右差なし，肺雑音認めず．心音：雑音なし．

腹部：軟　圧痛なし

胸部：左第3・4肋骨胸骨付着部に圧痛あり．触診にて，胸痛の症状が再現され，さらに上半身を捻りや，上肢の挙上にても胸痛が再現される．

背部　胸椎の叩打痛は認めず．

患者は，刺すような胸の痛みであり，「肺や心臓に大きな病気がないか」心配ということであった．

Tutorial その2

R：患者さんの胸痛は，刺すような痛みで程度も強いのですが，左第３・４肋骨胸骨付着部に限局した痛みですし，触診や体動にて患者の感じる痛みが再現されますね．部位的に肋骨胸骨付着部辺りの炎症でしょうか？

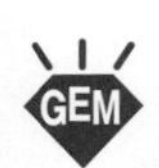

M：そうですね．痛みの性状から，胸壁の筋骨格系の疾患による疼痛を考慮すべきですね．胸壁の筋骨格系由来の疼痛に関しては，1. 局所に限局した筋肉の痛み，2. 刺すような疼痛，3. 触診で疼痛が再現される，4. 咳嗽がない の４項目の内２項目以上を認めると，プライマリ・ケアの外来においては，肋軟骨炎のような胸壁由来の疼痛である陽性確率（positive predictive value）が 77 %，一方，上記の４項目の内１項目もしくは０項目を認める場合は，その陰性確率（negative predictive value）が 82% という報告があります[2)]．この方は，４項目の内最低３項目を認め，若年であり，かつ，心臓血管疾患のリスクもありませんから，胸壁の筋骨格系の疾患，特に肋軟骨炎の可能性が高いと私も考えます．

R:では，消炎鎮痛薬を処方して，帰宅していただく，でよろしいでしょうか？

M：一般に胸痛を主訴に来院される方は，この患者さんのように心臓や肺に重篤な疾患がないか心配されてこられることが多いです．よって，心疾患（特に心外膜炎）や肺疾患（肺炎や気胸）の鑑別のために心電図や胸部Ｘ線検査を私は行うようにしています．これらの検査は，非侵襲的であり，費用も安く，そして患者さんの満足度（病院で検査してもらった）も高いようです．

CHALLENGE CASE その３

総合内科指導医の外来にて

患者さんに，痛みの性状から，胸壁の筋骨格系由来の痛みの可能性が強いが，心臓や肺の疾患の可能性を否定するために，心電図，胸部Ｘ線検査を施行した．いずれの検査も有意な所見を認めず，圧痛の部位から肋軟骨炎の可能性が高いと説明し，消炎鎮痛薬の処方を行ない，一週間後の再診を

CHALLENGE CASE　その3

指示した．その後次第に痛みは軽減し，消炎鎮痛薬の内服が不要となり，3 週間後には疼痛消失し，終診となった．

Tutorial　その2

R：今回，胸痛に対する対応が，救急外来と総合内科の初診外来で異なることを知り大変に勉強になりました．また，患者さんの受診した理由，不安にも対応すべきということも勉強になりました．

GM：そうですね．受診される患者さんの特性や診療の状況により，疾患の頻度が異なるために胸痛を呈する疾患の検査前確率が変化することを意識するようにすればいいように思います．さらに，私は，いかなる場合でも下した診断（常に診断仮説，Working diagnosis と考えるべき）について患者にしっかり説明すること，また，診断がつくまで（さらに改善するまで），繰り返し診察することが診断能力の向上につながり，総合内科初診を担当する医師にとって重要であると考えています．私は再診の予約をとるばかりでなく，「治らんかったら，おかしいとおっさんに文句を言いに来なさい」といつも説明しています．このような対応も患者さんの不安の軽減に役立っているように思います．

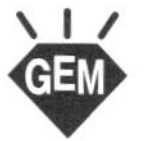

高価値な医療と低価値な医療
High-value Care & Low-value Care

High Value Care：

- 診療のシチュエーションの違いに応じた胸痛の診療を行う．
- 致死的になりうる心血管疾患による胸痛を見逃さない．
- 胸痛患者の不安を解消しうる診療を行う．

Low Value Care：

● 全ての胸痛患者に心筋バイオマーカー（トロポニンI等）を測定する過剰診療（overdiagnosis).

● 検査だけ行い，“異常ありません”だけと説明したのみで終了し，患者不安に対応しない診療.

Glossary

総合内科初診外来における筋骨格系由来の胸痛とは？[3)]

内科教科書の胸痛の項の最後の方に，簡単に記載されていることが多い筋骨格系に由来する胸痛ではあるが，プライマリ・ケアの現場における胸痛の80%が良性のものであり，これらの良性の胸痛の半数が筋骨格系に由来し，この筋骨格系に由来する胸痛を正しく診断･説明できないと，患者は抑うつ状態，不安，ADLの低下を来しうることが指摘されており注意すべきである．筋骨格系に由来する胸痛をきたしうる代表的疾患として，Tietze syndrome，Costochondritis，Muscular tenderness，Segmental dysfunction of the neck and thoracic spine，Cervical angina, Slipping rib 等が知られている．

Short Lecture

致死的な胸痛疾患（心血管疾患：冠動脈疾患）を見逃さないためにはどうすればいいか？

CHALLENGE CASE　その4

患者：68歳の女性

軽度の糖尿病，高血圧，高コレステロール血症にて外来通院中．締め付けられるような胸部不快感が起床時にあり，約1時間後に，内科初診外来を受診.

CHALLENGE CASE　その4

来院直後の心電図は非特異的なST変化を認めるのみであった．診察上，血圧正常，肺音・心音正常，胸骨下部に軽度の圧痛を認めた．血液生化学検査で，トロポニンIを含め，有意な異常所見を認めなかった．診察所見から外来担当医は，肋軟骨炎と診断し，消炎鎮痛薬を処方し，帰宅させた．しかし，その日の夜の当直の時間帯に救急車で来院し，心筋梗塞と診断されたが，治療の甲斐なく死亡した．

（文献4より著者改変）

この症例は，医療安全に関する教科書の診断ミス（diagnostic error）の章に取り上げられたものである．本例は，高齢，糖尿病，高血圧，高コレステロール血症といった心血管疾患のリスクを有していたが，比較的非特異な胸骨下部の圧痛といった所見に囚われ，心電図や心筋バイオマーカの結果が有意でなかったため肋軟骨炎と診断された．このような悲劇的な結果を避けるために，致死的な胸痛疾患　つまり，心血管疾患：ACSの診断に役立つアルゴリズムやdecision aids（ACSの典型的な症状，高齢，心血管疾患のrisk factorや動脈硬化疾患の既往，心電図異常，心筋トロポニンレベルの上昇等が含まれるものが多い）が開発されてきたが，**単一もので十分な感度・特異度を示すものは未だなく，**米国では，診断的確実性を求めるのは無益であるという結論に至ったようである．よって胸痛トリアージの進歩として短期間の観察期間(6～12時間程度)に，心筋マーカーの検査を繰り返し，退院前にトレッドミル負荷検査を行う方法が開発された．つまり，完全な診断を望むのではなく，“不確実性を排除するシステムの導入”が，diagnostic errorの減少につながるように改善された1例である．diagnostic errorによる訴訟費用が高価である米国という一面もあるが，我国でも導入すべきシステムであろう．

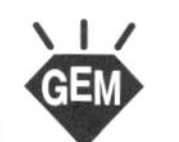

Recommendations

・総合内科外来を受診する胸痛患者の特性に合致した病歴聴取，身体所見を取り，適切な検査を行おう．そして，受診された患者のニーズに適切に対応し不安の取り除くようにしよう．

References

1) Cayley W. Diagnosing the Cause of Chest Pain Am Fam Physician. 2005; 72 2012-21.

2) McConaghy JR, Oza RS. Outpatient Diagnosis of Acute Chest Pain in Adults Am Fam Physician. 2013; 87 177-182.

3) Jensen M and Christensen HW. Chest pain in focal musculoskeletal disorders. Med Clin N Am. 2010;94:259-273.

4) Wachter RM 日経メディカル編．医療事故を減らす技術 Understanding Patient Safety second edition 第6章，診断ミス．p.79-91，日経メディカル , 2015.

（杉本 俊郎）

Case Presentation

Case Ⅶ－3 Management of acute chest pain in outpatient primary clinics

Challenge Case Part 1

In the Higashi Ohmi Medical Center, patients of division of internal medicine visit the outpatient clinic of general internal medicine, where mentors of general internal medicine and junior residents perform medical examinations together.

A patient, a 30-year-old female, visited the outpatient clinic of general internal medicine with a chief complaint of pain in the left front chest which started from the morning of the day before the visiting.

She felt pain in the left front chest upon waking. The pain gradually increased and became the a stabbing pain. Cold sweat, nausea and vomiting, diarrhea, coughing and dyspnea were not accompanied.

Twisting the body and stretching the back, the pain increased. She had had no history of experiencing similar symptoms. She had no smoking history. At the medical examination she had not been checked any symptoms such as hypertension, hyperlipidemia or diabetes. Her relatives did not any cerebrovascular diseases.

Part 2

At the outpatient clinic of the mentor of general internal medicine
Physical findings: height 160cm, body weight 55.0 kg
Blood pressure: 120/72 mmHg, pulse 66/ minute regular respiratory rate 12/ minute body temperature 36.5 degree
Breath sounds: no difference between the left and right, no lung noise
Heart sounds: no noise
Abdominal: soft no tenderness
Chest: tenderness at point of the 3rd and 4th left ribs sternum attachment. Through palpation the symptom of the chest pain was reproduced, furthermore by twisting the upper body or elevating the upper limbs the chest pain was reproduced.
Back: Percussion pain at the thoracic was not found.
The patient said the pain was a stabbing one and was afraid of having a serious disease of the lung or the heart.

Part 3

At the outpatient clinic of the mentor of general internal medicine
The mentor and the junior resident explained to the patient that from the characteristics of the pain the cause might originate from a musculoskeletal problem, however an electrocardiogram and a chest X ray examination should be performed so as to rule out the possibility of heart or lung diseases. Both examinations could not find any remarkable abnormalities, therefore the mentor and the resident explained her that the pain was likely to be caused by costochondritis from the location of tenderness. After the explanation they prescribed for her an anti-inflammatory analgesic and asked her to revisit the outpatient clinic a week later.
After that, the pain gradually decreased, so that anti-inflammatory analgesic became unnecessary. By her third follow-up visit, the pain had disappeared and her medical examination ended.

Highlight

Management of acute chest pain in outpatient primary clinics

Acute chest pain presents diagnostic challenges in outpatient primary clinics. Noncardiac causes i.e., chest wall pain, are common in primary care, but it is important not to overlook serious conditions, such as acute coronary syndrome, pulmonary embolism, acute aortic syndrome, or pneumonia. The physician should consider patient characteristics and risk factors to help determine a working diagnosis and must avoid over diagnosis or under-management.

4

不定愁訴：全身倦怠感のハイバリューケア

“しんどい，しんどい”と言われる全身倦怠感を主訴とする患者を“しんどくなく”診療する

□臨床指標 (Clinical Indicator) と■基準 (Criteria)

□ 地域の中核病院における総合内科外来にて，不定愁訴の一つである全身倦怠感の適切な対応を知る．

- ■ 直ちに精査すべき症状 (red flags) を知る．
- ■ 問診・身体所見をとる等などの繰り返しの診療がより重要であることを知る．
- ■ 採血検査や画像検査で有意な所見を得られることは少ない（5％程度）ことを知り絨毯爆的検査を行わないようにする．

CHALLENGE CASE

患者：48歳の女性で小学校の教師

過去2か月にわたる疲れやすい，「どことなくしんどい」を主訴に総合内科初診外来を受診．1か月前に同様の症状で他院を受診され，採血・胸部X線検査を受けるも異常なしと言われた（検査の内容・結果は不明）が症状が改善しないために受診したということであった．

過去に有意な病歴もなく，過去半年間，感染症を示唆する症状･病歴もなく，精神的ストレスの存在も認めず．喫煙はされず，アルコールは機会飲酒である．常用している薬剤なし．さらに，不眠や食欲の低下なく，体重の減少も認めず．気分が沈んだり，憂鬱な気持ちになることなし．仕事への意欲もあり，新聞やテレビへも以前と変わりなく興味を持っている．

診察所見には有意なものなく，血圧130/75 mmHg，脈拍 70毎分整，リンパ節腫脹を認めず．

（文献1より　著者一部改変）

Tutorial

総合診療指導医（腎臓内科から転身して５年目）：M

初期研修医：R

R：初診外来に全身倦怠感を訴えられる患者さんが来られました．どことなくしんどいと言われるだけで，病歴を取り診察もいたしましたが，1か月前に他院での検査にも有意な所見がなかったようですし，私にはどこに問題があるかはっきり解りませんでした．精神的な問題かとも思い，うつ病かと思い，抑うつ気分，興味ないし喜びの減退があるか尋ねましたが，両方とも陰性でうつ病の可能性は低いと思います．全身倦怠感といった掴みどことがない不定愁訴的な主訴への対応は難しく，いつもどうしたらいいか悩んでいます．

M：全身倦怠感は，初診外来を受診する多くの患者が訴える症候の一つですが，鑑別診断が多岐にわたり絞り辛く（Low-yield symptom）**（Box Ⅶ-4-1）**，私も難しく思っています[1～4,7]．そこで，私は，過去５年の当院での総合内科の経験から，忙しい時間のない外来の中で重篤な疾患の見逃しのないように，重篤な疾患を示唆する病歴・身体所見がないか（red flags）**（Box Ⅶ-4-2）**，見逃しやすい妊娠，睡眠時無呼吸症候群等がないか，先生が本例に聞かれたように精神疾患で最も多いうつ病ではないかを，最低限鑑別するようにしています．

R：この患者はうつ病は否定的で，red flags も認めませんね．妊娠も睡眠時無呼吸もなさそうです．このような絞るべき鑑別診断が明確でない時，全身倦怠感の原因を知るためにどのような検査をすべきですかね？やみくもに検査するのはイヤですし….

M：先生が言われるように，全身倦怠感に関する報告[1～4]を読んでみると，先生と同じように，プライマリ・ケアを担当する医師は苦労しているようで，種々の検査を行っても，検査後に５％しか原因を同定することが出来なかった報告があるようです[3]．そこで，私は，全身倦怠感に関する種々の総説が推奨している初期スクリーニング検査**（Box Ⅶ-4-3）**を行うようにしています．

[Box Ⅶ-4-1] 全身倦怠感 疲労感 漠然とした症状の鑑別疾患 チョックリスト

閉塞性睡眠時無呼吸
うつ病，不安障害 ** #
不健康な生活（Deconditioning）
薬剤（β遮断薬等）#
慢性疲労症候群，線維性筋痛症
感染症（伝染性単核球症，肝炎，肺炎，尿路感染，結核，感染性心内膜炎，HIV 等）**
妊娠 **
貧血 ** #
ビタミン D 欠乏
甲状腺機能異常 **
電解質異常（Na, K Ca, Mg, Pi）**
心筋梗塞 ** #
Restless legs syndromes
末梢神経障害（糖尿病）*8
悪性疾患，リンパ腫 **
リウマチ性多発筋痛症・側頭動脈炎 **
パーキンソン病
性線機能低下
呼吸不全，肝不全，腎不全
肺高血圧症
心不全，心筋炎 ** #
多発性硬化症
一酸化酸素中毒 #
関節リウマチ
副腎不全，アジソン病 **
ビタミン B12 欠乏
ギランバレー症候群
重症性筋無力症
多発性血管性肉芽腫症，結節性動脈周囲炎
全身性エリテマトーデス
せん妄 ** #
下垂体機能低下 **

** 見逃してはいけない疾患
# しばしば見逃される疾患

上ほど頻度が高い

（For a collection of more than 70 diagnostic checklists covering most presenting symptoms in primary care，http://www.improvediagnosis.org/page/Checklist．より引用 著者一部改変）

また，検査の有用性が低いので，繰り返し取ることができる High-yield symptoms を問診・身体所見（**Box Ⅶ-4-4**）を重視しております[7)].

R：TSH を含めた検査を行うようにします．これらの検査が全て正常であったら，どうしましょう．さらなる検査をオーダーしますか？　でも，先生が調べられたように検査にて５％しか原因がわからないようですし…検査だけ行って原因が解らないでは患者さんの不安が募るばかりでしょうし，難しいですね．

M：そうですね，全身倦怠感のように検査をしても原因が絞れないときは，私は，患者さんに結果を説明後，繰り返し問診・身体所見を取り High-yield symptoms 得れるように再診していただくようにしています．これなら無駄な検査をしなくて済みますし，患者さんの思いを拝聴する回数も増えますし，重篤な疾患を見逃す可能性も下がるように思います．

R：原因がはっきりするまで経過を追うということは，「検査が正常であり，問題ありません」と突き放すような態度よりずっと良いように思います．それでは，今回相談した内容で診療を進めたいと思います．

[Box Ⅶ-4-2]　注意すべき兆候（red flags）

- 体重減少
- リンパ節腫脹　（圧痛なし，硬い，2cm 以上，大きくなってきている，鎖骨上や腋窩のリンパ節腫脹）
- 悪性疾患を示唆する症状（血痰，嚥下困難，下血，乳房の腫瘤，閉経後不正出血）
- 局所性神経学的兆候
- 関節炎，血管炎，リウマチ性疾患を示唆する兆候
- 心肺疾患を示唆する兆候
- 睡眠時無呼吸

[Box Ⅶ-4-3] 初診外来で行うべき検査

検査項目	想定する疾患
血算	貧血等の血液疾患　感染症
赤沈	隠れたリウマチ性疾患・悪性疾患，慢性感染症
電解質	高カルシウム血症・低ナトリウム血症等の電解質異常
腎機能・検尿	腎疾患
血糖	糖尿病
肝機能	肝臓疾患　低タンパク血症
TSH	甲状腺中毒症，甲状腺機能低下症

相当するリスクや症候を有する場合

胸部X線検査

HIV・C型肝炎抗体検査

フェリチン
生理を有する若年女性において，貧血がなくても50 ng/mlのフェリチン値で鉄の補充で全身倦怠感の改善がみられたという報告より

[Box Ⅶ-4-4] 毎回の診察で，適宜聴取すると有用な症状（review of system ROS）

全身	発熱，悪寒，体重減少，寝汗
心血管系	胸痛，背部痛，失神，動悸
呼吸器系	呼吸困難，咳，痰
消化器系	悪心，嘔吐，嚥下困難，下痢，腹痛，吐血，下血，タール便
腎泌尿器系	頻尿，残尿感，排尿時痛，肉眼的血尿，膿尿，失禁
代謝内分泌系	多尿，多飲
頭頸部	視力障害，視野障害，嗄声，難聴
皮膚	皮疹
筋骨格系	関節痛，筋肉痛
神経系	頭痛，複視，筋力低下，感覚障害，歩行困難，視力障害
精神心理系	抑うつ，興味の減退，集中力の低下，視力障害，食欲低下

高価値な医療と低価値な医療 High-value Care & Low-value Care

不定愁訴・全身倦怠感 におけるHigh Value Careと，Low Value Care

High Value Care：

● 直ちに精査すべき症状（red flags）に的確に対応する．

● 問診・身体所見をとる等の繰り返しの診療にて対応し，患者の不安の解消を目指す．

Low Value Care：

● 血液検査・画像診断等の検査を，患者特性を考慮せず，絨毯爆撃的に行う．

● 有意な検査所見を得られなかった時に，“検査に異常がありません”と説明し，患者の経過を診ない．

Glossary

Low-yield symptom：

全身倦怠感のような症状の鑑別診断は膨大にわたり，その全てを理解し覚えることは困難であり，膨大な鑑別診断が必要な症状に対して患者の特性を考えずに，検査を行っていくと，検査を濫発してしまうことになる．さらに，患者特性に合わない精度の低い絨毯爆撃的な検査を行っても，全身倦怠感の場合，有意な所見を得られる確率が低く，“検査しても異常がありません”ということになり患者の満足度も得られないばかりでなく，重篤な疾患を見逃してしまう可能性もあり，Low value Careにつながりかねない．よって，このような特性を有する症状のことを，Low-yield symptomと呼ぶ．

Low-yield symptomへの対応は，問診による病歴聴取にて，比較的疾患への特異性の高い症状であるHigh-yield symptomの有無を確認することが重要であると言われている（**Box Ⅶ-4-4**）．また，頻度が高く重篤結果につながりやすい疾患を鑑別するために，語呂合わせやチェックリストを用いることが，見逃しによる診断エラーを減らすために有効ではないかと考えられている．著者は，語呂合わせすら覚えることが困難であり，もっぱらチェックリスト法を用いている（**Box Ⅶ-4-1**）[5]．

Short Lecture

Medical unexplained symptoms (MUS) とは？

内科外来で，一通りの検査を行った後に，既知の医学的原因が判明しない多彩な漠然とした症候のことを，我々はしばしば“不定愁訴”と呼ぶが，欧米では，medical unexplained symptoms (MUS) と呼ぶようである[6]．

MUS は，女性に多く，胸痛，全身倦怠感，ふらつき，頭痛，むくみ，背部痛，息切れ，不眠，腹痛，しびれ等の症状を示すことが多い．多くの MUS の患者は，既に複数の医療機関を受診済みで，数年にわたる病悩期間を有している．また，身体化（somatic symptom disorder) や不安障害 (illness anxiety disorder) の該当する患者も存在するが，ほとんどの患者は，病態に精神的要因が関与していることは否定できないが，精神的疾患（精神的ストレスのみで症候が出現する訳ではない）には該当しないと考えられている．

このような症例に遭遇すると，医師はしばしば“診断を見逃していないか”と考え，また，患者の求めに応じて，さらなる検査や紹介を行いがちになるが，このような対応が患者の安心を得る，もしくは，予後を改善させるかどうか根拠に乏しく，検査が陰性であった場合，患者は，診断ミスの可能性を考え，より不安が増すということもあり注意すべきである．よって，患者の考え・心配事・感情等に配慮した patient-centered approach から患者と医師がお互いに信頼おける環境下での診療が重要であるとされている．

著者は，medical unexplained symptoms であっても，I can not explain（医学的に説明できないのではなく，自分が説明できない）にならないように常に心がけるようにしている．

Recommendations

・不定愁訴　全身倦怠感に対して，検査重視の診療を避け，病歴聴取・診察を重視した診療を行い患者の満足を得られるように心がけよう．

References

1）Hamilton W, Watson J, Round A. Investigation fatigue in primary care. BMJ. 2010 314 c4529.

2）Thomas C et al. Fatigue: An overview. Am Fam Physician. 2008 78 1173-1179.

3）Wright J O’ Connor KM. Fatigue. Med Clin N Am. 2014 98 597-and the 608.

4）Wearden AJ. Fatigue in ABC of medically unexplained symptoms . Chapter 12, 2013 BMJ Books Wilwey-Blackwell

5）Ely JW. Preventing diagnostic errors in primary care. Am Fam Physician. 2016 94 426-428.

6）American College of physicians. MKASP 17 General internal Medicine topics Chapter 07 Common Symptoms.

7）徳田安春．燃えるフィジカルアセスメント　総合診療医 Dr 徳田安春の最新医学情報収集，倦怠感の鑑別 http://blog.goo.ne.jp/yasuharutokuda/e/b02f15425b7708e908f4e2e96fa9f9df 2016 年　11 月 27 日閲覧

（杉本　俊郎）

Case Presentation

Case Ⅶ − 4　Medical unexplained symptoms (MUS)

A 48-year-old female patient, a teacher at an elementary school, visited an outpatient clinic of general internal medicine with the chief complaint of getting tired easily and somewhat exhausted for the last two months. She had visited another clinic a month before visiting day with the same symptoms. At that clinic she had underdone laboratory tests and a chest X-ray examination. There weren't any significant matters to report (the contents or results of the tests were not clear).
However the symptoms didn't improve, so she visited our clinic.
She didn't have any significant medical history. Also she didn' t have any symptoms or medical history suggesting infectious diseases. Furthermore she didn't have mental stress. She didn't have a smoking history. She was a social drinker. She didn't take any medicine regularly. She didn't experience any insomnia, appetite loss or weight loss. She said that she didn't feel down or depressed. Rather she had the ability and desire for work, and was interested in newspapers and television programs.
There weren't any significant matters in her physical findings. Her blood pressure 130/75 mmHg, pulse rate 70/minute, regular, no lymph node enlargement.

Highlight

Many people present with medically unexplained symptoms. More than a quarter of primary care patients have unexplained chronic symptoms, i.e., chronic fatigue, chronic pain, or irritable bowel syndrome.

In this section, we have recommended High Value Care to manage patients presenting with these medically unexplained symptoms in primary care in Japan.

INDEX

INDEX

英文

INDEX

INDEX

INDEX

「日本の高価値医療」シリーズ

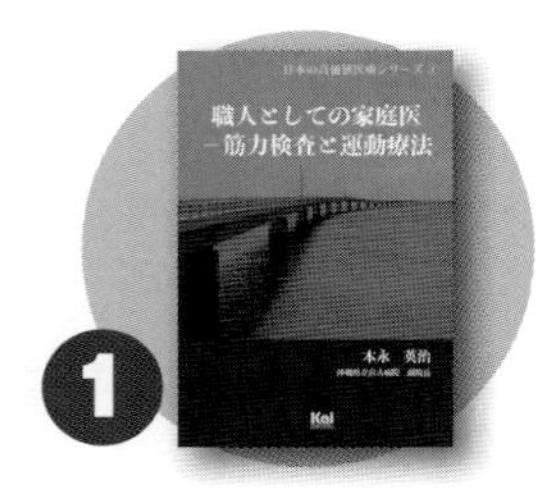

職人としての家庭医
―筋力検査と運動療法

著：本永　英治
定価（本体 3,000 ＋税）
2017 年　A5　338 ページ
ISBN978-4-904865-30-9　C3047

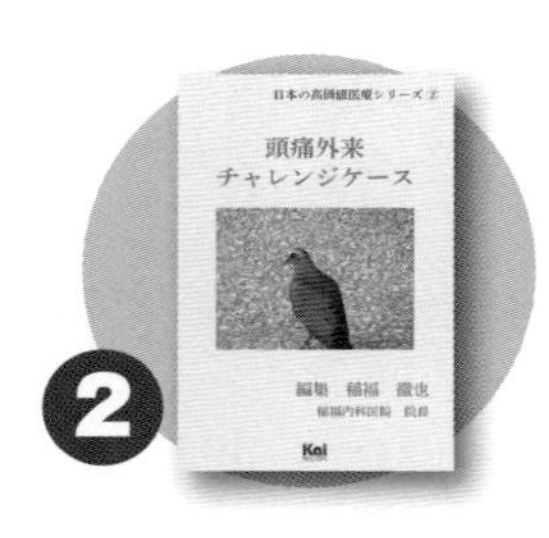

頭痛外来チャレンジケース

編集：稲福　徹也
定価（本体 3,000 ＋税）
2017 年　A5　189 ページ
ISBN978-4-904865-32-3　C3047

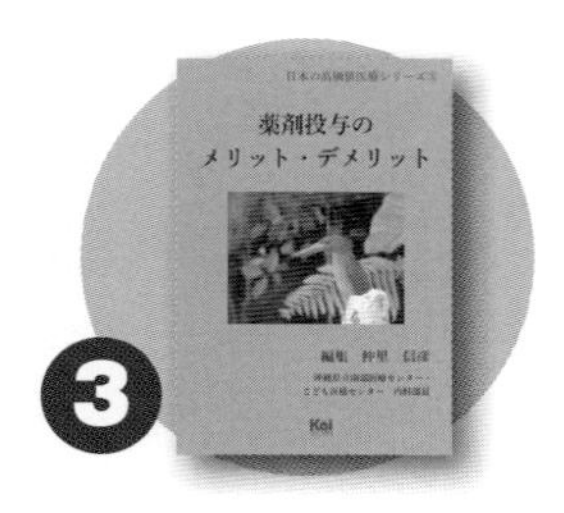

薬剤投与のメリット・デメリット

編集：仲里　信彦
定価（本体 3,000 ＋税）
2018 年　A5　242 ページ
ISBN978-4-904865-34-7　C3047

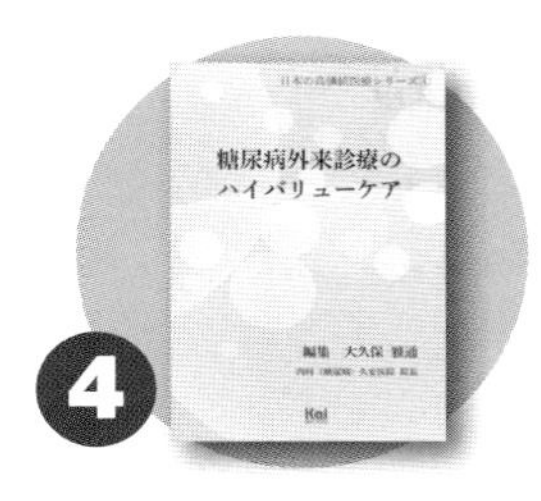

4

糖尿病外来診療のハイバリューケア
編集：大久保　雅通
定価（本体 3,000 ＋税）
2018 年　A5　180 ページ
ISBN978-4-904865-35-4　C3047

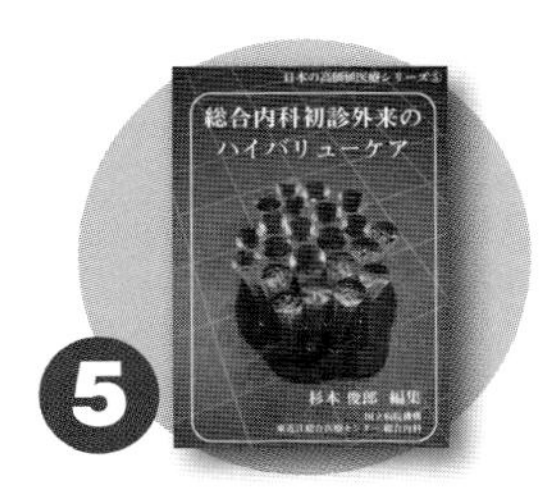

5

総合内科初診外来のハイバリューケア
編集：杉本　俊郎
定価（本体 3,000 ＋税）
2018 年　A5　350 ページ
ISBN978-4-904865-38-5　C3047

「日本の高価値医療」シリーズ ⑤
総合内科初診外来のハイバリューケア

2018年 9月20日 第1版第1刷 ©

編　　者 杉本 俊郎
発 行 人 尾島 茂
発 行 所 株式会社 カイ書林
〒330-0802 埼玉県さいたま市大宮区宮町2丁目144
電話 048-778-8714 FAX 048-778-8716
Eメール generalist@kai-shorin.co.jp
HPアドレス http://kai-shorin.co.jp
ISBN 978-4-904865-38-5 C3047
定価は裏表紙に表示

印刷製本 モリモト印刷株式会社